Becker · Studien zur Psychologie der Angst

Peter Becker

Studien zur Psychologie der Angst

Ein interaktionistischer Ansatz zur Messung und Erklärung normaler und pathologischer Angst

Beltz Verlag · Weinheim und Basel 1980

CIP-Kurztitelaufnahme der Deutschen Bibliothek

Becker, Peter:
Studien zur Psychologie der Angst / Peter Becker.
– Weinheim, Basel : Beltz, 1980.
ISBN 3-407-86002-1

Lektorat: Beltz Test Gesellschaft

Gesamtherstellung: Beltz Offsetdruck, 6944 Hemsbach über Weinheim
Seriengestaltung des Umschlags: E. Warminski, Frankfurt/M.
Printed in Germany

ISBN 3 407 86002 1

Ernst E. Boesch gewidmet

Inhaltsverzeichnis

---

1 Aus: BECKER, P., SCHNEIDER, J. & SCHUMANN, Ch. 1975. Über die Bereichsspezifität der Angstneigung. Ein Beitrag zur situationsbezogenen Eigenschaftsmessung. Psychologische Beiträge 17, 112-132.

Vorwort

Verwendet man die Anzahl der zu einem bestimmten Themenkreis vorliegenden wissenschaftlichen Publikationen als Kriterium, so ist festzustellen, daß die Angst seit vielen Jahren zu den Forschungsschwerpunkten innerhalb der Psychologie gehört. Trotz der kaum mehr zu überblickenden Flut von Einzelarbeiten und der zweifellos feststellbaren Erkenntnisfortschritte sind viele grundlegende Probleme der Angstforschung noch immer unbefriedigend oder gar nicht gelöst. Dies gilt gleichermaßen für die Theorienbildung wie für die Diagnostik, die Erforschung der Entstehungsbedingungen wie für die Therapie und die Prävention der Angst. Ein solcher bedauerlicher Tatbestand hat vielfältige Ursachen. Sie liegen einerseits in der Komplexität des Gegenstandes und andererseits in der dominierenden Forschungspraxis.

Ich glaube, unter anderem folgende Defizite auf dem Gebiet der Angstforschung zu erkennen: (1) eine zu geringe wechselseitige Berücksichtigung der Ergebnisse aus der Grundlagenforschung und der (klinischen) Anwendungspraxis (insbesondere der Therapie der Angst); (2) einen Mangel an grundlagenorientierten Untersuchungen von Angstphänomenen unter lebensnahen Untersuchungsbedingungen; (3) eine ungenügende Anzahl von Längsschnittstudien zum Verlauf von Angstreaktionen und zu den Prozessen der Angstbewältigung; (4) eine erst in Ansätzen erkennbare Berücksichtigung der Bereichsspezifität der Angstneigung. Die vorliegende Arbeit versucht, einigen der angeschnittenen Kritikpunkte Rechnung zu tragen.

Im ersten Kapitel werden verschiedene theoretische und methodische Ansätze zur Klärung der Begriffe Angst, Furcht und Angstneigung diskutiert. Das zweite Kapitel umfaßt eine faktorenanalytische Studie zur Bereichsspezifität der Angstneigung. Im dritten Kapitel wird ein kritischer Überblick über vorhandene Fragebogenverfahren zur Angstmessung geliefert, an den sich ein Bericht über die Entwicklung eines neuen Fragebogentests (Interaktions-Angstfragebogen) zur Messung bereichsspezifischer Angstneigungen anschließt. Dieses Meßverfahren berücksichtigt Erkenntnisse aus der von Psychologen in den letzten Jahren sehr lebhaft geführten Interaktionismus-Debatte. Das vierte Kapitel beginnt mit einer Übersicht über Theorien zur Angst von Neurotikern. Es folgt ein Bericht über zwei Untersuchungen zur Bereichsspezifität der Angstneigungen verschiedener Gruppen von Neurotikern und Psychosomatikern. Das fünfte Kapitel ist der Frage gewidmet, welche familiären Bedingungen das Auftreten von Angstneigungen begünstigen. Im Anschluß an eine Literaturübersicht werden die Ergebnisse einer eigenen Untersuchung mit dem Interaktions-Angstfragebogen dargestellt. Das sechste und siebte Kapitel befassen sich mit dem Phänomen der Angst vor einer Prüfung. Das sechste Kapitel enthält eine Zusammenstellung und kritische Bewertung verschiedener Untersuchungen zum zeitlichen Verlauf der Angst vor einer Prüfung. Im siebten Kapitel wird eine eigene theoriegeleitete Längsschnittstudie an studentischen Prüfungskandidaten geschildert.

Den verschiedenen in diesem Band zusammengestellten Arbeiten liegt eine Vorstellung über die Angst zugrunde, die mit den Attributen "kognitiv", "interaktionistisch" und "handlungstheoretisch" grob umrissen werden kann. Sie wird in dem Schlußkapitel "Skizzen zu einer psychologischen Theorie der Angst" näher erläutert. Die dort verwendete Argumentation wurde durch eine Reihe von Angsttheoretikern maßgeblich beeinflußt, unter denen Boesch, Freud und Lazarus besonders hervorgehoben werden sollen. Einen zentralen Platz innerhalb dieser angsttheoretischen Skizzen nehmen das Konzept der "Antizipation eines persönlich bedeutsamen Verlustes oder Mißerfolges" sowie die Unterscheidung zwischen Strategien der Gefahrenkontrolle und der Angstkontrolle ein.

Dieser Band wäre ohne den Rat und die tatkräftige Unterstützung zahlreicher Personen nicht zustandegekommen. Für hilfreiche Kommentare, Anregungen und konstruktive Kritik bin ich den Kolleginnen und Kollegen Dr. Manfred Dony, Prof. Dr. Johannes Engelkamp, Dr. Bernd Keßler, Dr. Johannes Schneider, Dr. Marianne Schneider-Düker sowie Prof. Dr. Lothar Schmidt zu Dank verpflichtet. Als wertvolle Unterstützung erlebte ich die Kooperationsbereitschaft weiterer Kolleginnen und Kollegen, die mir die Erhebung von Untersuchungsdaten ermöglichten. Hierfür danke ich den Diplom-Psychologen J. v. Aschoff, U. Füllgrabe, W. Kremp, D. Kronenwerth, Ch. Schmidt-Rost, R. Ullrich, R. Urnau, H. Wellendorf sowie den Ärztinnen und Ärzten Dr. U. Dony, Dr. A. Kohler sowie Dr. O. Wiese. Unentbehrlich war mir die Bereitschaft vieler Hundert Versuchspersonen, an den Untersuchungen teilzunehmen. Ihnen gebührt mein Dank ebenso wie meiner Sekretärin, Antonia Beyer, sowie meiner Frau, Elke Becker, die sich beide mit großer Sorgfalt und vielfachen eigenständigen Verbesserungsvorschlägen der Erstellung des Manuskriptes widmeten. Mein Dank richtet sich auch an die "Vereinigung der Freunde der Universität des Saarlandes" für die finanzielle Unterstützung meiner Arbeit sowie an Herrn Dipl.-Psych. Ralf Horn vom Beltz Verlag für seine wertvolle Beratung hinsichtlich der Produktion des Buches.

Es ist mein besonderer Wunsch, an dieser Stelle Herrn Prof. Dr. Ernst Boesch, dessen Assistent ich mehrere Jahre an der Universität des Saarlandes war, herzlich zu danken. Herr Prof. Boesch weckte nicht nur mein Interesse an Fragen der Emotionspsychologie, sondern gab mir vielfältige Anregungen und bot mir jene Arbeitsbedingungen, die die Durchführung der hier geschilderten Untersuchungen ermöglichten. Ihm widme ich diese Arbeit.

Trier, im November 1979 Peter Becker

1 Angstkonzepte

1.1 Unterschiedliche Angstbegriffe: „Angst als Zustand" und „Angst als Disposition"

Die folgenden Ausführungen werden verdeutlichen, daß es Schwierigkeiten bereitet, sich über den Angstbegriff zu verständigen. Die Angst wird zwar in vorwissenschaftlichen Betrachtungen als ein einheitliches Phänomen aufgefaßt; bei genauerer Analyse läßt sich diese Sichtweise allerdings nicht aufrechterhalten. Ziel dieses einführenden Kapitels soll es sein, die Komplexität der angeschnittenen Thematik zu verdeutlichen und verschiedene Angstkonzepte gegeneinander abzugrenzen.

Eine erste Begriffserklärung kann mittels der Differenzierung zwischen "Angst als Zustand" und "Angst als Disposition" (Angstneigung) erreicht werden (vgl. CATTELL & SCHEIER 1961; SPIELBERGER 1966). "Untersuchungsergebnisse belegen, daß es sinnvoll ist, zwischen Angst als einem passageren Zustand und als einem relativ stabilen Persönlichkeitsmerkmal zu unterscheiden, und zwischen Angstzuständen, den auslösenden Reizbedingungen und den der Vermeidung dienenden Abwehrmechanismen zu differenzieren. Es besteht beträchtliche Übereinstimmung darüber, daß Angstzustände ("A-state") durch subjektive, bewußt wahrgenommene Gefühle der Besorgnis und Spannung in Verbindung mit der Aktivation oder Erregung des autonomen Nervensystems gekennzeichnet sind. Angst als Persönlichkeitsmerkmal ("A-trait") scheint ein Motiv oder eine erworbene Verhaltensdisposition zu implizieren, die ein Individuum dazu neigen läßt, eine Vielzahl objektiv ungefährlicher Umstände als bedrohlich zu erleben und auf diese mit Angstzuständen zu reagieren, deren Intensität nicht im Verhältnis zur Größe der objektiven Gefahr steht" (SPIELBERGER 1966, S. 16-17).

Wenngleich gegen diese Formulierung eine Reihe von Einwänden erhoben werden kann (siehe unten), so dient sie doch einer ersten Problemstrukturierung[1].

1.2 Angst- und Furchtzustände

Seit vielen Jahren besteht unter Angstforschern keine Einigkeit darüber, ob es möglich und sinnvoll ist, zwischen Angst- und Furchtzuständen zu unterscheiden. Einige Autoren betrachten Angst und Furcht als Synonyme. Andere sprechen dann von Furcht, wenn sich die Besorgnis, Beunruhigung oder Befürchtung einer Person auf einen konkreten Inhalt, und zwar eine reale Gefahrensituation beziehen, z.B. auf ein sehr lautes, unvertrautes Geräusch, ein Gewitter oder eine Schlange. Allerdings wird umgangssprachlich auch in diesem Fall häufig von Gewitterangst, Schlangenangst etc. gesprochen. Erreicht die Furcht vor bestimmten Situationen sehr hohe Grade und erscheint sie dem Betreffenden sowie anderen Personen unbegründet bzw. "irrational", so wird dafür der Begriff "Phobie" verwendet.

EPSTEIN (1973, S. 215) grenzte die *Angst* gegenüber der Furcht und der allgemeinen Aktivierung wie folgt ab: "Wir glauben an die Existenz eines speziellen qualitativen Zustandes, der als Angst beschrieben werden kann, weder Furcht noch Aktivierung ist, aber von beidem etwas beinhaltet. Wir definieren Angst als Zustand ungerichteter Aktivierung bei der Wahrnehmung von Gefahr. Angst unterscheidet sich von Furcht darin, daß sie nicht in ein spezifisches Vermeidungsverhalten kanalisiert wird." Angst sollte in all jenen Situationen auftreten, in denen die Gefahrenquelle nicht präzise lokalisiert werden kann und in denen keine gerichteten Aktivitäten zur Bewältigung der Bedrohung möglich oder erkennbar sind. CATTELL & SCHEIER (1961) grenzten die Angst gegenüber der Furcht dergestalt ab, daß sie Angst als Reaktion auf Ankündigungssignale für die eigentlichen Furchtobjekte betrachteten. Die Gefahrensituation als solche ist noch nicht eingetreten, und es besteht Ungewißheit darüber, ob sie eintreten wird. CATTELL (1966) hielt

---

1 Eine Schwierigkeit ergibt sich beispielsweise bei der Definition und Feststellung einer "objektiven" Gefahr.

gerade den Gesichtspunkt der *Ungewißheit* für ein besonderes Charakteristikum von Angstzuständen. Es kann ein recht langes Zeitintervall zwischen dem Ankündigungssignal und dem Zeitpunkt des eventuellen Eintretens des gefürchteten Ereignisses liegen, weshalb Angstzustände unter Umständen lange Zeit persistieren.

Der wesentliche Unterschied zwischen Furcht und Angst besteht also nicht in den physiologischen Begleitreaktionen, sondern auf seiten der Auslöser des Zustands sowie der dem Individuum zur Verfügung stehenden Bewältigungs- und Vermeidungsmechanismen. Auch unter therapeutischen Gesichtspunkten erscheint die bereits von Freud getroffene Unterscheidung zwischen Angst und Furcht nützlich. Allerdings räumte EPSTEIN (1973) ein, daß die Grenze zwischen beiden emotionalen Zuständen keineswegs immer scharf zu ziehen sei. Er sprach aus diesem Grund von einem bestimmten Angst-Furcht-Verhältnis. Wir werden im folgenden zunächst nicht immer sauber zwischen Angst- und Furchtzuständen trennen und meist den Begriff "Angstzustände" verwenden.

1.3 Die Erfassung von Angstzuständen

1.3.1 Die konnotative und denotative Bedeutung von Angst

Zur Beantwortung der Frage, was Menschen unter Angst verstehen, kann auf die konnotative und denotative Bedeutung des Wortes zurückgegriffen werden. COHEN (1971) berichtete über einen Versuch zur Einstufung der Angst auf einem Polaritätsprofil, der konnotative Hinweise liefert (vgl. Abbildung 1.1).
Nach seinen Ergebnissen bestehen die engsten Beziehungen zu den Begriffen "gespannt", "krank", "häßlich", "passiv", "traurig", "feige" und "schlecht". Ohne Frage handelt es sich bei der Angst um einen unangenehmen und unerwünschten Zustand dysphorischer Verstimmung und Schwäche, den der davon Betroffene möglichst zu vermeiden oder bald zu beenden sucht. LAZARUS-MAINKA & KOTNIK (1979) führten den von COHEN (1971) gewählten Ansatz fort, indem sie den Einfluß des Lebensalters auf die Bedeutung von Angstwörtern untersuchten und nachwiesen.

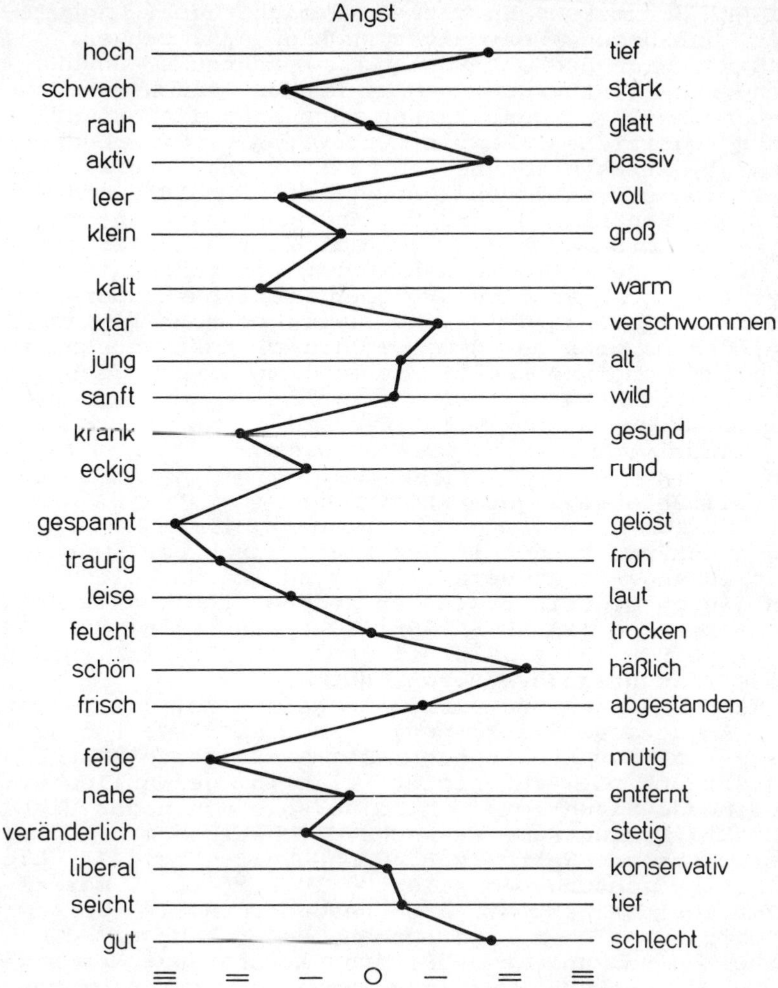

Abbildung 1.1: Die Erfassung der konnotativen Bedeutung des Wortes "Angst" mittels Polaritätenprofil (aus Cohen 1971, S. 7).

FÜRNTRATT (1974) und LAZARUS-MAINKA (1976) sammelten eine Reihe umgangssprachlicher Begriffe, die eine mehr oder weniger enge Verwandtschaft zur Angst aufweisen: Schrecken, Entsetzen, Unsicherheit, Ungewißheit, Unbehagen, Nervosität, Beklemmung, Bangen, "Schiß", Sich-Bedroht-Fühlen, Gespanntheit, Unruhe, Aufregung, Bestürzung, Panik, Grauen. Als wesentliche Komponenten der Angst lassen sich nach dieser Auflistung Kognitionen (Bangen, Ungewißheit, Sich-Bedroht-Fühlen), Affekte (Schrecken, Bestürzung, Panik), physiologische Reaktionen (Nervosität, "Schiß") und motorische Reaktionen (Unruhe, Gespanntheit) unterscheiden. Wenn auch die gewählte Zuordnung der angstverwandten Begriffe zu den kognitiven, affektiven, physiologischen und motorischen Reaktionskomponenten nicht ganz zwingend ist, so bleibt dennoch festzuhalten, daß es sich bei dem, was unter Angst verstanden wird, um komplexe Reaktionsmuster zu handeln scheint.

1.3.2 Reaktionsindikatoren für Angstzustände

1.3.2.1 Gefahrbezogene Kognitionen

Angstzustände werden in der Regel durch bestimmte Wahrnehmungs- oder Vorstellungsinhalte ausgelöst und von diesen begleitet. In den sogenannten kognitiven Angsttheorien (LAZARUS 1966; SCHACHTER 1966; EPSTEIN 1973; BOESCH 1975, 1976) finden diese kognitiven Prozesse eine besondere Beachtung.

Wahrnehmungs- und Vorstellungsinhalte, die Furcht oder Angst auslösen können, lassen sich wie folgt allgemein charakterisieren: Der betreffende Mensch registriert oder antizipiert eine ihm gefährlich erscheinende Situation, d.h. eine solche, in der eine subjektiv bedeutsame Wahrscheinlichkeit für den Verlust wichtiger Werte (z.B. Gesundheit, Freiheit, Liebe, Selbstachtung, intellektuelle Kompetenz, materieller Besitz) besteht. Eine besondere Rolle für das Auftauchen solcher Erwartungen, Befürchtungen oder Ungewißheiten spielt dabei die Einschätzung der eigenen Handlungskompetenz in Relation zu den Anforderungen der Situation. Diese Einschätzungen spiegeln die eigenen unmittelbaren oder stellvertretenden Erfahrungen in vergleichbaren Situationen, aber auch generelle subjektive Selbst- und Umweltbewertungen wider.

Im Fall eines Angstzustands während eines Gewitters wäre es naheliegend, daß sich die Vorstellungen auf die Gefahr des Verlustes von Eigentum und Gesundheit beziehen. Bei einer Person, die starke Angst erlebt, wenn sie sich in einer Gruppe ihr unbekannter

Menschen zu Wort meldet, könnte die Vorstellung, sich zu blamieren bzw. von anderen für dumm oder vorlaut gehalten zu werden, dominieren.

Aufgrund klinischer Beobachtungen und vor allem psychoanalytischer Therapieerfahrungen (vgl. BUSS 1966) muß mit zwei Komplikationen bezüglich der kognitiven Korrelate von Angstzuständen gerechnet werden. Manche Menschen, die unter schweren Angstzuständen leiden, haben keine klaren angstbezogenen Vorstellungen. Sie erleben vielmehr einen diffusen Spannungs- oder Unlustzustand. Nach psychoanalytischer Auffassung ist in diesem Fall die Vorstellungskomponente vom Vorstellungs-Affekt-Komplex abgespalten bzw. "verdrängt" worden. BOESCH (1976) zog daneben die Möglichkeit in Betracht, daß sich mit einem Zustand "frei-flottierender" Angst die Vorstellung einer allgemeinen Handlungsbedrohung und (subjektiven) Handlungsschwäche verbindet.

Aber auch bei einzelnen psychisch nicht auffällig gestörten Menschen läßt sich feststellen, daß diese zwar für den Beobachter recht deutlich erkennbare Angstanzeichen in einer bedrohlichen Situation aufweisen, bei sich selbst aber keine Bedrohtheitsvorstellungen wahrnehmen. Sie werden demgemäß ihren Gefühlszustand nicht mit dem Begriff "Angst", sondern z.B. mit "Nervosität", "Angespanntheit" oder "Aufgeregtheit" bezeichnen.

Die zweite Komplikation kann nach psychoanalytischer Auffassung über den Mechanismus der "Verschiebung" zustandekommen. In einem solchen Fall bemerkt das Individuum zwar bei sich Angstanzeichen, es bringt diese jedoch mit einem irrelevanten Auslöser (einer irrelevanten Vorstellung) in Verbindung. Auf diesem Weg entsteht für den Betreffenden wie für Außenstehende der Eindruck der "Irrationalität" der Befürchtung und Angst.

1.3.2.2 Physiologische und biochemische Indikatoren

Wie oben bereits angedeutet wurde, kann während eines Angstzustands eine Vielzahl physiologischer und biochemischer Veränderungen beobachtet werden. Der biologische Sinn dieser Prozesse besteht darin, den Organismus angesichts einer akuten Gefahrensituation in einen Zustand erhöhter Reaktionsbereitschaft zu versetzen und Flucht- und Angriffsreaktionen zu erleichtern. Es erfolgt eine Aktivierung des sympathischen Anteils des autonomen Nervensystems: eine Zunahme der

Puls- und Atmungsfrequenz, ein Anstieg des Blutdrucks, Erblassen (Konstriktion der peripheren Blutgefäße), eine Zunahme der elektrischen Leitfähigkeit der Haut, eine verstärkte Schweiß- und verringerte Speichelsekretion, eine Hemmung der Magen- und Darmmotorik und eine Pupillenerweiterung.

Bei den biochemischen endokrinen Prozessen handelt es sich um die verstärkte Sekretion von Katecholaminen (Adrenalin, Noradrenalin) aus dem Nebennierenmark, von Kortikosteroiden aus der Nebennierenrinde, angeregt durch das adrenokortikotrope Hormon (ACTH) des Hypophysenvorderlappens, sowie um das verstärkte Ausscheiden von Hippursäure im Harn. Es treten aber auch zentralnervöse Prozesse, wie das Verschwinden von Alpha-Wellen (Alpha-Blockade, Desynchronisierung) und die Zunahme von Beta-Wellen im EEG sowie kortikale Gleichspannungsverschiebungen auf (vgl. BIRBAUMER 1973).

Die apparative Registrierung solcher Veränderungen kann wichtige Hinweise auf die Angstintensität liefern, worauf BIRBAUMER (1973) im Zusammenhang mit der Durchführung systematischer Desensibilisierungen abhebt.

Es erscheint allerdings wenig erfolgversprechend, eine eindeutige Zuordnung der genannten physiologischen und biochemischen Prozesse zur Angstemotion zu versuchen. Weitgehend identische biologische Vorgänge können sich auch unabhängig vom Vorliegen eines Angstzustands (z.B. bei freudiger Erregung, bei Ärger oder bei sexueller Erregung) abspielen. Zur Zeit ist die Frage umstritten, ob es angstspezifische physiologische Reaktionsmuster gibt (vgl. MARTIN 1961; SCHACHTER 1966; LADER 1967; BIRBAUMER 1973; BERGOLD 1974; BIRBAUMER & LUTZENBERGER 1977). LADER (1967, S. 280) bemerkte dazu: "Angst ist eine introspektive subjektive Emotion und als solche einer direkten physiologischen Analyse zur Zeit nicht zugänglich. Man muß sich zur Messung ihrer Emotionen immer noch auf die verbalen Mitteilungen von Patienten verlassen ...". BIRBAUMER & LUTZENBERGER (1977, S. 520) vertraten folgenden Standpunkt: "Dem Gefühl der Angst liegt natürlich ein von jedem anderen Gefühl unterscheidbares neurophysiologisches Muster zugrunde. Da dieses Muster aber am Menschen bis heute nicht eindeutig objektiviert werden konnte, erklären kognitive Theorien zum jetzigen Zeitpunkt wohl mehr als jede andere Modellvorstellung. Entscheidend für alle Theorien und deren Anwendung bleibt die gesicherte Tatsache, daß

Angst in jedem Fall mit extremer zentralnervöser und peripher-physiologischer Erregung gekoppelt ist."

Eine Reihe von Untersuchungsergebnissen - z.B. die von EPSTEIN und Mitarbeitern an Fallschirmspringern ermittelten (siehe EPSTEIN 1973) - belegt, daß erhebliche Phasenverschiebungen zwischen physiologischen, biochemischen, kognitiven und motorischen Angstindikatoren auftreten können. Daraus folgt, daß physiologische und biochemische Angstmeßverfahren keinesfalls grundsätzlich anderen Angstindikatoren (z.B. verbalen Angstäußerungen oder offenem Vermeidungsverhalten) überlegen sind.

1.3.2.3 Motorik

Menschen, die unter akuter Angst leiden, zeigen häufig eine Reihe motorischer Auffälligkeiten: einen erhöhten Muskeltonus, der mittels Elektromyogramm gemessen werden kann, motorische Unruhe und Fahrigkeit, Muskeltremor (z.B. Zittern der Hände), gesteigerte Reflexe und eine verkrampfte Körperhaltung. Ferner können eine unregelmäßige Atmung und verschiedene Sprachstörungen - wie Versprecher, Wiederholungen, Stottern, undeutliche Artikulation, Zittern der Stimme (vgl. MAHL 1959) - Hinweise auf Angst liefern.

Da ein recht enger Zusammenhang zwischen Atmung und Motorik einerseits und Angst andererseits besteht, läßt sich mit Hilfe einer progressiven muskulären Entspannung und gleichmäßiger, tiefer Atmung Angst hemmen. Dieser Effekt wird vielfach therapeutisch genutzt, z.B. im Rahmen der systematischen Desensibilisierung und des autogenen Trainings. Wie u.a. die Untersuchungen von EKMAN & FRIESEN (1975) zeigten, äußert sich starke Furcht bzw. Angst auch in charakteristischen mimischen Zeichen (horizontale Stirnfalten, aufgerissene Augen, horizontal verlaufende, leicht angehobene Augenbrauen, angespanntes Unterlid, geöffneter Mund, angespannte Lippen und nach außen gezogene Mundwinkel).

1.3.2.4 Unangenehmer Gefühlszustand

Menschen, die starke Angst erleben, charakterisieren diesen Zustand als sehr unangenehm. Es werden Umschreibungen wie "ein flaues Gefühl im Magen", ein Gefühl der Beengung, der Ohnmacht und Hilflosigkeit, der Unsicherheit, der Spannung, der Aufregung oder starker Unruhe verwendet. Offensichtlich erfassen diese Paraphrasen die von der ängstlichen Person an sich selbst wahrgenommenen physiologischen, kognitiven und motorischen Veränderungen. So könnte das Unangenehme des Angstaffekts bei einem Individuum A beispielsweise im Gefühl der Hilflosigkeit sowie dem Erleben hoher physiologischer Erregung und muskulärer Tonussteigerung bestehen. Berücksichtigt man die Tatsache der individuellen Reaktionsspezifität (vgl. WENGER et al. 1961; FAHRENBERG 1967; LACEY 1967) und konstitutioneller Unterschiede in der autonomen Erregbarkeit (vgl. EYSENCK 1967), so dürfte es zwischen verschiedenen Menschen durchaus konsistente Unterschiede im Angsterleben geben. Bei Person A könnte sich beispielsweise das Angstgefühl mit Schmerzen in der Brust, bei Person B mit starkem Herzklopfen und bei Person C mit Muskelzittern verbinden.

In einigen bekannten lerntheoretischen Analysen wird der unangenehme Gefühlszustand der Angst als ein Trieb aufgefaßt, der vielfältige Verhaltenskonsequenzen bewirken kann (vgl. SPENCE & SPENCE 1966; FÜRNTRATT 1974). Die mit der Triebhypothese verknüpfte Annahme eines erhöhten Erregungs- bzw. Aktivierungsniveaus während eines Angstzustandes kann als sehr gut bestätigt gelten (vgl. BIRBAUMER 1973).

Während Angstvorstellungen (Kognitionen) in der Regel eng mit Angstaffekten assoziiert sind, weisen Psychoanalytiker auf den Spezialfall der "Isolierung" hin. Darunter verstehen sie ein vor allem bei Zwangsneurotikern häufiger zu beobachtendes Phänomen, daß bedrohliche Vorstellungen - z.B. der Gedanke, man könne sein eigenes Kind ermorden - auftauchen, die jedoch von keinen oder nur sehr schwachen Emotionen begleitet sind (vgl. FENICHEL 1946; BUSS 1966; SCHMIDT & BECKER 1977). "Isolierung" wird dabei als ein Abwehrmechanismus zur Angstreduktion interpretiert, der auf der Abspaltung der Affektkomponente vom Vorstellungs-Affekt-Komplex der Angst basiert.

1.3.2.5 Beziehungen zwischen verschiedenen Reaktionsindikatoren für Angstzustände

Die Unterscheidung von vier Klassen von Reaktionsindikatoren für Angstzustände wirft die Frage auf, wie hoch der Grad an Übereinstimmung bzw. Synchronie zwischen kognitiven, affektiven, physiologischen und motorischen Angstkomponenten ist. Diese an sich schon recht komplexe Thematik muß noch um einen zusätzlichen Aspekt erweitert werden, nämlich die Berücksichtigung verschiedener Erfassungsmodi für Angstindikatoren. Damit sind vor allem gemeint: Selbstauskünfte, Verhaltensbeobachtungen und apparative Messungen. Wie hoch korreliert beispielsweise die Selbstauskunft über die Stärke des Angstaffekts mit der von Beobachtern eingestuften motorischen Unruhe und der Messung der Veränderung des Hautwiderstands? Die meisten Autoren gelangten zu der ernüchternden Antwort, daß oftmals nur sehr geringe Übereinstimmungen bzw. Synchronien bestehen (vgl. DIBNER 1958; LAZARUS & OPTON 1966; COHEN 1971; BIRBAUMER 1973, 1977). BIRBAUMER (1973, S. 3) nannte einen Grund hierfür: "Experimente, in denen die Variablen der einzelnen Meßgrößen linear, also zum selben Zeitpunkt miteinander korreliert wurden, zeigten aber sehr geringe oder keine Kovarianz zwischen den beobachteten Veränderlichen der drei Meßebenen. Dies ist aber nun keineswegs darauf zurückzuführen, daß es keine einheitlichen, replizierbaren 'Angstmuster' gibt, sondern auf die sehr differierenden zeitlichen Latenzen der verrechneten Verläufe: peripher physiologische Größen haben Latenzen im Sekunden- bis Minutenbereich ..., die hirnelektrischen Maße variieren im Bereich weniger Millisekunden, biochemische Größen im Minuten-, Stunden- und Tagesbereich; Verhaltensänderungen erfolgen ebenfalls zu vollkommen verschiedenen Zeiten: Änderungen der Grobmotorik benötigen oft Minutenintervalle, feinmotorische Reaktionen erfolgen nach Zehntelsekunden; subjektive, bewußt wahrgenommene Variationen zeigen ebenfalls Einsatzzeiten von Zehntelsekunden bis Stunden."

In diesem Zusammenhang sind auch die von EPSTEIN (1973) und Mitarbeitern an Fallschirmspringern erhobenen Daten aufschlußreich. EPSTEIN untersuchte erfahrene und unerfahrene Sportfallschirmspringer zu verschiedenen Zeitpunkten vor und unmittelbar nach einem Sprung. Er erfaßte mehrere subjektive und physiologische Reaktionsindikatoren für Angst. Aus der Vielzahl von Ergebnissen seien die folgenden herausgegriffen:

(1) Die drei physiologischen Maße (Basisleitfähigkeit der Haut, Herzfrequenz und Atmungsfrequenz) zeigten über 14 Meßzeitpunkte hinweg bei verschiedenen Springern sehr unterschiedlich hohe, meist positive, z.T. aber auch negative Korrelationen.
(2) Bei größerer zeitlicher Distanz vom Sprung bzw. bei niedrigem "Streßniveau" korrelierten die Maße

im allgemeinen positiv, nicht jedoch auf hohem "Streßniveau".

(3) Bei erfahrenen Springern lagen die Korrelationen zwischen den physiologischen Angstindikatoren über die 14 Meßzeitpunkte hinweg höher als bei unerfahrenen Springern.

(4) Die von den Springern subjektiv eingestufte Angst und die physiologischen Angstindikatoren zeigten keinen völlig synchronen Verlauf. Die subjektive Furcht erreichte zu einem früheren Zeitpunkt ihr Maximum als die physiologischen Maße.

Tabelle 1.1: Intraindividuelle Korrelationen zwischen der Basisleitfähigkeit der Haut, der Herzrate und der Atemfrequenz bei 10 erfahrenen und unerfahrenen Springern während der ganzen Sprungfolge (Punkt 1-14) (aus EPSTEIN 1973, S. 206).

Korrelierte Variablen	unerfahrene Fallschirmspringer			erfahrene Fallschirmspringer		
	Mittel-wert	N an 0.1	Streu-bereich	Mittel-wert	N an 0.1	Streu-bereich
Basisleit-fähigkeit-Herzrate	+.18	0	-.46 bis +.64	+.65	6	+.19 bis +.91
Basisleit-fähigkeit-Atmung	+.15	0	-.51 bis +.60	+.61	5	+.30 bis +.83
Herzrate-Atmung	+.44	1	.05 bis +.66	+.75	8	.34 bis +.93

Die Notwendigkeit einer Differenzierung zwischen verschiedenen Klassen von Reaktionsindikatoren für Angstzustände ergibt sich auch aufgrund der Ergebnisse faktorenanalytischer Studien. HAMILTON (1959) und BUSS (1962) interkorrelierten und faktorenanalysierten die an psychiatrischen Patienten erhobenen Fremdeinstufungen von Angstsymptomen. In Übereinstimmung mit EYSENCKs (1961) Hypothese konnten ein Faktor, der kognitive und motorische Angstkomponenten erfaßt, und ein Faktor, der über das autonome Nervensystem vermittelte Symptome beinhaltet, unterschieden werden.

Auch die faktorenanalytischen Befunde von ENDLER et al. (1962), EKEHAMMAR et al. (1974) und MAGNUSSON & EKEHAMMAR (1975) weisen in dieselbe Richtung. ENDLER et al. (1962) sowie MAGNUSSON & EKEHAMMAR (1975) entwickelten aufgrund dieser Erkenntnisse neuartige Angstmeßverfahren, bei denen nicht nur verschiedene potentiell angstauslösende Situationen, sondern verschiedene Reaktionsmodi systematisch variiert und kombiniert werden (vgl. Kapitel 3).

Ein wichtiger Beitrag zur Frage der Synchronie von Angstindikatoren wurde von HODGSON & RACHMAN (1974) geleistet. Diese Autoren stellten nach Durchsicht der Ergebnisse einiger Therapieexperimente die Hypothesen auf, daß unter folgenden Bedingungen mit relativ hoher Synchronie zu rechnen sei: (a) wenn es ganz allgemein zu einer starken emotionalen Erregung im Gegensatz zu einer nur milden Angst kommt, (b) wenn sich das unter Angstbedingungen befindliche Individuum durch die Situation (z.B. die Versuchsbedingungen in einem Experiment) nicht unter einem bestimmten Handlungsdruck (z.B. in Richtung auf Annäherung an ein gefürchtetes Objekt) befindet, (c) wenn nach einer therapeutisch bedingten Angstreduktion eine ausreichende Zeitspanne verstrichen ist und (d) wenn die Herzfrequenz und nicht der Hautwiderstand als physiologischer Angstindikator benutzt wird (vgl. auch EPSTEIN 1973). Diese vorläufigen Hypothesen bedürfen der weiteren empirischen Überprüfung.

In den vorangegangenen Abschnitten wurde mehrmals auf einen weiteren Faktor verwiesen, der die Synchronie von Angstindikatoren zu beeinflussen scheint, nämlich die Defensivität bzw. die Tendenz zur Verwendung von Abwehrmechanismen, wie z.B. Rationalisierung, Intellektualisierung, Isolierung (vgl. auch LAZARUS & OPTON 1966). LAZARUS (1968) schilderte eine Reihe von Experimenten, die zu dem Ergebnis führte, daß das Persönlichkeitsmerkmal "Repression-Sensitization" (vgl. KROHNE 1975; KROHNE & ROGNER 1978) mit dem Grad der Übereinstimmung von Selbstauskünften über Streßreaktionen und physiologischen Indikatoren im Zusammenhang steht. Personen, die zu "repressiven" Abwehrmechanismen neigten, berichteten - verglichen mit physiologischen Maßen - über wenige Angst- und Streßreaktionen, während "Sensitizer" stärkere subjektive Beeinträchtigungen mitteilten (vgl. auch KROHNE 1975). Dieser Befund konnte von BOUCSEIN & FRYE (1974) nicht repliziert werden.

Der Umstand, daß Männer in fast allen einschlägigen Untersuchungen weniger Angst *mitteilten* als Frauen, dürfte zu einem erheblichen Teil Ausdruck einer durch kulturelle Normen begünstigten bzw. erzwungenen bereichsspezifischen Defensivität der Männer sein. Es erscheint einleuchtend, bedarf jedoch der empirischen Überprüfung, daß unter den Bedingungen einer reduzierten Defensivität - wie z.B. während einer erfolgreich verlaufenden Therapie - verschiedene Angstindikatoren eine hohe Synchronie aufweisen.

Welche Schlußfolgerungen bezüglich der Erfassung von Angstzuständen mittels verschiedener Reaktionsindikatoren ergeben sich aus den obigen Ausführungen?

(1) Es ist bisher kein Reaktionsindikator für Angst bekannt, der für alle Personen und alle Situationen Gültigkeit beanspruchen kann. Angesichts dieser Befundlage schlagen manche Autoren (z.B. BIRBAUMER 1977) vor, als Angstmaß einen Summenwert über die Veränderungen in allen Meßebenen zu verwenden.

(2) Es existiert nicht nur ein einzelnes komplexes Reaktionsmuster, das die Bezeichnung "Angst" verdient, sondern eine Vielzahl *qualitativ* unterscheidbarer Muster. Angst hat den Status eines Klassenbegriffs. Die häufige Bezeichnung der Angst als hypothetisches Konstrukt - z.B. bei KROHNE (1975) und LAZARUS-MAINKA (1976) - trägt unseres Erachtens diesem Tatbestand nicht genügend Rechnung.

(3) Die für Angstzustände - im Unterschied zu anderen emotionalen Zuständen - charakteristischen Reaktionsindikatoren sind spezifische kognitive und affektive Erlebnisinhalte, die nur von dem betreffenden Individuum unmittelbar erfahren werden können. Aus diesem Grunde läßt sich die Angstmessung mittels der Erhebung von Selbstauskünften sehr gut begründen (vgl. KRAUSE 1961; SPIELBERGER et al. 1977). Allerdings bleibt festzuhalten, daß auch derartige Selbstauskünfte nur eine von Person zu Person und von Situation zu Situation näher zu ermittelnde beschränkte Gültigkeit besitzen.

(4) Beim Versuch der Bestimmung der emotionalen Qualität und Intensität des Erlebens einer Person sollten außer den oben erwähnten Reaktionsindikatoren auch Informationen über die Situation, in der sich die Person befindet, berücksichtigt werden.

1.3.3 *Situationale Indikatoren für Angstzustände*

Wenn es Schwierigkeiten bereitet, das Wesen und das Vorliegen eines Angstzustands ausschließlich über Reaktionsindikatoren zu erfassen, so bietet sich die Möglichkeit an, nach situationalen Bedingungen Ausschau zu halten, die in mehr oder weniger großer Eindeutigkeit Angstreaktionen auslösen. Sollten sich derartige Situationen identifizieren lassen, so könnte aus deren Vorliegen mit einer gewissen Wahrscheinlichkeit auf Angstreaktionen von Personen geschlossen werden, die sich in der betreffenden Situation befinden.

BIRBAUMER (1973, S. 4) charakterisierte die diesbezügliche lerntheoretische Sichtweise wie folgt: "Die Lernpsychologie betrachtet Angst als eine subjektive (emotionale), physiologische und motorische Reaktion auf einen 'bestrafenden', aversiven Reiz (S^-). Ein aversiver Reiz wird operational als Bedingung definiert, der ein Lebewesen zu entkommen versucht, als eine Bedingung, die es zu beenden oder zu vermeiden sucht." Nach unserer Auffassung weist die von BIRBAUMER skizzierte lerntheoretische Betrachtungsweise zwei Schwächen auf: Zum einen werden aversive Reize zirkulär definiert. Ein Reiz ist dann aversiv, wenn er Angst und Flucht- bzw. Vermeidungsverhalten auslöst. Hier zeigt sich eine ähnliche Schwierigkeit wie bei der Definition eines "Verstärkers". Zum zweiten müssen aversive Reize keineswegs immer Angstreaktionen bewirken. Statt dessen können beispielsweise Ekel- oder Ärgerreaktionen auftreten.

Es führt jedoch weiter, wenn man sich von einer motivationstheoretischen oder handlungstheoretischen Sichtweise leiten läßt. Die Frage lautet dann: Gibt es bestimmte Bedürfnisse, die ein Individiduum befriedigen möchte, oder Handlungsziele, die es anstrebt, oder Wertvorstellungen, an denen es festhalten möchte, und bei deren Gefährdung Angst induziert wird? Hierauf läßt sich keine für alle Menschen verbindliche Antwort geben, da sich erstens Menschen in ihren Motivstärken, Handlungszielen und Wertvorstellungen, aber auch im emotionalen Reaktionsstil unterscheiden. Entsprechende Aussagen sind daher probabilistischer Natur. Unter Berücksichtigung dieser Einschränkung kann man jedoch davon ausgehen, daß die meisten Menschen in folgenden zwei großen Klassen von

Situationen mit - mehr oder weniger starker - Angst reagieren[2]:

(a) Situationen, die erhebliche Gefahren für das *physische Wohlbefinden* mit sich bringen (z.B. Verletzungs- oder Erkrankungsgefahren, drohender Schmerz),
(b) Situationen, die erhebliche Gefahren für das *psychosoziale Wohlbefinden* in sich bergen (z.B. drohender Selbstwertverlust, Verlust der Zuwendung wichtiger Bezugspersonen, Verlust materieller Güter).

Auf eine detaillierte Auflistung und theoretische Ableitung solcher angstauslösender Situationen wird in den Kapiteln 2, 3 und 8 ausführlicher eingegangen. Während die oben angeführten Situationen in recht nachvollziehbarer Weise Angst bewirken können, gibt es andere Reize, die auf eher indirektem Weg angstauslösende Qualität erworben haben. Dies gilt einerseits für Stimuli, die über den Prozeß des klassischen Konditionierens zu bedingten Angstreizen (Gefahrensignalen) wurden, andererseits für symbolische Reize (vgl. BOESCH 1976).

Für das Verständnis des Auftretens von Angstzuständen beim Menschen ist es außerordentlich wichtig, sich vor Augen zu führen, daß Menschen nicht nur auf Reize in ihrer Umwelt, die eine real vorhandene Gefahr signalisieren, sondern auch auf vorgestellte Ereignisse bzw. intern produzierte Reize reagieren. Die weitgehende, aber sicherlich nicht vollständige funktionelle Äquivalenz zwischen vorgestellten und real vorhandenen Gefahrensituationen wird z.B. im Rahmen der systematischen Desensibilisierung ausgenutzt, wenn der Therapeut einen Patienten lediglich in der Vorstellung mit angstbesetzten Inhalten konfrontiert. Wenn aber bloße Vorstellungen in der Lage sind, erhebliche Ängste auszulösen, so ist der extreme Grenzfall denkbar, daß jemand sich in einer objektiv sehr wenig gefährlichen Lebenssituation befindet, jedoch häufig selber Vorstellungen evoziert, die um bedrohliche Inhalte kreisen, und auf diesem Weg Angstzustände herbeiführt. CATTELL & SCHEIER (1961) schlugen für diesen Fall den Begriff der *"charakterologischen Angst"* vor, die nicht extern sondern intern determi-

---

2 Auf die Bedingungen, die das individuelle Angstausmaß mitbestimmen, wird in einem späteren Kapitel eingegangen.

niert ist und mit bestimmten Persönlichkeitseigenschaften zusammenhängt, auf die in einem späteren Abschnitt eingegangen wird.

Vor allem in kognitiven Theorien der Angst wird immer wieder betont, daß Menschen nicht auf die objektiven Gefahren, die eine Situation in sich birgt, sondern auf die subjektiv wahrgenommenen reagieren. Zwischen objektiven und subjektiv wahrgenommenen Gefährdungen können erhebliche Abweichungen bestehen, weswegen manche Ängste auf außenstehende Beobachter "irrational" wirken.

Aus obigen Formulierungen geht hervor, daß Angst in der weitaus größten Zahl der Fälle *vor* einem gefürchteten Ereignis (z.B. einer Prüfung oder einem Fallschirmabsprung) auftritt. Dies entspricht der bereits von FREUD herausgearbeiteten Signalfunktion der Angst. EPSTEIN (1973) wies jedoch zu Recht auf jene Ereignisse hin, in denen die Angst unmittelbar auf eine erfolgreich bewältigte Gefahrensituation (z.B. einen Beinahe-Unfall) folgt. Wahrscheinlich spielen dabei zwei Prozesse eine Rolle. Angesichts der eigentlichen Gefahrensituation muß der betreffende Mensch seine ganze Aufmerksamkeit auf die Problemlösung richten, so daß er keine Angst erleben kann. Erst im Anschluß an die erfolgreiche Bewältigung der Situation kann die Aufmerksamkeit sich der eigentlichen Gefahr (den unangenehmen Folgen, die im Falle eines Fehlschlages gedroht hätten) zuwenden. Darüber hinaus klingt auch der physiologische Erregungszustand nicht schlagartig ab.

Welche Konsequenzen bezüglich der Messung von Angstzuständen ergeben sich aus obigen Überlegungen und Befunden?

(1) Wenn man feststellen möchte, ob eine Situation für eine bestimmte Person angstauslösenden Charakter besitzt, ist es nicht unbedingt erforderlich, die Person mit dieser Situation in der Realität zu konfrontieren. In der Regel wird bereits die vorgestellte Annäherung - wenn auch in eventuell abgeschwächter Intensität - vorhandene Ängste aktivieren. Diese Erkenntnis legitimiert die diagnostische Verwendung von Furchtinventaren, wie z.B. der "Fear Survey Schedule" von WOLPE & LANG (1964).

(2) Wenn empirisch nachgewiesen werden konnte, daß eine real vorhandene oder vorgestellte Situation S bei (fast) allen bisher untersuchten Mitglie-

dern einer bestimmten Population erhebliche Angst auslöste, so kann man sich in zukünftigen Experimenten aufwendige Angstmessungen - vor allem bei Gruppenversuchen - ersparen. Bereits die Tatsache, daß die Situation S vorliegt, läßt mit hoher Wahrscheinlichkeit bei neuen Mitgliedern derselben Population auf - wenn auch interindividuell verschieden starke - Angstzustände schließen.

(3) Im allgemeinen ist es problematisch, wenn ohne empirische Voruntersuchungen lediglich aufgrund von Hypothesen des Experimentators aus dem Vorliegen einer bestimmten objektiven Situation auf das Vorhandensein oder Fehlen von Angstzuständen bei einer bestimmten Person geschlossen wird.

1.4 Angst als Disposition: Angstneigung

Nachdem in vorangegangenen Abschnitten Angstzustände und Angstauslöser beschrieben wurden, drängen sich folgende Fragen auf: (a) Neigen verschiedene Menschen in unterschiedlichem Ausmaß zu Angstzuständen? Hat es Sinn, von der Angstneigung als einer psychischen Eigenschaft zu sprechen? (b) Ist die Angstneigung ein generelles, alle Gefahrensituationen umfassendes Phänomen, oder besteht die Notwendigkeit, mehrere bereichsspezifische Angstneigungen zu unterscheiden? (c) In welchen sonstigen psychischen Eigenschaften differieren Menschen mit unterschiedlich ausgeprägter Angstneigung?

Die Nützlichkeit und Notwendigkeit der Abgrenzung der Angst als Zustand von der Angst als Disposition (Angstneigung) konnte vor allem durch die Arbeiten von CATTELL & SCHEIER (1961) sowie von SPIELBERGER und Mitarbeitern nachgewiesen werden. SPIELBERGER et al. (1977, S. 249) erläuterten das Konzept der Angstneigung wie folgt: "Angst als Disposition (A trait) bezieht sich auf relativ stabile individuelle Unterschiede in der Angstneigung, d.h. auf unterschiedliche Bereitschaften, eine Vielzahl von Situationen als gefährlich oder bedrohlich wahrzunehmen und auf diese Bedrohungen mit Angstzuständen zu reagieren. Die Angstneigung kann auch aufgefaßt werden als Widerspiegelung individueller Unterschiede in der Häufigkeit und Intensität vergangener Angstzustände und in der Wahrscheinlichkeit dafür, daß solche Zustände auch in der Zukunft erlebt werden. Personen mit hoher

Angstneigung nehmen im Gegensatz zu solchen mit niedriger Angstneigung eine größere Anzahl von Situationen als gefährlich oder bedrohlich wahr. Sie reagieren auch mit intensiveren Angstzuständen auf bedrohliche Situationen."

Zur Messung sowohl der Angst als Zustand wie auch der Angstneigung entwickelten SPIELBERGER et al. (1970) ein ökonomisches Fragebogenverfahren, das "State-Trait Anxiety Inventory" (STAI). Die Angstneigung wird dabei mittels 20 Aussagen erfaßt (z.B. "Mir mangelt es an Selbstvertrauen"), die danach beantwortet werden sollen, wie sich der Betreffende *im allgemeinen* fühlt. In zahlreichen Untersuchungen gelang der Nachweis einer befriedigenden Reliabilität und Validität des Verfahrens (vgl. SPIELBERGER et al. 1970, 1977; SMITH & LAY 1974). KILPATRICK & McLEOD (1973) bestätigten, daß Personen mit hoher Angstneigung - gemessen mittels STAI - auf eine Vielzahl von Furchtsituationen - gemessen mittels Wolpe-Lang-Fear Survey Schedule III - ängstlicher reagieren als solche mit geringer Angstneigung[3]. HOUSTON et al. (1972) fanden signifikante positive Beziehungen zwischen Angstneigung (STAI) und dem allgemeinen Glauben, daß die Umwelt sowohl viele physische Gefahren als auch Selbstwertbedrohungen bereithält. Aufgrund der Ergebnisse einer Studie von HODGES & FELLING (1970) sowie weiterer Befunde vertraten SPIELBERGER et al. (1977) die Auffassung, daß die im STAI und auch in der "Manifest Anxiety Scale" erfaßte Angstneigung sich in erster Linie auf Situationen beziehe, die eine psychische Gefährdung, z.B. einen Selbstwertverlust, beinhalten, nicht jedoch auf physische Gefahrensituationen.

Bei der Entwicklung des STAI gingen SPIELBERGER und Mitarbeiter offensichtlich von der ungeprüften Annahme aus, daß sich die Angstneigung in einer großen Vielzahl gefährlicher Situationen manifestiere, daß sie auf eine Klassifikation und explizite Berücksichtigung von Angstsituationen verzichten könnten, und es ausreiche, danach zu fragen, wie sich der Betreffende im allgemeinen fühlt. Wie u.a. die faktorenanalytischen Studien von ENDLER et al. (1972), BECKER et al. (1975), ENDLER & OKADA (1975) und MAG-

---

3 LAZARUS-MAINKA et al. (1979) fanden mit dem STAI, daß Personen mit hoher Angstneigung nicht nur bedrohliche, sondern auch nicht bedrohliche Situationen beängstigender einschätzten als Personen mit geringer Angstneigung.

NUSSON & EKEHAMMAR (1975) zeigten, besteht jedoch durchaus die Notwendigkeit, die Angstneigung bereichsspezifisch zu erfassen. In jüngerer Zeit scheint sich auch SPIELBERGER (1972b) dieser Auffassung anzunähern. Auf dieses Problem wird in späteren Kapiteln ausführlich eingegangen.

Einen besonders wichtigen Beitrag zum theoretischen Verständnis und zur Messung der Angst leisteten CATTELL & SCHEIER (1961) mit ihrer Arbeit "The meaning and measurement of neuroticism and anxiety". Die Strategie der beiden Autoren bestand darin, von nicht-metrischen, meist klinischen Theorien über die Angst auszugehen, diese Theorien empirisch zu überprüfen und - mittels multivariater Methoden - Meßinstrumente zur Erfassung der Angstneigung, der Angst als Zustand sowie einer Reihe verwandter Konstrukte zu entwickeln[4]. Es ist ein besonderes Charakteristikum der CATTELLschen persönlichkeitspsychologischen Forschung, daß sehr umfangreiche und systematische Analysen von Verhaltensmustern durchgeführt werden, um auf diesem Wege Eigenschaftskonzepte zu eruieren und meßbar zu machen. Dies gilt auch für die Angstneigung, die CATTELL als eine Persönlichkeitseigenschaft betrachtet, die sich in ganz spezifischen, relativ stabilen Verhaltensmustern manifestiert.

Genau genommen handelt es sich nach CATTELL & SCHEIER (1961) bei der Angstneigung um eine Eigenschaft (bzw. einen Faktor) zweiter Ordnung, also um ein recht hoch abstrahiertes und weites Konstrukt, das sich aus mehreren Eigenschaften erster Ordnung konstituiert. Diese Eigenschaften erster Ordnung können als Persönlichkeitskorrelate der Angstneigung betrachtet werden; ein Individuum mit einer hohen Angstneigung besitzt im allgemeinen hohe Ausprägungen in diesen angstrelevanten Eigenschaften, die im folgenden näher charakterisiert werden:

(1) *Hohe Triebspannung* ("high ergic tension"; Q_4+). In Übereinstimmung mit psychoanalytischen Hypothesen erleben Personen mit hoher Triebspannung, die nicht adäquat abgeführt werden kann, häufig Angstreaktionen.

(2) *Neigung zu Schuldgefühlen* ("high guilt proneness"; O+). CATTELL & SCHEIER (1961) konnten aufgrund

---

4 CATTELL & SCHEIER lehnen sich dabei besonders stark an die FREUDsche Theorie an.

ihrer Daten nicht abklären, ob diese Neigung zu Schuldgefühlen und Gefühlen der persönlichen Wertlosigkeit einen Hinweis auf ein strenges Über-Ich liefert. Sollte dies der Fall sein, dann stünde dieses Ergebnis ebenfalls mit FREUDschen Hypothesen im Einklang.

(3) *Mangelnde Selbstkontrolle* ("low self-sentiment strength"; Q_3-).

(4) *Ich-Schwäche* ("ego weakness" bzw. "lack of ego strength"; C-). Diese Ich-Schwäche manifestiert sich im Verhalten unter anderem als ungenügende Affektkontrolle, Neigung zu Stimmungsschwankungen, Aufgeregtheit und leichte Verletzbarkeit (vgl. auch PAWLIK 1968).

(5) *Argwohn* ("protension" oder "suspiciousness"; L+). Daß Argwohn mit der Angstneigung zusammenhängen könnte, war von CATTEL & SCHEIER (1961) aufgrund vormetrischer Hypothesen nicht erwartet worden. Nachträglich läßt sich die Beziehung jedoch wie folgt interpretieren: Entweder führt häufige Angst und soziale Unsicherheit zu Argwohn und paranoiden Realitätsverzerrungen, oder die soziale Isolierung, die mit einer paranoiden Haltung einhergeht, erzeugt Unsicherheit und Angst.

(6) *Soziale Scheu* ("threctia"; H-). Dabei handelt es sich um eine Art der Schüchternheit, der eine konstitutionelle Disposition im Sinne der leichten autonomen Erregbarkeit zugrunde zu liegen scheint.

(7) *Unkonventionalität* ("autia" oder "nonconformity"; M+). Nach PAWLIK (1968) kann dieser Faktor am besten als Gleichgültigkeit gegenüber praktischen Angelegenheiten und überlieferten Verhaltensnormen verstanden werden, zusammen mit einer Ablehnung des Logisch-Rationalen in der eigenen Lebensführung.

Die bisher aufgezählten sieben Eigenschaften, die in engem Zusammenhang mit der Angstneigung stehen, wurden mittels sogenannter "Q-Daten" bzw. Selbstbeschreibungen erhoben. Menschen mit hoher Angstneigung beschreiben sich mithin häufig in der oben angegebenen Weise. Außer diesen Q-Daten verwendeten CATTELL & SCHEIER (1961) auch sogenannte "T-Daten" oder Objektive Tests (vgl. SCHMIDT 1975) zur Messung der Angstneigung. Im Bereich der mittels Objektiver Tests erfaßbaren Persönlichkeitsfaktoren erscheint die Angstneigung als eigenständiger Faktor UI 24. Aus den objektiven Testitems, die auf UI 24 hoch laden, kann geschlossen werden, daß dieser Faktor "Angstneigung" eine leichte Störbarkeit, Verwirrtheit, Antizipation von bedrohlichen Situationen, Unsicherheit der eigenen Meinung, Schuldgefühle und erhöhte Gefühlsbetontheit erfaßt.

Welches sind die wichtigsten Schlußfolgerungen, die aus der Arbeit von CATTELL & SCHEIER (1961) gezogen werden können?

(1) Menschen mit einer überdurchschnittlich starken Angstneigung besitzen eine Reihe weiterer Eigenschaften, in denen sie sich von weniger ängstlichen Personen unterscheiden. Wenn man die oben geschilderten Ergebnisse in der Terminologie FREUDs zusammenfaßt, so entsteht der Eindruck, daß ängstliche Menschen unter einer gewissen Form der "Ich-Schwäche" leiden: Ihr Ich ist weder in der Lage, für eine adäquate Triebbefriedigung zu sorgen, noch sich erfolgreich gegen das Über-Ich zur Wehr zu setzen, noch die zwischenmenschlichen Beziehungen einigermaßen spannungsfrei zu gestalten. Diese Form der "Ich-Schwäche" darf jedoch keinesfalls mit dem Konzept der "Intelligenzschwäche" gleichgesetzt werden.

(2) Die Angstneigung ist ein recht varianzstarker Persönlichkeitsfaktor, d.h. ein Konstrukt, mit dessen Hilfe erhebliche Anteile der zwischen Individuen vorhandenen Persönlichkeitsunterschiede erfaßt werden können.

(3) Die Angstneigung sollte nicht mit der Persönlichkeitseigenschaft "Neurotizismus" gleichgesetzt werden. Neurotiker, als globale Gesamtgruppe betrachtet, unterscheiden sich von "Normalen" nicht nur in der Angstneigung, sondern auch in weiteren Eigenschaften, wie z.B. Introversion und Gefühlsbetontheit.

(4) Der individuelle Ausprägungsgrad der Angstneigung läßt sich nicht nur auf unterschiedliche Umwelteinflüsse, sondern auch auf konstitutionelle Eigenarten zurückführen.

Zu dem zweifellos sehr wichtigen Beitrag von CATTELL & SCHEIER (1961) ist kritisch anzumerken, daß die Autoren eine eher traditionelle Auffassung von Persönlichkeitseigenschaften vertreten, wenn sie davon ausgehen, daß eine Eigenschaft wie Angstneigung ein hohes Maß an transsituationaler Generalität (vgl.

GRAUMANN 1960) besitzt. Implizit rechneten CATTELL & SCHEIER (1961) damit, daß ein Individuum mit einer hohen Angstneigung in sehr vielen gefährlichen Situationen mit Angstzuständen reagiert. Diese Betrachtungsweise über Eigenschaften läßt sich jedoch angesichts der in den letzten Jahren gesammelten empirischen Befunde nicht aufrechterhalten (vgl. MISCHEL 1968, 1971, 1973; BOWERS 1973; EKEHAMMAR 1974; BECKER et al. 1975; ENDLER 1975; BUSS 1977).

Zusammenhänge zwischen der Angstneigung und weiteren Persönlichkeitseigenschaften wurden auch durch EYSENCKs Forschungsarbeiten bestätigt. Nach EYSENCK (1967, 1977) haben Menschen mit einer deutlich ausgeprägten Angstneigung (z.B. Angstneurotiker oder Personen mit hohen Scores in der "Manifest Anxiety Scale") im allgemeinen erhöhte Neurotizismus- und Introversionswerte. Die Neurotizismusausprägung - verstanden als genotypisches Merkmal eines Individuums - hängt eng mit einer leichten Erregbarkeit bzw. Aktivierbarkeit des autonomen Nervensystems durch emotionale Stimuli und insbesondere mit einem langsamen Abklingen sympathischer Erregungszustände zusammen. Eine solche leichte autonome Erregbarkeit begünstigt eine allgemeine Emotionalität des betreffenden Menschen. Nach EYSENCK (1968, 1977) könnte der Neurotizismus einer Person auch zur "Inkubation" der Angst, d.h. zur fehlenden Extinktion konditionierter Ängste bei Ausbleiben des UCS beitragen.

Aber auch die Eigenschaft Introversion beeinflußt die Angstneigung. Introvertierte Menschen zeigen höhere Grade kortikaler Erregung als extravertierte, sie sind leichter "konditionierbar" und erwerben insbesondere schneller konditionierte Furchtreaktionen. Außerdem neigen sie eher zu Rückzugsverhalten bzw. Vermeidungsverhalten gegenüber sozialen Situationen, weshalb erworbene soziale Ängste nur schwer "verlernt" werden können.

Da EYSENCK (1967, 1977) und andere Autoren nachweisen konnten, daß die phänotypische Introversion-Extraversion sowie der Neurotizismus zu nennenswerten Anteilen durch Vererbung determiniert sind, kann es als sehr wahrscheinlich angesehen werden, daß interindividuelle Unterschiede in der Angstneigung neben Umwelteinflüssen auch Erbeinflüsse widerspiegeln (vgl. auch MERZ & STELZL 1977). Dafür sprechen auch zahlreiche Tierexperimente (vgl. GRAY 1971).

1.5 Angst als Handlungskorrelat und als Prozeß

In vorangegangenen Abschnitten wurden Furcht- und Angstzustände als spezifische Reaktions- bzw. Erlebnismuster auf bestimmte Klassen subjektiv bedrohlicher Reize aufgefaßt. Diese Betrachtungsweise erweckt den Anschein, als seien Furcht- und Angstreaktionen vergleichsweise unmittelbare und kurzfristige Antworten auf externe oder interne Reize. In einer Reihe von Fällen mag diese Analyse durchaus zutreffen, z.B. wenn eine Frau mit einer Hundephobie beim Anblick eines sich nähernden Hundes eine panikartige Furcht mit anschließender Fluchtreaktion zeigt.

Im allgemeinen dürften die Verhältnisse jedoch nicht so einfach gelagert sein. Zum einen kann ein mehr oder weniger komplizierter Prozeß dem Auftreten von Angst vorangegangen sein. Zum anderen können Angstzustände über längere Zeiträume mit variierender Stärke fortdauern und mit parallel verlaufenden Handlungen in Beziehung stehen. Es sollte sich demnach als vorteilhaft erweisen, Angst als Prozeß und im handlungstheoretischen Kontext zu betrachten.

1.5.1 Der Ansatz von LAZARUS

LAZARUS (1966) und LAZARUS & OPTON (1966) formulierten ein inzwischen recht bekanntes Modell, in dem die Angstentstehung als mehrphasiger Prozeß konzipiert wird (vgl. auch KROHNE 1976a). Zur Terminologie ist anzumerken, daß LAZARUS (1966) zunächst nicht von Angst, sondern von Streß sprach. Inzwischen übertrugen LAZARUS & AVERILL (1972) den Ansatz jedoch auf die Analyse von Angstphänomenen (vgl. Abb. 1.2).

Furcht- und Angstzustände werden als komplex determinierte und sich auf mehreren Ebenen abspielende Prozesse aufgefaßt. Sie werden durch externe oder interne Reize ausgelöst, die im handelnden Individuum einen mehrphasigen Einschätzvorgang bewirken. Auf einer ersten Stufe bewertet der betreffende Mensch zunächst, ob der Reiz relevant oder irrelevant ist und vor allem, ob er eine Bedrohung ("threat") darstellt. Dem folgen Einschätzungen der zur Bewältigung einer Bedrohung vorhandenen Maßnahmen. Diese können in zwei Kategorien eingeteilt werden: direkte Handlungen (z.B. Flucht oder Angriff) und intrapsychische Prozesse (z.B. Abwehrmechanismen und Veränderungen

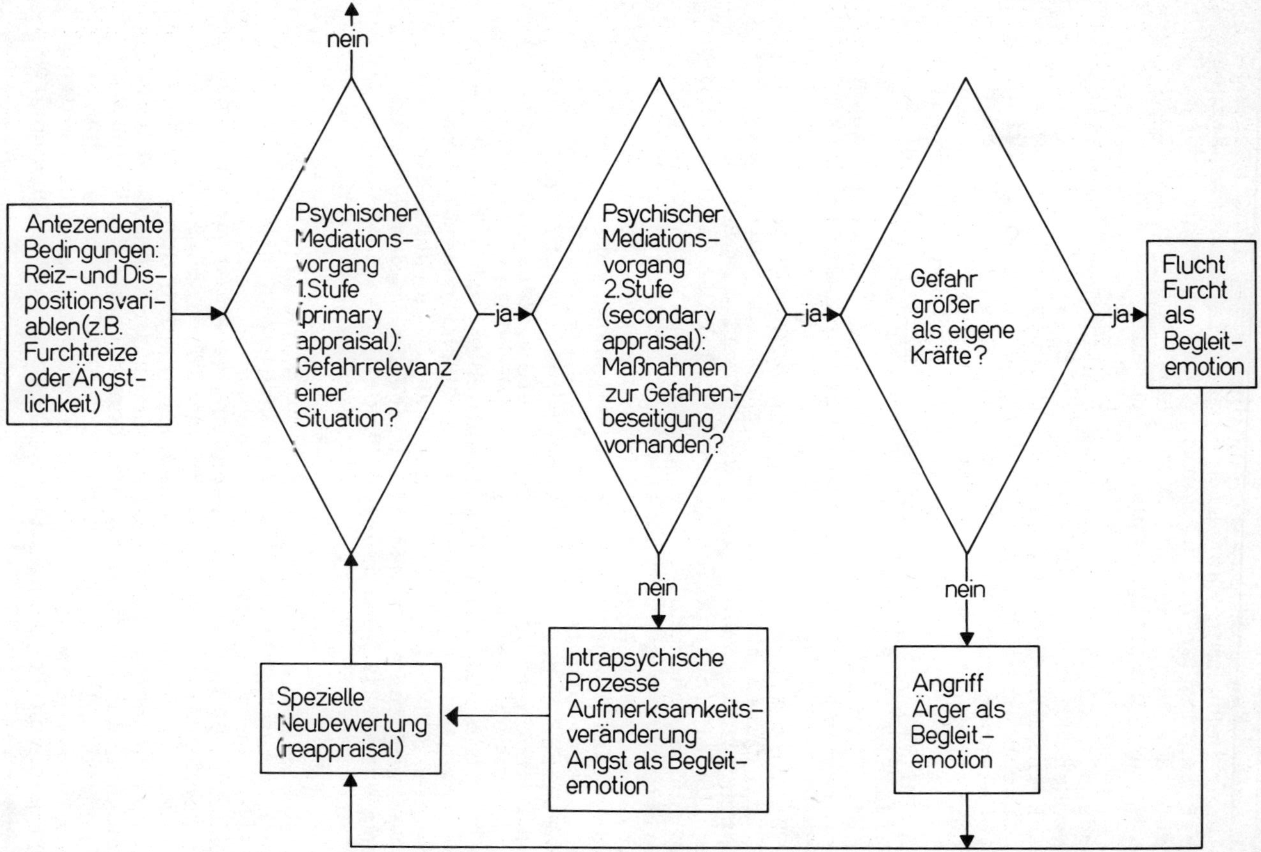

Abbildung 1.2: Schema der Angstauslösung und -verarbeitung nach der Theorie von Lazarus (entnommen aus Krohne 1976, S. 86).

der Aufmerksamkeit). Im Anschluß an die Realisierung solcher Maßnahmen kann eine spezielle Neueinschätzung der Situation erfolgen. Furcht- und Angstzustände treten als Begleit- und Folgephänomene von Einschätzungs- und Bewältigungsversuchen auf.

Angst wird von den Autoren nicht als Triebzustand, sondern als *Reaktionssyndrom* aufgefaßt. "Jede Reaktionskomponente ist ein Element eines breiten Syndroms, das kognitive Einschätzungen (wie das Individuum seine Lage beurteilt), physiologische Reaktionen (Widerspiegelungen der Art von Mobilisierung, die durch die Einschätzung ausgelöst wurde), instrumentelle Akte (z.B. Angriff, Vermeidung usw.) und Ausdrucksverhalten (Mimik, Körperhaltung usw.) umfaßt" (LAZARUS & AVERILL 1972, S. 244).

Ein Vorteil der von LAZARUS entwickelten Konzeption besteht darin, daß eine Vielzahl empirischer Studien zur Angst angeregt wurde und vermutlich auch in Zukunft angeregt wird, deren Ergebnisse in einem einheitlichen theoretischen Rahmen eingeordnet werden können. Insbesondere läßt das Modell die Berücksichtigung der Interaktion von Persönlichkeitseigenschaften und situationalen Bedingungen zu. Als weiteres Positivum ist zu betrachten, daß LAZARUS die enge Verzahnung von Angstreaktionen und parallel verlaufenden Handlungen (z.B. Problemlösungsversuchen) thematisiert. Nachteile bringt es mit sich, daß die postulierten innerpsychischen Prozesse nicht unmittelbar beobachtet und überprüft werden können und das Modell im Prinzip so flexibel formuliert ist, daß sehr viele Phänomene damit erfaßbar und alternative Interpretationen denkbar sind. Verhaltensvorhersagen dürften Schwierigkeiten bereiten. Eine wertvolle Weiterentwicklung des Modells bestünde in der Ausarbeitung einer differenzierten Theorie der Bewältigungsstrategien.

1.5.2 Der Ansatz von BOESCH

BOESCH (1975, 1976) betrachtet die Angst unter handlungstheoretischen und ich-psychologischen Gesichtspunkten. Er wurde in seiner Sichtweise durch FREUD und JANET beeinflußt. Angst tritt im Verlaufe einer Handlung dann auf, wenn das betreffende Individuum eine nicht leicht zu vermeidende Bedrohung seines Handlungsvermögens erfährt. BOESCH unterscheidet drei Gruppen von Ängsten: die vorwiegend auf äußere Bedrohungen gerichtete Umweltangst, die der Möglichkeit eigenen Versagens geltende Bewährungsangst und die objektfreie Grundangst, die oft auch als frei-flottierende Angst bezeichnet wird. Der *Grundangst* spricht BOESCH zweifellos eine besondere Bedeutsamkeit zu: Umwelt- und Bewährungsängste sind häufig nur Konkretisierungen der Grundangst. "Deshalb kann, ja letzten Endes muß, die (konkrete wie frei-flottierende) Angst aus einem grundsätzlich geschwächten Ich-Gefühl entstehen, aus einer Situation also, in der die Umwelt als bedrohlich, das Ich als hilflos, unzulänglich erlebt wird" (BOESCH 1976, S. 471). Die Grundangst entspricht mithin weitgehend dem oben diskutierten Konzept der Angstneigung und der damit verknüpften Persönlichkeitseigenschaft der "Ich-Schwäche", die BOESCH vor allem mit der Bereitschaft zu Selbstzweifel und dem Gefühl funktionaler Schwäche in Verbindung bringt.

Während Angstreaktionen von vielen Autoren lediglich als Störgrößen aufgefaßt werden, diskutiert BOESCH auch deren adaptive Funktion. Die Angst kann nicht nur eine wichtige Rolle bei der Regulation aktueller Handlungen, z.B. im Sinne der Beachtung von Handlungsgrenzen, sondern auch bei der grundlegenden Anpassung an die eigene Person und die Umwelt spielen.

1.5.3 Der Ansatz von SCHÖNPFLUG

SCHÖNPFLUG (1976) ist der Überzeugung, daß Angst und Streß nicht als Phänomene eigener Art aus Verhaltensabläufen abgesondert werden können, sondern jeweils im Kontext aktueller, in der Regel zielgerichteter Handlungen zu betrachten sind. Er untergliedert eine Handlung in folgende Teilprozesse: (a) die Modellbildung, die der kognitiven Repräsentation gegenwärtiger, vergangener sowie zukünftiger Zustände der Umgebung und der eigenen Person dient, (b) die Aufgabenbildung, die eine Ziel- oder Sollwert-Bildung und eine Strategienbildung umfaßt, und (c) die ausführenden Aktivitäten, die eine Istwert-Sollwert-Diskrepanz reduzieren sollen und häufig die Umwelt verändern.

SCHÖNPFLUG interessiert sich vor allem für Situationen, die besonders hohe Anforderungen an das handelnde Individuum stellen und interne und externe Regulationen erforderlich machen (vgl. SCHÖNPFLUG & SCHULZ 1977; SCHULZ & SCHÖNPFLUG 1980). Dabei unternimmt er den Versuch einer Abgrenzung von zwei Formen der Belastung, nämlich Angst und Streß. Zu diesem Zweck führt er die Modellvorstellung einer hierarchischen Organisation psychischer Funktionen und Abläufe ein (vgl. auch SEMMER & PFÄFFLIN 1978).

Vorgänge auf einer bestimmten Ebene der Hierarchie verlaufen im allgemeinen weitgehend automatisch und werden von Mechanismen auf höherer Ebene lediglich überwacht. Erst im Fall einer Störung greifen höher gelegene Steuerungszentren in niederrangige Tätigkeiten ein. *Streß* entsteht nach SCHÖNPFLUG (1976, S. 11) dann, "wenn hinreichend viele und hinreichend wichtige Kontrollmechanismen ein vorhandenes oder bevorstehendes Versagen auf niedriger Ebene anzeigen und zur Kompensation oder Substitution übergehen. Ein subjektives Belastungserleben beruht dann insbesondere auf der Monitorfunktion der höherrangigen Kontrollmechanismen". Streß scheint mithin im wesentlichen Ausdruck einer bereits eingetretenen starken Belastung oder sich abzeichnenden Überforderung des Organismus zu sein.

Angst ist demgegenüber eine Reaktion auf eine Bedrohung und Ausdruck von Schwierigkeiten in der Zielbildung sowie der Strategienbildung zur Umgehung der Gefahr. "Im Falle der Angst werden also höhere Kontrollmechanismen aktiviert, bevor noch die zugehörigen niedrigeren Funktionen ihren Dienst versagt haben" (SCHÖNPFLUG 1976, S. 12). Angst setzt zu einem recht frühen Zeitpunkt ein und soll den Organismus zu Aktivitäten anspornen, die ihn vor einer drohenden starken Belastung oder Überforderung, also Streß, schützen. Dies gelingt dann, wenn nach kurzer Zeit Strategien gefunden werden. "Wo aber zur wahrgenommenen Gefahr nicht bald ausführbare Meidungsstrategien gefunden werden, wo dann gar die Bewertung von Situationen der Bedrohlichkeit zum kontroversen Thema wird, gerät der Betroffene an die Grenzen seiner Verarbeitungskapazität. Zur *Angstkognition* gesellen sich dann die Nöte der *Verarbeitung von Bedrohlichkeitsinformationen*, mit Angst geht dann Aufgabenstreß (s.o.) einher" (SCHÖNPFLUG 1976, S. 4).

Aus dieser Formulierung wird deutlich, daß nur in Sonderfällen reine Angst- oder Streßreaktionen vorliegen. In der Regel dürften sich Angst- und Streßkomponenten überlagern. Als Beispiel sei ein Schwimmer erwähnt, der in größerer Entfernung vom Ufer einen Wadenkrampf bekommt und nahe der totalen Erschöpfung nach einer Rettungsmöglichkeit aus seiner mißlichen Lage sucht. (In einem 1979 erschienenen Beitrag erläutert SCHÖNPFLUG ausführlich die Grundlagen seines Ansatzes.)

1.5.4 Diskussion der Angst als Handlungskorrelat und als Prozeß

Während der 60er Jahre und bis in die Gegenwart hinein übten SPIELBERGER und CATTELL einen maßgeblichen Einfluß auf die Angstforschung mit ihrer Unterscheidung zwischen Angst als Disposition und Angst als Zustand aus. Zweifellos bedeutete diese Sichtweise einen wissenschaftlichen Fortschritt, indem sie begriffliche Präzisierungen mit sich brachte, zur Entwicklung neuer Meßinstrumente beitrug und zahlreiche Untersuchungen anregte und ermöglichte. Kritisch ist dennoch zu diesem Ansatz anzumerken, daß er im wesentlichen auf eine bessere Deskription und Messung der Angst beschränkt blieb, jedoch nicht zu einem vertieften Verständnis der Entstehung und der Dynamik der Angst beitrug.

Zur Lösung der zuletzt angeschnittenen Probleme erscheint es günstig, die Angst als Handlungskorrelat und als Prozeß zu betrachten. Die oben geschilderten Ansätze von LAZARUS, BOESCH und SCHÖNPFLUG bedeuten - neben anderen mit vergleichbarer Zielsetzung - erste Schritte in dieser Richtung. Eine solche Rahmenkonzeption der Angst bietet unter anderem folgende Vorteile:

(1) Sie hat einen hohen theoretischen Integrationswert. So können beispielsweise eigenschaftstheoretische, psychodynamische, situationale und psychophysiologische Aspekte der Angst miteinander verknüpft werden.
(2) Sie ermöglicht die Analyse zeitlicher Verläufe von Angstreaktionen und Bewältigungsprozessen.
(3) Sie liefert neue Ansatzpunkte zur Therapie und Prävention der Angst.

Auf diese Themen wird in folgenden Kapiteln näher eingegangen.

2 Über die Bereichsspezifität der Angstneigung. Ein Beitrag zur situationsbezogenen Eigenschaftsmessung[1]

2.1 Einleitung

HERRMANN (1969) bezeichnet die Entwicklung und Präzisierung deskriptiver Konstrukte, die sich zur Charakterisierung konsistenter Verhaltensunterschiede zwischen Mengen von Individuen eignen, als ein Hauptanliegen der Persönlichkeitsforschung. Die genannte Aufgabe wurde von empirisch arbeitenden Psychologen wie CATTELL, EYSENCK oder GUILFORD in Angriff genommen, indem sie auf faktorenanalytischem Weg die Vielzahl von Verhaltensweisen bzw. umgangssprachlichen Eigenschaftsbegriffen auf eine überschaubare Zahl besonders relevanter Merkmalsdimensionen zu reduzieren suchten. Dieser Ansatz wirft eine Reihe von Fragen und Schwierigkeiten auf, die sich bereits bei der Auswahl der zu interkorrelierenden und zu faktorisierenden Elemente ergeben. Diese Auswahl definiert und begrenzt das Universum von Verhaltensweisen und Situationen, über die Aussagen gemacht werden können.

Da es genügend viele Hinweise auf die relativ große Situationsabhängigkeit des Verhaltens gibt (vgl. SPITZNAGEL 1968; MISCHEL 1968, 1971, 1972), stellt sich dem empirisch arbeitenden Persönlichkeitsforscher, der Eigenschaften zu messen trachtet, eine doppelte Sampling-Problematik: er muß ein ausreichend breites Spektrum sowohl von Reaktionsmustern als auch von Situationen, in denen sich das Verhalten abspielt, zusammenstellen. Somit besteht die Gefahr, daß der oben skizzierte faktorenanalytische Ansatz bei konsequenter Beachtung möglicher Situationsabhän-

---

1 Abdruck aus: BECKER, P., SCHNEIDER, J. & SCHUMANN, C. 1975. Über die Bereichsspezifität der Angstneigung. Ein Beitrag zur situationsbezogenen Eigenschaftsmessung. Psychologische Beiträge 17, 112-132.

gigkeiten des Verhaltens außerordentlich aufwendig wird.

Einige Autoren (z.B. CATTELL, EYSENCK oder GUILFORD) suchen eine Lösung dieses Problems, indem sie in Fragebogentests entweder die Auftretenshäufigkeit eines bestimmten Verhaltens oder das "typische" Verhalten eruieren oder eine spezifische Situation beispielhaft für eine ganze Klasse als äquivalent betrachteter Situationen herausgreifen. Aus der Bejahung von Items des folgenden Typs "Ich erröte im allgemeinen leicht", "Ich habe oft eine schlechte Laune", "Manchmal schäume ich vor Energie über" wird auf eine überdurchschnittlich große emotionale Labilität geschlossen. Unklar bleibt dabei, in welchen Kategorien von Situationen der Betreffende besonders emotional reagiert. Die umfassende Analyse von R-R-Kovariationen unter weitgehender Ausklammerung einer systematischen S-R-Analyse erbringt Eigenschaftskonzepte, die als konsistente Kovariationsmuster von Verhaltensweisen in einem mehr oder weniger unbestimmt gelassenen Situationsuniversum aufgefaßt werden können (vgl. hierzu Abbildung 2.1).

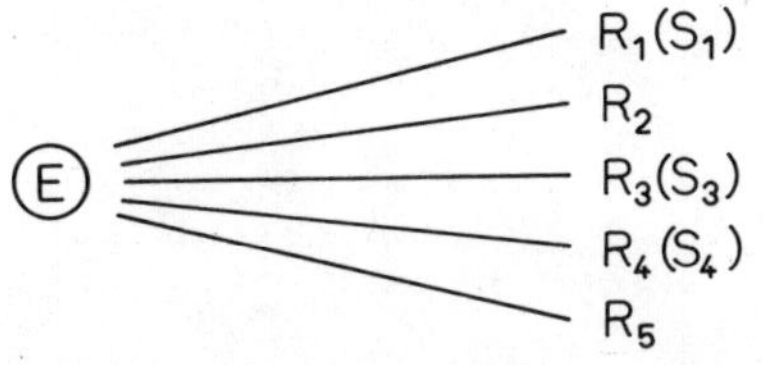

Abbildung 2.1: Eigenschaften als konsistente Kovariationsmuster von Reaktionen in einem unklaren Situationsuniversum.

Ein zweiter, sehr systematischer Weg wurde von ENDLER et al. (1962) beschritten. Diese Autoren beschränkten sich auf die theoretische und empirische Präzisierung eines Konstruktes, nämlich der Angstneigung. Eine ihrer Fragestellungen lautete: Welche Reaktionsmuster treten in Angstsituationen auf, und welche Situationen werden in ähnlicher Weise als angstauslösend wahrgenommen? Sie schufen einen neuen Fragebogentyp ("S-R-Inventar"), bei dem ein Individuum getrennt für jede Situation angeben soll, in welchem Umfang es welches Verhalten zeigt. ENDLER et al. (1962) begnügten sich bei ihrer Untersuchung mit 11 Situationen und 14 Reaktionen. Sie ermittelten auf faktorenanalytischem Weg drei Kategorien von (Angst-)Situationen und drei Kategorien von (Angst-)Reaktionsmustern. Ein weiteres Ergebnis besagt: "The predominance of situational variance over S (subject) variance clearly supports the contention of social psychologists that knowing the situation is more important for predicting behavior than knowing personal idiosyncrasies" (ENDLER et al. 1962, S. 29). Eine Eigenschaft wäre im Rahmen dieses S-R-Ansatzes als konsistentes Muster von Reaktionen in einer explizit formulierten *Klasse* von Situationen aufzufassen. Eine so definierte Eigenschaft ist einerseits enger und präziser aufgefaßt als traditionelle Konstrukte wie Neurotizismus oder Introversion, andererseits ist sie umfassender als ein Habit, also eine spezifische S-R-Verbindung (vgl. hierzu Abbildung 2.2).

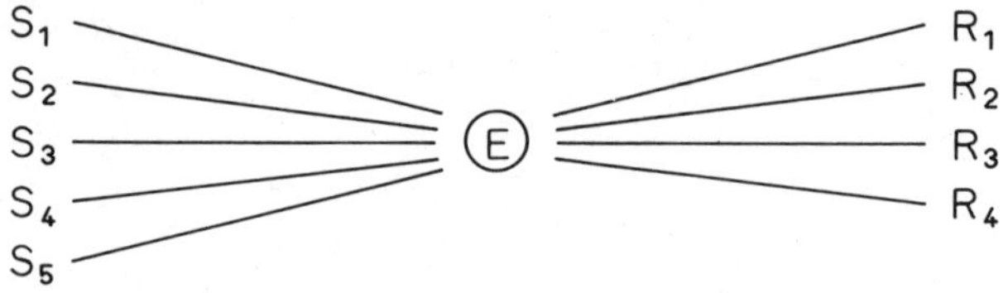

Abbildung 2.2: Eigenschaften als konsistente Muster von Reaktionen in einer Klasse von Situationen.

Bei einer dritten Strategie wird das Hauptaugenmerk darauf gerichtet, eine Vielzahl von Situationen zusammenzustellen und zu erfragen, in welchem Umfang ein bestimmtes, relativ eng umschriebenes Verhalten in der jeweiligen Situation auftritt. Es liegen hierzu eine Reihe von Arbeiten vor, in denen Furchtinventare ("fear survey schedules") Verwendung fanden (WOLPE & LANG 1964; GEER 1965; MANOSEVITZ & LANYON 1965; BERNSTEIN & ALLEN 1969; SPIEGLER & LIEBERT 1970; HERSEN 1971; CAUTELA et al. 1972; EKEHAMMAR et al. 1972). Die Untersuchten werden dabei aufgefordert, auf einer Mehrstufenskala das Ausmaß der von der jeweiligen Situation bzw. dem Objekt ausgelösten Furcht anzugeben. In zahlreichen Reliabilitäts- und Validitätsstudien konnte die Brauchbarkeit dieses Ansatzes nachgewiesen werden (SANDLER et al. 1958; LANG & LAZOVIK 1963; LANYON & MANOSEVITZ 1966; FAZIO 1969; ADAMS 1971; ADAMS & ROTHSTEIN 1971; BATES 1971; FARLEY & MEALIEA 1971; LAWLIS 1971; FARLEY & WALLACE 1972; TASTO & SUINN 1972; LÜCK & ORTLIEB 1973).

Bei derartig konzipierten Untersuchungen gelangt man zu Eigenschaftskonzepten, die ein für eine Klasse von Situationen konsistentes Verhalten beinhalten (vgl. hierzu Abbildung 2.3).

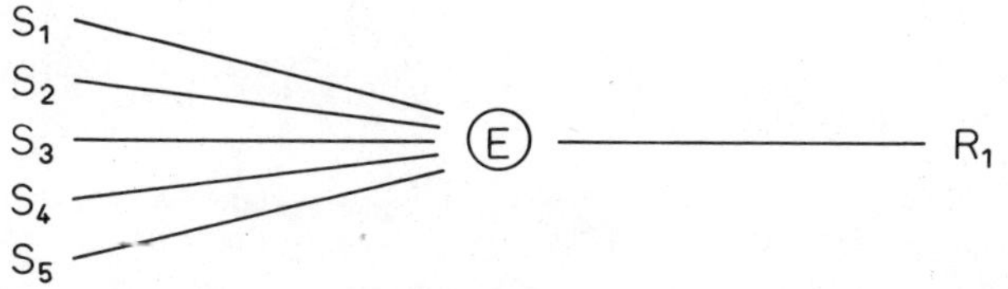

Abbildung 2.3: Eigenschaften als konsistente Reaktion in einer Klasse von Situationen.

Die folgenden Ausführungen beziehen sich auf die zuletzt geschilderte Vorgehensweise, die auf ökonomische Weise zu überprüfen gestattet, inwieweit bei relevanten Konstrukten der empirischen Persönlichkeitsforschung mit Bereichsspezifitäten gerechnet werden muß. Als interessierende Eigenschaft wird die Angstneigung herausgegriffen, die in zahlreichen Theorien und Untersuchungen eine zentrale Rolle spielt. Für die Beantwortung der Frage nach der Generalität oder Bereichsspezifität der Angstneigung sind die Ergebnisse der Faktorenanalysen von Furchtinventaren von Bedeutung (DIXON et al. 1957a und b; RUSSELL 1967; RUBIN et al. 1968; SCHERER & NAKAMURA 1968; WILSON & PRIEST 1968; BERNSTEIN & ALLEN 1969; BRAUN & REYNOLDS 1969; RUBIN et al. 1969; BATES 1971; LANDY & GAUPP 1971; LAWLIS 1971; EKEHAMMAR et al. 1972; MILLER et al. 1972). Trotz vieler Nichtübereinstimmungen, die auf Unterschiede in der Auswahl der Furchtsituationen, der Vpn sowie der faktorenanalytischen Strategie (Zahl der extrahierten Faktoren, Art der Rotation) zurückgehen, zeichnet sich folgendes Bild ab: (1) Es lassen sich mehrere Furchtsituationsklassen unterscheiden. Mehrfach repliziert wurden u.a. Faktoren aus dem Bereich sozialer Ängste (z.B. Angst vor sozialer Kritik, Angst vor sozialer Interaktion) sowie körperbezogene Ängste (z.B. Angst vor Körperverletzung, vor ärztlichen Eingriffen). (2) Die meisten Furchtitems interkorrelieren positiv. Beide Ergebnisse stehen nur in einem scheinbaren Widerspruch. Es ist zu erwarten, daß zwar verschiedene Angstfaktoren bestimmt werden können, die jedoch nicht unabhängig sind, sondern positiv interkorrelieren und einen oder mehrere Faktoren höherer Ordnung bilden (vgl. RUBIN et al. 1969)[2]. Voraussetzung für eine datengerechte Analyse ist mithin die Verwendung schiefwinkliger Rotationen.

2.2 Fragestellung

Die vorliegende Untersuchung ist als Vorstudie für die Konstruktion eines mehrdimensionalen Fragebogenverfahrens zur Messung bereichsspezifischer Angstneigungen gedacht. Es sollte das Konzept "Angstneigung" einer genaueren Situationsanalyse unterzogen werden. Unsere Hauptaufgabe sahen wir darin, eine Auswahl von Situationen zu treffen, die möglichst repräsentativ für das Universum von Reizkonstellationen ist, die bei einer nicht-klinischen männlichen Erwachsenenstichprobe Angst auslösen können, und auf faktorenanalytischem Wege zu klären, ob und welche bereichsspezifischen Angstneigungen vorliegen. Wir gingen von einer expliziten apriori-Klassifikation von Angstsituationen aus, deren Berechtigung überprüft und die gegebenenfalls revidiert werden sollte. Von besonderem Interesse sollten die Beziehungen zwischen den Angstfaktoren und die "Metastruktur" der Angst, d.h. die Angstfaktoren zweiter Ordnung, sein.

2.3 Methode

2.3.1 Itemauswahl

Nach Durchsicht der in Furchtinventaren verwendeten Items und unter Berücksichtigung der faktorenanalytisch ermittelten Angstfaktoren gelangten wir zu folgender Klassifikation von Angstreizen (siehe Tabelle 2.1).

---

2 Hier zeigt sich im Bereich der Angstneigung eine ähnliche Situation wie im Bereich der Intelligenz.

Tabelle 2.1: A priori-Klassifikation von Angstsituationen

		Gefahrenquelle		
		Eigene Handeln des Individuums	Ereignisse außerhalb des Individuums: "Natur"	Ereignisse außerhalb des Individuums: Andere Menschen
Gefährdete Zone	Körper Gesundheit Leben	*Sich in gefaehrliche Situationen begeben bzw. gefaehrliche Orte aufsuchen*	*Durch Naturkatastrophen, Tiere, Krankheiten und andere Ereignisse physisch bedroht bzw. verletzt werden*	*Von anderen Menschen physisch angegriffen, bedroht oder verletzt werden*
	Selbstwert	*Normen ueberschreiten* *Sich in Situationen begeben, in denen man mit der Moeglichkeit einer Selbstabwertung rechnen muss*		*Von anderen Menschen psychisch angegriffen bzw. verletzt werden*

Die Klassifikation berücksichtigt einerseits die Gefahrenquelle bzw. den Ursprung der Gefährdung (1. die Gefährdung ergibt sich aus dem eigenen Handeln des Individuums, 2. die Gefahrenquelle ist die "Natur" bzw. die nicht-soziale Umwelt, 3. die Gefahr geht von anderen Menschen aus), andererseits das Objekt der Gefährdung bzw. die bedrohte Zone (1. Körper, Gesundheit, Leben, 2. Selbstwert). Aus der Kombination der beiden Klassifikationsgesichtspunkte ergeben sich die in Tabelle 2.1 benannten sechs Hauptangstbereiche. Für jeden der sechs Bereiche wurde eine größere Anzahl von Items gesucht, um eine möglichst repräsentative Stichprobe aus dem so definierten Angstreizuniversum zu erhalten. Insgesamt wurde ein Itempool von 140 relativ präzise beschriebenen Situationen zusammengestellt. In einer Voruntersuchung sollten eventuell ungeeignete Items eliminiert werden.

2.3.2 Angstdefinition und Modus der Angstmessung

In Übereinstimmung mit zahlreichen Autoren (vgl. u.a. CATTELL & SCHEIER 1961; SPIELBERGER 1972a) unterscheiden wir zwischen Angst als Zustand und Angstneigung als Eigenschaft. Unter Angst als Zustand verstehen wir ein Muster subjektiv erlebter Unlustempfindungen und physiologischer Reaktionen in einer Situation, in der sich das Individuum einer physischen oder psychischen Bedrohung ausgesetzt sieht oder eine solche antizipiert. Angstneigung als Eigenschaft definieren wir als relativ stabile Tendenz eines Individuums, in einer oder mehreren Klassen von Situationen Angst (als Zustand) zu erleben.

Abweichend vom üblichen Vorgehen befragten wir die Vpn nicht direkt nach dem Grad ihrer Angst vor der betreffenden Situation, sondern wir baten um Angaben darüber, wie angenehm bzw. unangenehm es ihnen sei, sich in der entsprechenden Situation zu befinden. Dahinter stehen folgende Überlegungen: Bei einer direkten Befragung nach Ängsten muß mit Abwehr auf seiten der Befragten und mit dem Auftreten einer Tendenz, in sozial erwünschter Richtung zu antworten, gerechnet werden. Der indirekte Einstufungsmodus zielt auf die vielleicht wesentlichste Komponente des subjektiven Erlebens in einer Angstsituation, nämlich die auftretende Unlust und die daraus resultierende Vermeidungstendenz, ab. Der Grad der Unlust wird demnach von uns als Indikator für die Stärke der erlebten Angst aufgefaßt. Die Verwendung einer Lust-Unlust-Dimension (vgl. Abbildung 2.4) trägt darüber hinaus dem Fall Rechnung, daß eine für die Mehrzahl von Individuen eher angstbesetzte Situation für einzelne lustbetont ist und "thrill"-Charakter besitzt (vgl. ENDLER et al. 1962; SEGAL 1973).

	angenehm			unangenehm			
Sie hören nachts in Ihrer Wohnung unbekannte Schritte	ziemlich	ein wenig	weder noch	ein wenig	ziemlich	sehr	äusserst

Abbildung 2.4: Darstellung eines Angstitems und der 7-stufigen Antwortskala.

Eine weitere Besonderheit der 7-Stufen-Skala besteht in der Asymmetrie der Pole. Bei der Verrechnung wurden den Stufen die Zahlen von 1 bis 7 zugeordnet. Unsere Methode der Angstmessung weist gegenüber derjenigen von ENDLER et al. (1962) den Nachteil der Einengung auf nur eine Reaktionskomponente auf. Dieser Nachteil wird durch die Vervielfachung der Zahl von Angstsituationen ausgeglichen.

2.3.3 Versuchspersonen und Versuchsdurchführung

Sowohl bei der Vor- wie der Hauptuntersuchung dienten Bundeswehrsoldaten im Alter von 18 bis 28 Jahren, deren Anonymität gewahrt blieb, als Vpn. An der Voruntersuchung nahmen 64 Vpn teil, die die 140-Item-Vorform beantworteten. In der Hauptuntersuchung wurde insgesamt 329 Soldaten zunächst die gekürzte 127-Item-Form des Angstinventars und nach einer Pause der MMPI-Saarbrücken vorgelegt. Aus einer Reihe von Gründen[3] verblieben schließlich 191 Vpn, auf deren Antworten die Berechnungen der Hauptuntersuchung basieren.

2.3.4 Berechnungen

In der Voruntersuchung wurden Mittelwerte, Standardabweichungen, Schiefe und Exzeß der 140 Ausgangsitems berechnet, um aufgrund dieser Informationen extreme Items oder solche mit schiefen oder J-förmigen Verteilungen eliminieren bzw. umformulieren zu können.

Die gleichen Berechnungen erfolgten an den insgesamt 127 Items der Hauptuntersuchung. An den verbleibenden 97 Items wurde mit Hilfe des Programmes PAFA (SCHNELL 1969) eine Hauptkomponentenanalyse mit anschließenden Varimax-Rotationen unterschiedlicher Faktorenzahlen gerechnet. Aus den Markiervariablen der schließlich ausgewählten Faktorenlösung wurde

---

3 Wir legten strenge Maßstäbe bei der Vpn-Auswahl an. Es wurden aus folgenden Gründen Vpn eliminiert: Missing data, F-Scores im MMPI größer 22 (Gefahr unsorgfältiger Beantwortung), mitgeteilte Verständnisschwierigkeiten oder mangelnde Bereitschaft zur sorgfältigen Beantwortung. Das Mittelwertsprofil der verbleibenden 191 Vpn in den 13 Standardskalen des MMPI unterscheidet sich nicht signifikant von dem von SPREEN (1963) mitgeteilten Profil von 288 Bundeswehrsoldaten (χ^2 = 3.34; df = 13; p > .99; vgl. KRISTOF 1958).

eine 54 x 6 Teilmatrix erstellt und mit Hilfe des Programmes MAXPLANE (1967) zur schiefwinkligen Einfachstruktur rotiert. Die Notwendigkeit zur Reduktion der Itemzahl ergab sich aus einer Beschränkung des MAXPLANE-Programmes, das nicht mehr als 80 Variablen verarbeiten kann. Die Korrelationen der vorübergehend eliminierten Items mit den schiefwinkligen Primärfaktoren wurden nach folgender Formel bestimmt (vgl. ÜBERLA 1968, S. 204 ff.):

$$V_{fs} = V_{o1} \Lambda D^{-1} C_f$$

V_{fs}: Primärfaktorstruktur-Matrix (Korrelationen der Ausgangsvariablen mit den Primärfaktoren)
V_{o1}: Ladungsmatrix der Ausgangsvariablen auf den Varimaxfaktoren 1. Ordnung
Λ: Transformationsmatrix
D : Diagonalmatrix
C_f : Korrelationsmatrix der Primärfaktoren

Aus den Interkorrelationen der Primärfaktoren wurden mit Hilfe von PAFA Faktoren 2. Ordnung berechnet. Zusätzlich wurden nach folgender Matrizengleichung die Ladungen der 97 Ausgangsitems auf den Faktoren 2. Ordnung bestimmt (vgl. PAWLIK 1968, S. 248 und ÜBERLA 1968, S. 204 ff.):

$$V_{o2} = V_{rs} D^{-1} V_{12} = V_{fp} V_{12}$$

V_{o2} : Ladungsmatrix der Ausgangsvariablen auf den Varimaxfaktoren 2. Ordnung
V_{rs} : Bezugsvektorstrukturmatrix
V_{12} : Ladungsmatrix der Primärfaktoren 1. Ordnung auf den Varimaxfaktoren 2. Ordnung.

2.4 Ergebnisse

2.4.1 Voruntersuchung

Zweck der Voruntersuchung war es, durch Überprüfung der Antwortverteilungen auf der 7-Stufen-Skala ungeeignete Items zu eliminieren. Als Ergebnis dieser Analyse wurden 13 Items ausgeschieden und 15 Items leicht umformuliert. Das für die Hauptuntersuchung vorgesehene Angstinventar umfaßte 127 Situationen.

2.4.2 *Hauptuntersuchung*

Zunächst wurden mit Hilfe des Programms NRMP (GEBHARD 1969) die Verteilungskennwerte der 127 Items bei einem N von 191 Vpn überprüft. Dabei stellte sich heraus, daß lediglich 41 Items normalverteilt waren. Bei den restlichen Items waren die Abweichungen von der Normalverteilung auf wenigstens dem 5%-Niveau signifikant. Es wurden 30 Items eliminiert. Von den verbliebenen 97 Items wichen immer noch 35 "sehr signifikant" ($p < .005$) von der Normalverteilung ab.

Wie die folgende Tabelle 2.2, in der die Häufigkeitsverteilung der Antworten des Items mit der stärksten Verteilungsanomalie dargestellt ist, demonstriert, beruhen die Abweichungen in erster Linie auf der Überfrequentierung der Antwortkategorie "weder noch", was dazu führt, daß die Verteilungsformen leptokurtisch und/oder linksschief wurden. Da die Verteilungen annähernd symmetrisch und unimodal waren und die Itemmittelwerte im Mittelbereich der Skala lagen, wurde auf die Eliminierung weiterer inhaltlich interessanter Items verzichtet (vgl. GUILFORD 1956).

Tabelle 2.2: Häufigkeitsverteilung der Antworten zu Item 37: "Sie sollen sich am nächsten Tag einem psychologischen Charaktertest unterziehen".
Schiefe = 1.283. Exzeß = 7.533. MW = 3.08. SW = 1.02

	Antwortkategorien						
	1	2	3	4	5	6	7
Zahl der Vpn	10	24	119	27	5	1	5

Mit den verbliebenen 97 Items wurde eine Hauptkomponentenanalyse gerechnet. Die Bestimmung der Zahl der zu extrahierenden Faktoren erwies sich als nicht ganz eindeutig, wie die folgende Tabelle 2.3 der Eigenwerte zeigt:

Als Entscheidungshilfe wurden sukzessiv zwischen 5 und 9 Faktoren extrahiert und varimaxrotiert. Die Wahl fiel schließlich aus folgenden Gründen auf die 6-Faktoren-Lösung: Diese Faktoren blieben bei den höherdimensionalen Analysen erhalten. Sie sind inhaltlich gut interpretierbar und umfassen eine genügende

Tabelle 2.3: Eigenwerte und aufgeklärte Gesamtvarianz. 97 Items. N = 191.

Faktor	Eigenwert	Varianz-%	Varianz-% kumulativ
1	15.04	15.50	15.50
2	5.17	5.33	20.83
3	3.86	3.98	24.81
4	3.54	3.65	28.47
5	2.96	3.05	31.51
6	2.71	2.79	34.31
7	2.50	2.58	36.88
8	2.20	2.26	39.15
9	2.11	2.17	41.32

Anzahl von Markieritems für eine geplante Skalenkonstruktion. Bei der Extraktion von mehr als 6 Faktoren traten einer oder mehrere der folgenden Nachteile auf: Die zusätzlichen Faktoren sind schwer interpretierbar, enthalten zu wenige Markiervariablen und sind zum Teil bipolar.

Da wir die Hypothese prüfen wollten, daß die Angstfaktoren nicht unabhängig sind, sondern positiv interkorrelieren, wurde die 6-Varimax-Faktoren-Lösung mit MAXPLANE zur schiefwinkligen Einfachstruktur rotiert. Nach dem Bargmann-Test sind alle 6 Faktoren sehr signifikant. In der Bezugsvektorstruktur-Matrix liegen durchschnittlich 60.8% der Items in der Hyperebene. Tabelle 2.4 enthält die Primärfaktorstrukturmatrix der Korrelationen der 97 Items mit den 6 Primärfaktoren.

Zur Faktoreninterpretation wurden diejenigen Items herangezogen, die drei Bedingungen genügten: (1) Höchste Korrelation mit dem betreffenden Faktor, (2) Mindestkorrelation von .30 mit dem betreffenden Faktor, (3) Differenz zur zweithöchsten Korrelation von mindestens .10. Die so ausgewählten Items wurden in Tabelle 2.4 durch Kursivdruck der Korrelationen gekennzeichnet.

Faktor 1 wird als "Angst vor Normüberschreitungen" interpretiert. Er umfaßt Situationen, in denen ein

Tabelle 2.4: Korrelationen der 97 Angstitems mit 6 Primärfaktoren 1. Ordnung und 2 Faktoren 2. Ordnung.

Item	Faktoren 1. Ordnung						Faktoren 2. Ordnung	
	1	2	3	4	5	6	1(2)	2(2)
01 Gewitter	-01	18	*47*	11	-08	16	*28*	07
02 Gefährliche Straße	07	03	*39*	16	-15	12	*26*	-08
03 Versteckte Krankheit	15	08	39	33	02	36	*39*	-05
04 In Dunkelheit verfolgt	08	18	24	*71*	03	26	*36*	04
05 Besten Freund belügen	*65*	-03	-02	03	-10	10	15	-16
06 Abschlußexamen	21	13	05	*47*	36	17	19	13
07 Für dumm gehalten werden	47	18	05	23	09	*59*	*42*	-03
08 Ärztliche Untersuchung	-05	31	20	-06	33	-00	03	*36*
09 Vor Gericht als Zeuge	15	17	20	22	*33*	09	15	18
10 Ohne Fahrschein erwischt	31	08	19	30	07	24	*29*	-02
11 Bei Arbeit beobachtet	08	06	11	02	27	12	08	10
12 Nachts durch Tunnel	13	24	15	*47*	20	21	25	17
13 Nicht genug anerkannt	33	05	00	37	-02	39	*31*	-11
14 Krankenhauseinlieferung	27	-02	17	10	17	08	13	-02
15 Korb beim Tanzen	04	26	16	29	22	*49*	*35*	15
16 Knapp Unfall entgangen	18	-02	01	11	17	08	07	-01
17 Nachts unbekannte Schritte	24	16	12	*58*	02	29	*34*	01
18 Vorgesetzte lädt ein	08	22	-05	15	*52*	08	02	*31*
19 Seelisch verletzen	*64*	07	02	28	10	28	*28*	-07
20 Wichtige Persönlichkeiten	09	16	04	11	*54*	04	02	*27*
21 Schlange	26	09	21	35	02	31	*33*	-05
22 Menschenmenge	13	-05	16	10	13	23	19	-07
23 Kennt niemanden	18	18	03	12	37	29	17	17
24 Seine Meinung vertreten	03	*50*	39	10	12	30	33	35
25 Wette verloren: Mutprobe	17	41	33	26	23	24	31	30
26 Bei Lüge ertappt	*60*	08	02	22	-07	35	*32*	-12
27 Sich mit Messer verletzen	35	24	*51*	32	-01	31	*46*	04
28 Intelligenztest	-07	30	33	09	*49*	12	14	*36*
29 Schmerzen	*34*	-09	08	24	10	17	19	-14
30 Zahnarzt-Sprechzimmer	07	-03	08	10	16	-04	02	02
31 Weit hinausgeschwommen	17	21	27	*54*	08	30	*37*	07
32 Gesindel auf der Straße	27	26	32	*69*	03	46	*52*	04

Tabelle 2.4 (Fortsetzung)

Item	Faktoren 1. Ordnung						Faktoren 2.Ordnung	
	1	2	3	4	5	6	1(2)	2(2)
33 Nicht korrekt gekleidet	39	21	27	30	02	*57*	*50*	-02
34 Andere sind überlegen	31	23	29	49	16	*60*	*53*	04
35 Tätlich bedroht werden	21	28	29	46	-14	41	*45*	03
36 Feuer im Theater	37	18	*54*	31	-24	30	*49*	-08
37 Charaktertest	-19	14	32	-21	30	-07	-02	*25*
38 Witz erzählen	28	19	-02	25	*46*	16	12	22
39 Herablassend behandelt	22	19	25	24	-08	*53*	*44*	-04
40 Schmerzhafter Eingriff	25	10	39	*49*	14	31	*41*	-01
41 Sich blamiert haben	40	19	27	29	-06	*61*	*52*	-07
42 Sturm auf See	11	05	43	45	-12	29	*41*	-11
43 Unfallverletzter	-02	12	33	42	06	27	*32*	03
44 Fernsehinterview	04	40	07	30	*55*	15	12	*44*
45 Blick aus 10. Stockwerk	05	27	*54*	01	01	18	*30*	16
46 Gerücht verbreiten	*59*	-01	05	15	07	19	22	-11
47 Drohbrief erhalten	26	20	39	*67*	-00	35	*49*	00
48 Zum Vorgesetzten	08	37	20	19	35	34	27	32
49 Dieberei begehen	*57*	17	22	03	-12	31	*34*	-05
50 Verkehrsunfall	32	09	38	43	-04	35	*44*	-09
51 Auf schmaler Paßstraße	17	29	*53*	15	-08	21	*37*	12
52 Bei Kollegen vorstellen	02	25	08	18	*53*	18	11	*31*
53 Sittliche Überzeugung	*54*	16	08	13	20	14	19	08
54 Wichtige Prüfung	28	29	02	37	*59*	17	15	*33*
55 Gehaltserhöhung erbitten	31	41	15	35	44	41	34	32
56 Durch Röhre kriechen	-01	17	*45*	17	22	23	*28*	14
57 Ansteckende Krankheit	24	01	32	30	05	*53*	*45*	-14
58 Andere machen sich lustig	20	36	33	36	01	*69*	*57*	09
59 Mit Nadel Blut entommen	16	-02	21	*39*	20	17	23	-03
60 Unbekannte Speisen essen	24	26	32	15	17	*43*	*38*	12
61 Kritisiert werden	37	19	26	22	-13	*54*	*48*	-07
62 Von Außenwelt abgeschnitten	14	20	*56*	24	-16	38	*48*	-02
63 Tischrede halten	10	37	10	31	*56*	22	17	*40*
64 Komplizierte Operation	21	-04	29	32	14	26	*30*	-09
65 Wütender Hund	02	17	23	*59*	19	37	*36*	08
66 Unter Kopfschmerz leiden	43	01	05	33	12	38	*31*	-10
67 Spinne übers Gesicht	03	09	32	21	04	34	*32*	-01

Tabelle 2.4 (Fortsetzung)

Item	Faktoren 1. Ordnung						Faktoren 2. Ordnung	
	1	2	3	4	5	6	1(2)	2(2)
68 Vorgesetzten widersprechen	06	*60*	33	-01	10	33	31	*42*
69 Frau den Laufpaß geben	28	32	10	40	22	27	28	21
70 Beim Kellner beschweren	14	*42*	19	27	24	30	28	31
71 Gegen Beleidigung wehren	08	*66*	34	21	19	27	32	*49*
72 Mit Arzt über Sex reden	03	*56*	37	01	32	26	27	*48*
73 Auf hohen Baum klettern	-12	34	*61*	04	-17	19	*34*	17
74 Es wird einem übel	35	33	17	11	14	*54*	*40*	14
75 Wenig Erfolg bei Frauen	16	17	21	26	05	*67*	*47*	-03
76 Auf Fehler hinweisen	05	*59*	34	-01	09	31	30	*42*
77 Nackt von Frau gesehen	35	*45*	14	04	-03	15	22	27
78 In Schlägerei geraten	34	40	27	47	12	33	*41*	21
79 Zur Rede stellen	04	*49*	18	37	24	22	25	*39*
80 Vortrag halten	06	45	10	32	*56*	32	23	*44*
81 Notlüge	*61*	15	01	09	11	27	24	02
82 Unterlegen sein	09	18	17	06	28	*50*	*30*	11
83 In Versammlung fragen	-06	*52*	27	21	27	29	27	*43*
84 Von Wespe verfolgt werden	03	28	31	26	17	*42*	*36*	16
85 Für gehemmt gehalten	17	33	32	20	-02	*64*	*51*	08
86 Gespräch mit Psychologen	-04	60	54	-07	31	25	30	*51*
87 Überstunden verlangen	37	30	22	25	28	13	23	23
88 Mitternachts auf Friedhof	-07	43	35	30	09	26	31	30
89 Um Gefallen bitten	25	38	07	08	32	34	23	29
90 Sexueller Schwächling	-03	25	19	31	-01	*58*	*42*	06
91 Wort ergreifen	00	51	16	39	53	29	24	*48*
92 Zahmen Löwen streicheln	02	23	*44*	31	-16	20	*35*	06
93 Dame ansprechen	12	*56*	27	20	21	27	30	*42*
94 An die Zukunft denken	-10	*52*	31	-04	22	27	22	*43*
95 Verantwortung tragen	-05	*55*	43	07	19	27	30	*43*
96 "Durchdrehen"	25	21	31	21	-18	38	*41*	-02
97 Falsch beurteilt werden	25	29	19	36	-04	*66*	*51*	02

Individuum entweder mit dem Gedanken einer Normüberschreitung spielt oder bei einer solchen ertappt wird oder sich daran erinnert, früher Normen mißachtet zu haben. *Faktor 2* repräsentiert (soziale) Situationen, in denen Selbstvertrauen, Initiative, Durchsetzungsvermögen und "Zivilcourage" verlangt werden. Es sind Situationen, in denen man von seinem Recht Gebrauch machen, seine Meinung zur Geltung bringen oder sich bestimmten Aufgaben stellen kann. Als Kurzformel schlagen wir "Angst vor Selbstbehauptung" vor. Mit *Faktor 3* korrelieren in erster Linie Items, die gefährliche Orte bzw. Ereignisse schildern. Es handelt sich um nicht-soziale Situationen, von denen eine physische Gefährdung ausgeht. Der Faktor wird von uns als "Angst vor gefährlichen Orten" interpretiert. *Faktor 4* beschreibt mit einer Ausnahme Situationen, in denen man durch andere Menschen (oder Tiere) physisch bedroht oder verletzt wird. Die Ausnahme besteht im Item "Abschlußexamen", das eher eine psychische als eine physische Gefährdung beinhaltet. Wir benennen Faktor 4 als "Angst vor physischen Angriffen". Die zu *Faktor 5* gehörenden Items schildern Situationen, in denen man eine Art "Auftritt" vor einer Gruppe hat bzw. dem Urteil anderer ausgesetzt ist. Diese Situationen bieten gleichermaßen die Chance, sich hervorzutun bzw. sich zu bewähren, wie die Gefahr, sich zu blamieren. Als Kurzformel verwenden wir die Bezeichnung "Angst vor Auftritten". *Faktor 6* umfaßt bis auf zwei Ausnahmen soziale Situationen, in denen man abgewertet wird, sich blamiert oder den kürzeren zieht.

Tabelle 2.5: Interkorrelationsmatrix der Primärfaktoren 1. Ordnung und Ladungen auf den Varimax-Faktoren 2. Ordnung.

Faktoren	1. Ordnung					Faktoren 2.Ordnung	
	1	2	3	4	5	1(2)	2(2)
1 Normüberschreitung						35	-18
2 Selbstbehauptung	04					49	76
3 Gefährliche Orte	00	53				67	25
4 Physische Angriffe	26	22	29			55	02
5 "Auftritte"	01	32	-10	10		-09	56
6 Soziale Abwertung	31	47	45	46	03	80	10

In dieses Bild passen nicht ohne weiteres die Items "Man hört, daß einer der Anwesenden eine ansteckende Krankheit hat" und "Von einer Wespe verfolgt werden", die eher eine physische Bedrohung beinhalten. Da jedoch die verbleibenden 13 Markiervariablen recht homogen sind, schlagen wir folgende Interpretation vor: "Angst bei sozialer Abwertung und Blamage". Im Gegensatz zu Faktor 5 tritt die gefürchtete Situation tatsächlich ein.

Wie Tabelle 2.5 zeigt, interkorrelieren die 6 Angstfaktoren erster Ordnung - bis auf eine Ausnahme - erwartungsgemäß positiv.
Aus den Interkorrelationen wurde mit PAFA eine Faktorenanalyse nach der Hauptachsenmethode gerechnet, die zwei in Tabelle 2.5 wiedergegebene Varimax-Faktoren 2. Ordnung erbrachte.

Faktor 1(2) erfaßt Situationen, in denen man psychisch oder physisch bedroht ist oder angegriffen wird. Dies geht auch aus Tabelle 2.4 hervor, in der die Ladungen der 97 Ausgangsvariablen auf den beiden Faktoren 2. Ordnung dargestellt sind. Ein Individuum mit einem hohen Score auf Faktor 1(2) schreibt sich ein überdurchschnittlich hohes Maß an Unlust bzw. Angst zu, wenn es sich in Situationen befindet, in denen es entweder in seinem Selbstwert bedroht wird oder körperlich verletzt wird oder einer Gesundheits- und Lebensgefahr ausgesetzt ist. Zusammenfassend interpretieren wir den Faktor als "Angst vor psychischer oder physischer Verletzung". Auf *Faktor 2(2)* laden "Angst vor Selbstbehauptung" und "Angst vor Auftritten". Wie Tabelle 2.4 zeigt, umfaßt er vorrangig soziale und leistungsbezogene Situationen, die eine Art "Bewährungscharakter" haben, d.h. sowohl die Gefahr eines Mißerfolges als auch die Chance eines Erfolges in sich bergen. Sich in diese Situationen zu begeben, erfordert ein normales Maß an Selbstvertrauen und Selbstbehauptungsbereitschaft ("assertiveness"), das Individuen mit entsprechenden Ängsten zu fehlen scheint. Wir bezeichnen den Faktor als "Angst vor Bewährungssituationen".

2.5 Diskussion

Die faktorenanalytischen Ergebnisse unserer Untersuchung weisen klar auf die Bereichsspezifität der Angstneigung hin. Wie vor allem aus der Interkorrelationsmatrix der Primärfaktoren hervorgeht, braucht ein Individuum mit einer erhöhten Angstneigung in einem Situationsbereich A nicht notwendigerweise auch im Bereich B Ängste zu zeigen, so daß eine situationsbezogene Persönlichkeitsbeschreibung zu einem wesentlich differenzierteren Bild führt als die globale Angsteinstufung. Wie in Tabelle 2.6 dargestellt ist, lassen sich zwei übergeordnete Angstbereitschaften bzw. Angstbereiche unterscheiden.

Tabelle 2.6: Klassifikation von Angstsituationen nach den Ergebnissen der vorliegenden Untersuchung.

		Situationen, in denen man physisch oder psychisch bedroht, angegriffen oder verletzt wird	Situationen, in denen man Selbstvertrauen und Durchsetzungsbereitschaft benötigt
Gefährdete Zone	Körper Gesundheit Leben	Physische Angriffe	
		Gefährliche Orte	
	Selbstwert	Soziale Abwertung	Selbstbehauptung
		Normüberschreitung	"Auftritte"

Angstbereich 1, der als *"Angst vor psychischer und physischer Verletzung"* interpretiert wurde, umfaßt Situationen, die eine reale physische oder psychische Gefährdung oder Schädigung beinhalten und daher begründete (leichte) Ängste bei fast allen Individuen auslösen. Beispiele für solche Items wären: "Andere machen sich lustig über einen. Man wird in eine Schlägerei hineingezogen. Ein ärztlicher Eingriff ist mit Schmerzen verbunden. Man erhält einen Drohbrief, daß man zusammengeschlagen werden soll. Die anderen Teilnehmer einer Tagung sind einem überlegen." Das Besondere an Individuen mit einer überdurchschnittlichen Angstneigung in diesem Bereich besteht nicht darin, daß sie Ängste entwickeln, sondern, daß die Ängste ungewöhnlich stark ausgeprägt sind.

In diesem Zusammenhang erscheint es erwähnenswert, daß Items, die klassische phobische Inhalte haben - Klaustrophobie, Höhenangst, Dunkelangst, Agoraphobie,

Tierängste - alle auf diesem Angstfaktor laden. Es liegt die Hypothese nahe, daß sich Individuen mit überdurchschnittlich hohen Scores auf diesem Faktor furchtsam ("phobisch") und übervorsichtig in real gefährlichen Situationen verhalten und diese nach Möglichkeit zu meiden suchen. Angstbereich 1 scheint sich teilweise mit dem von CATTELL & SCHEIER (1961) verwendeten Konzept der "realistic-situational anxiety" zu decken. Nach den Ergebnissen von SEGAL (1973), der die Beziehungen zwischen "sensation seeking" und bereichsspezifischen Ängsten untersuchte, ist zu erwarten, daß Individuen mit *niedrigen* Scores im Angstbereich 1 eine Affinität zum Typ des "Sensation Seekers" besitzen.

Angstbereich 2 (*"Angst vor Bewährungssituationen"*) besteht aus Situationen, die gleichermaßen zu einem Mißerfolg bzw. einer Selbstwertbeeinträchtigung wie zu einem Erfolg bzw. einer Selbstaufwertung führen können. Beispielhaft seien folgende Items herausgegriffen: "Bei einer Wahlversammlung an ein höheres Partei- oder Regierungsmitglied eine Frage stellen. Auf einer Gesellschaft eine unbekannte hübsche junge Dame ansprechen. Vom Fernsehen zu Fragen der Zeit interviewt zu werden. Jemanden, der einen beleidigte, zur Rede stellen." Der Mittelwert der eingestuften Angst bei den 21 Markieritems für den Angstbereich 2 beträgt 3.37. Dieser Wert ist nur leicht gegenüber dem neutralen Punkt der Skala ("weder angenehm noch unangenehm") erhöht. Er liegt sehr signifikant unterhalb des entsprechenden Wertes für den Angstbereich 1, der 4.47 beträgt[4]. Im Mittel lösen die Situationen aus dem Bereich "Angst vor Bewährungssituationen" keine nennenswerte Unlust bzw. Angst aus. Offenbar wird die durch solche Situationen geweckte Mißerfolgsangst bei vielen Individuen durch die zugleich aktivierte Hoffnung auf Erfolg kompensiert. Man kann die in weiterführenden Untersuchungen abzuklärende Hypothese aufstellen, daß eine überdurchschnittliche "Angst vor Bewährungssituationen" mit Selbstwertproblemen, (sozialer) Introversion und der Neigung zu

---

4 Die Signifikanz wurde mit dem Sign-Test geprüft. Bei 188 von 191 Vpn lag der mittlere Angstgrad, der durch die 21 Markieritems des Angstbereiches 2 ausgelöst wurde, unterhalb des entsprechenden Wertes bei den 50 Markieritems des Angstbereiches 1. Der berechnete z-Wert von 13.31 ist hoch signifikant ($p < .00001$).

neurotischen und anderen Verhaltensstörungen korreliert. Diese Hypothese basiert auf folgenden Überlegungen: Ein "bewährungsängstliches" Indiviuum ist durch eine besonders große Angst vor einem Mißerfolg und/oder eine geringe Hoffnung auf Erfolg gekennzeichnet. Die Mißerfolgsangst deutet darauf hin, daß der Betreffende einem Mißerfolg eine überstarke, ichabwertende Bedeutung verleiht. Die geringe Hoffnung auf Erfolg könnte Ausdruck eines geringen Selbstvertrauens bzw. einer Niedrigeinschätzung eigener Leistungsmöglichkeiten sein. Angstbereich 2 scheint sich stark mit dem von CATTELL & SCHEIER (1961) benutzten Begriff der "characterological anxiety" und mit SPIELBERGERs "Trait A" (vgl. HODGES & FELLING 1970) zu überschneiden.

Die oben formulierten Hypothesen müssen in Validierungsstudien - z.B. an klinischen Gruppen oder durch Korrelation mit anderen Tests - überprüft werden. Weiterhin bleibt zu klären, inwieweit die bei männlichen Vpn ermittelten Faktoren bei weiblichen Stichproben repliziert werden können. Darüber hinaus könnte die Konstruktion eines multidimensionalen Inventars zur bereichsspezifischen Angstmessung sowohl im Bereich der Persönlichkeitsforschung, wie auch der (Verhaltens-)Therapieforschung, wie auch der klinischen Grundlagenforschung von Nutzen sein. Für die Persönlichkeitsforschung wäre es sicherlich fruchtbar, wenn weitere Untersuchungen zur Bereichsspezifität von Eigenschaftskonzepten durchgeführt würden.

2.6 Zusammenfassung

Die Untersuchung dient der Überprüfung der Frage, inwieweit es sich bei der Angstneigung um eine generelle oder eine für Situationsbereiche spezifische Verhaltenstendenz handelt. 191 Bundeswehrsoldaten stuften auf einer 7-Punkte-Skala in einem Angstinventar den Grad der Unlust ein, den 127 Angstsituationen bei ihnen auslösen. Die Interkorrelationen von 97 Items wurden faktorenanalysiert, wobei 6 schiefwinklige Faktoren 1. Ordnung (Angst vor 1. Normüberschreitungen, 2. Selbstbehauptung, 3. Gefährlichen Orten, 4. Physischen Angriffen, 5. "Auftritten", 6. Sozialer Abwertung) und zwei Faktoren 2. Ordnung ("Angst vor psychischen und physischen Verletzungen" und "Angst vor Bewährungssituationen") ermittelt wurden. Die Ergebnisse sprechen für die Bereichsspezifität der Angstneigung. Es werden Hypothesen über die Beziehungen der ermittelten Angstfaktoren zu anderen Persönlichkeitskonstrukten und zu Verhaltensstörungen aufgestellt und weiterführende Untersuchungen angedeutet.

3 Entwicklung des Interaktions-Angstfragebogens (I-A-F)[1]

3.1 Theoretische und methodische Ausgangspunkte

3.1.1 Die Interaktionismus-Debatte in der Persönlichkeitspsychologie

In den letzten Jahren hat ein Thema in der persönlichkeitspsychologischen Literatur erneut eine besondere Beachtung gefunden, das man verkürzt als die "Interaktionismus-Debatte" bezeichnen kann. Im Mittelpunkt dieser wissenschaftlichen Auseinandersetzung steht die Kritik an einer unreflektierten bzw. unhaltbaren Auffassung über den Eigenschaftsbegriff. Eigenschaften werden sowohl in der Umgangssprache (vgl. LAUCKEN 1974) als auch im wissenschaftlichen Kontext vor allem aus drei Gründen verwendet, nämlich zur Beschreibung, zur Erklärung und zur Vorhersage individuellen Verhaltens.

Im ersten Fall betrachtet man eine Eigenschaft bzw. den individuellen Ausprägungsgrad einer Eigenschaft als eine Art Kurzformel für ein Verhaltensmuster, das den Betreffenden charakterisiert. Im zweiten Fall führt man ein zu erklärendes individuelles Verhalten auf das Vorhandensein einer oder mehrerer Eigenschaften des Individuums zurück, wobei diese dann häufig als Dispositionen oder gar als konstitutionelle Merkmale aufgefaßt werden (vgl. GRAUMANN 1960; HERRMANN 1969). Im dritten Fall, der theoretisch und praktisch der bedeutsamste sein dürfte, versucht man, aufgrund der Kenntnis (eventuell der Messung) individueller Eigenschaftsausprägungen das

---

1 Der im folgenden beschriebene I-A-F trug ursprünglich die Bezeichnung A-S-I (Angst-Struktur-Inventar). Die Namensänderung erfolgte, um Verwechslungen mit einem von ZUNG entwickelten A-S-I (Anxiety Status Inventory) zu vermeiden.

Verhalten des Betreffenden in zukünftigen Situationen zu prognostizieren.

Soll eine derartige Verhaltensprognose mittels Eigenschaften gelingen, so müssen bestimmte Voraussetzungen erfüllt sein: (1) Die Eigenschaften müssen für das Verhalten in der betreffenden Situation relevant sein. (2) Die Eigenschaften der Person müssen eine ausreichende zeitliche Stabilität besitzen. Auf die Stabilitätsvoraussetzung soll in diesem Zusammenhang nicht näher eingegangen werden. Statt dessen wird die Frage nach der situationalen Relevanz von Eigenschaften angeschnitten. Nach übereinstimmender Auffassung von Persönlichkeitstheoretikern stellen Eigenschaften einen Bezug zum Verhalten in bestimmten Situationen her. Als enge Eigenschaften (z.B. der Intelligenzfaktor "Umgang mit Zahlen") wären solche zu betrachten, die sich nur auf einen kleinen Ausschnitt von Situationen und Reaktionen beziehen, während weite Eigenschaften (z.B. Extraversion) ein breites Spektrum von Situationen und Reaktionen umfassen. Es ist nun eine äußerst wichtige empirische Frage, auf wie viele Situationen sich eine bestimmte Eigenschaft (z.B. die Angstneigung) erstreckt.

Geht man irrtümlicherweise von der Annahme aus, eine bestimmte (gemessene) Eigenschaft beziehe sich auf eine sehr breite Klasse von Situationen, während sie tatsächlich nur einen wesentlich begrenzteren Situationsbereich abdeckt, so wird man das Verhalten in bestimmten Situationen falsch vorhersagen. Unter Umständen können schon geringfügige Veränderungen in Situationen ("diskriminativen Reizen") dazu führen, daß anstelle des erwarteten ein anderes Verhalten auftritt. Dieser Nachweis wurde von SKINNER und anderen Verhaltenstheoretikern in Tier- und Humanexperimenten erbracht. Mithin ist die Frage zu erörtern, in welchem Ausmaß Verhalten durch Eigenschaften und durch situationale (Umwelt-)Bedingungen determiniert wird.

Zu dieser Thematik lassen sich - in verkürzter Darstellung - drei theoretische Grundpositionen unterscheiden (vgl. BOWERS 1973; EKEHAMMAR 1974; BUSS 1977): (1) die "reine" Trait-Position, (2) der Situationismus und (3) der Interaktionismus. Die "reine" *Trait-Position*, die in extremer Form von niemandem konsequent vertreten wird, läßt sich wie folgt skizzieren: V = f(P). Das Verhalten wird als ausschließliche Funktion der Ausprägung einer überschaubaren Anzahl von Persönlichkeitseigenschaften aufgefaßt. Es ist mithin "innengesteuert". Mit dieser Sichtweise wird zweierlei behauptet: (1) In derselben Situation zeigen Menschen mit verschiedener Persönlichkeitsstruktur auch unterschiedliches Verhalten. (2) Die Persönlichkeitsmerkmale eines Individuums bewirken eine (sehr hohe) transsituationale Generalität seines Verhaltens. Den spezifischen verhaltenswirksamen Merkmalen der Situation wird keine besondere Beachtung geschenkt. Die Trait-Position wurde - ausgehend von empirischen Befunden - vor allem durch MISCHEL (1968, 1971, 1973) einer scharfen Kritik unterzogen.

Der *Situationismus* ist als Antithese zu der "reinen" Trait-Position zu betrachten und wie folgt zu charakterisieren: V = f(U). Das Verhalten eines Menschen wäre demnach ausschließlich durch die jeweiligen, aktuellen Umweltbedingungen bzw. Situationsmerkmale determiniert, also "außengesteuert". Nach dieser Auffassung, die in ihrer extremen Formulierung gleichfalls nicht vertreten wird, müßten alle Menschen, die sich in derselben Situation befinden, völlig gleichartig reagieren. Zweifellos kann es solche Situationen geben, jedoch haben sie erfahrungsgemäß den Status höchster Rarität. Ferner wird durch den Situationismus impliziert, daß Veränderungen in den Umweltbedingungen Veränderungen im Verhalten nach sich ziehen. SKINNER kann als ein Theoretiker betrachtet werden, der situationalen Faktoren eine sehr große verhaltensdeterminierende Bedeutung zuspricht und den subjektiven Eindruck der Handlungsfreiheit als Illusion bezeichnet (vgl. SKINNER 1971). SKINNERs offensichtliche Perspektiveneinseitigkeit wurde u.a. von BANDURA (1977) aufgedeckt und angegriffen.

Die überwiegende Mehrzahl der Persönlichkeitstheoretiker lehnt die Extrempositionen ab und stimmt der Aussage zu, daß das Verhalten sowohl eine Funktion von Persönlichkeitseigenschaften als auch von aktuellen Umweltbedingungen ist: V = f(P,U). Stellvertretend für viele andere sei ROTTER (1972, S. 14) zitiert: "Die soziale Lerntheorie hebt die Bedeutung der psychologischen Situation besonders hervor. Es wird betont, daß Verhalten variiert, wenn sich die Situation verändert. Aber es besteht offensichtlich auch eine transsituationale Generalität im Verhalten. Wenn dem nicht so wäre, gäbe es keinen Grund dafür, über die Persönlichkeit als ein Konstrukt oder als einen Untersuchungsgegenstand zu diskutieren. Neben der Generalität besteht aber auch Situationsspezifität" (vgl. auch BANDURA 1977).

In varianzanalytischer Terminologie ausgedrückt wären Eigenschaften und aktuelle Umweltbedingungen als signifikante Haupteffekte im Hinblick auf die abhängige Variable "Verhalten" zu bezeichnen. Die Unterschiede in den Persönlichkeitstheorien beziehen sich einerseits auf die angemessene Einschätzung des Gewichts der beiden Verhaltensdeterminanten "Persönlichkeit" und "aktuelle Umwelt", zum anderen betreffen sie die Frage, ob es neben den Haupteffekten auch eine signifikante Wechselwirkung oder Interaktion zu berücksichtigen gilt. Dieses Problem sei am Beispiel der Angstneigung erläutert (siehe Abbildungen 3.1 und 3.2).

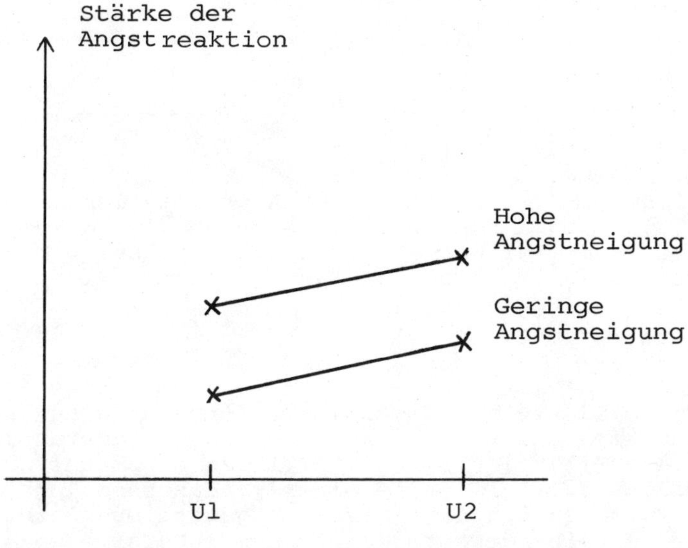

Abbildung 3.1: Die Stärke der Angstreaktion als Funktion der beiden Faktoren 'Angstneigung' und 'Situation', wenn keine Wechselwirkung (Interaktion) vorliegt. U1 = Situation, die wenig Angst auslöst.
V = f(P, U).

Sollten keine Interaktionen auftreten, so wäre die in einer Situation zu erwartende Stärke der Angstreaktion (des Angstzustandes) einer Person um so größer,

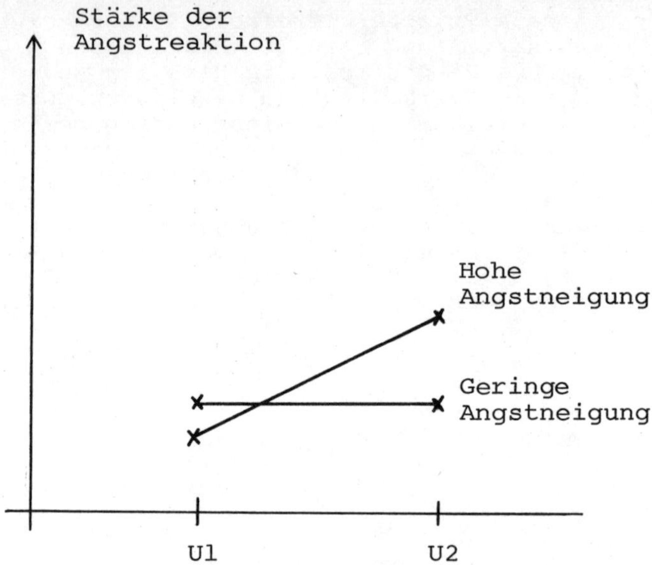

Abbildung 3.2: Die Stärke der Angstreaktion als Funktion der beiden Faktoren 'Angstneigung' und 'Situation', wenn eine Wechselwirkung (Interaktion) vorliegt. U1 = Situation, die wenig Angst auslöst. V = f(P, U, P x U).

je ausgeprägter die Eigenschaft "Angstneigung" bei dieser Person ist und je bedrohlicher (angstauslösender) die Situation allen Individuen erscheint (siehe Abbildung 3.1). Im Falle einer vorhandenen Interaktion zwischen Eigenschaftsausprägungen und Situationen wäre keine derartig einfache Vorhersage möglich (siehe Abbildung 3.2). Dann müßte vielmehr von folgender Gleichung ausgegangen werden: V = f(P,U,PxU). Darin bedeutet PxU die Interaktion oder Wechselwirkung, die unter Umständen einen Großteil der Varianz in der abhängigen Variablen (Angstzustand) aufklärt. Unter diesen Umständen wäre es nicht mehr sinnvoll, von der Annahme auszugehen, daß sich verschiedene Menschen lediglich quantitativ in einer Eigenschaft "Angstneigung" unterscheiden. Vielmehr müßte die Vorstellung von der (relativen) Situationsunabhängigkeit der Angstneigung durch die Idee der (relativen) Situationsspezifität oder Bereichsspezifität der Angstneigung abgelöst werden. Die Abbildung 3.2 zeigt, daß (1) Personen mit hoher Angstneigung - über beide Situationen U1 und U2 gemittelt - stärkere Angstreaktionen zeigen als solche mit geringer Angstneigung, (2) Situation U2 mehr Angst auslöst als U1, (3) die stärkere Angstreaktion der Personen mit hoher Angstneigung auf U2 beschränkt ist.

Es stellt sich nun die wichtige und reizvolle Aufgabe, empirisch zu überprüfen, ob mit Interaktionen zwischen Persönlichkeits- und Umweltmerkmalen zu rechnen ist. Zu dieser Fragestellung wurden in den letzten Jahren zahlreiche Untersuchungen durchgeführt (vgl. ENDLER et al. 1962; BOWERS 1973; EKEHAMMAR 1974; ENDLER 1975).

Dabei zeigte sich, daß Interaktionen der genannten Art unbedingt beachtet werden müssen, da sie zum Teil sogar sehr erhebliche Varianzanteile aufklären können. Dieser empirische Befund hat eine Reihe von Persönlichkeitstheoretikern zur Formulierung der Interaktionismus-Position veranlaßt (vgl. u.a. ENDLER et al. 1962; BOWERS 1973; MISCHEL 1973; EKEHAMMAR 1974; BECKER et al. 1975; ENDLER 1975; BUSS 1977). Welche Konsequenzen ergeben sich daraus, daß - wie auch im Kapitel 2 nachgewiesen wurde - im Bereich der Angstneigung mit Interaktionen bzw. Bereichsspezifitäten zu rechnen ist? Offensichtlich besteht die Notwendigkeit, bei der Messung der Angstneigung dieser Erkenntnis von der Bereichsspezifität bzw. Mehrdimensionalität Rechnung zu tragen (vgl. auch LAMB 1976).

3.1.2 Diskussion einiger bekannter Fragebogenverfahren zur Messung der Angstneigung

Die folgende kritische Diskussion erhebt in keiner Weise den Anspruch der Vollständigkeit, sie ist vielmehr auf das Exemplarische und Grundsätzliche gerichtet. Es werden fünf zum Teil recht bekannte Verfahren zur Messung der Angstneigung vorwiegend danach beurteilt, auf welchen theoretischen Konzepten der Angst sie beruhen und ob sie die Bereichsspezifität der Angstneigung explizit berücksichtigen (vgl. auch LEVITT 1971).

Die erste Angstskala, die eine weite Verbreitung fand, ist die *Manifest Anxiety Scale (MAS)* von TAYLOR (1953). Sie sollte Angst im Sinne einer erhöhten emotionalen Ansprechbarkeit bzw. einer Neigung zu hohen

Erregungsniveaus messen, eine Variable, die innerhalb der Theorie von SPENCE von besonderer Relevanz ist (vgl. SPENCE & SPENCE 1966). Es wurden von erfahrenen Klinikern jene Items aus dem MMPI ausgewählt und zu einer Skala zusammengestellt, die Symptome und Verhaltensweisen erfassen, die für Personen mit Angstzuständen (z.B. Angstneurotiker) charakteristisch sind. Im folgenden werden einige Items aus der MAS herausgegriffen, die mit "richtig" oder "falsch" beantwortet werden sollen:

- Ich mache mir häufig über etwas Sorgen.
- Ich weine leicht.
- Ich habe sicherlich zu wenig Selbstvertrauen.
- Ich schwitze leicht, selbst an kühlen Tagen.
- Ich werde leicht verlegen.
- Manchmal gerate ich so in Erregung, daß mir das Einschlafen schwer fällt.
- Ich bin ein spannungsreicher Mensch.

Nach den faktorenanalytischen Befunden von O'CONNOR et al. (1956) lassen sich fünf schiefwinklige Faktoren bzw. voneinander abhängige Komponenten der MAS unterscheiden: (1) chronische Angstneigung, (2) Labilität des autonomen Nervensystems (z.B. leichtes Erröten), (3) Schlafstörungen und innere Angespanntheit, (4) Minderwertigkeitsgefühle und (5) motorische Spannung und nervöse Unruhe. Weitere Angaben zur Validität der Skala findet man bei BECKER (1972, 1973).

Bei keinem Item der MAS wird die Versuchsperson aufgefordert, ihren momentanen Gefühlszustand anzugeben. Die Skala soll also nicht die Angst als Zustand, sondern eine relativ überdauernde Angstneigung erfassen. Die Items sind so formuliert, daß sie nicht auf spezifische Situationen Bezug nehmen. Daraus ergibt sich, daß die Skala nicht in der Lage ist, verschiedene bereichsspezifische Angstneigungen zu messen. Ihre Anwendung beschränkt sich im wesentlichen darauf zu überprüfen, in welchem Ausmaß eine Person sich Verhaltensweisen, Selbstbewertungen und Symptome zuschreibt, wie sie für Patienten mit klinischen Angstzuständen charakteristisch sind. Für klinische Fragestellungen ist die Skala zweifellos von Nutzen (vgl. TAYLOR 1953; BUSS et al. 1955).

Die von CATTELL (1957) entwickelte *IPAT Anxiety Scale* basiert auf faktorenanalytischen Studien zur Struktur der Persönlichkeit. Im Bereich der Q-(Questionnaire) Daten ermittelte CATTELL 16 teilweise interkorrelierende Persönlichkeitseigenschaften, aus denen Faktoren bzw. Eigenschaften zweiter Ordnung berechnet werden können. Wie im ersten Kapitel dargelegt wurde, repräsentiert einer dieser Faktoren, nämlich F(Q) II, das Konstrukt "Angstneigung". Zur Messung dieser Angstneigung verwendete CATTELL 40 Items, von denen einige wie folgt lauten:

- Ich brauche meine Freunde mehr als sie mich zu brauchen scheinen (selten, manchmal, oft).
- Ich habe stets genug Energie, um mit auftauchenden Schwierigkeiten fertig zu werden (ja, ja und nein, nein).
- Ich verspüre manchmal den Zwang, ohne besonderen Grund Dinge zu zählen (richtig, ungewiß, falsch).

Auch die IPAT Anxiety Scale zielt nicht darauf ab, bereichsspezifische Angstneigungen zu messen. Sie korreliert recht hoch (um .80) mit der MAS. Aufgrund ihrer Konstruktionsprinzipien ist sie nicht primär oder ausschließlich für den klinischen Anwendungsbereich, sondern zur Messung der an normalen Personen gewonnenen weiten (situationsunspezifischen) Persönlichkeitseigenschaft Angstneigung oder Emotionalität konzipiert.

SPIELBERGER et al. (1970) konstruierten - ausgehend von der State-trait-Theorie der Angst - das *State-Trait Anxiety Inventory (STAI)*, das aus getrennten Itemsätzen zur Erfassung der "Angst als Eigenschaft" (trait anxiety) und der "Angst als Zustand" (state anxiety) besteht (siehe auch Kapitel 1). Daß das Verfahren in der Lage ist, diese beiden Angstaspekte zu differenzieren, wurde in zahlreichen Validierungsstudien nachgewiesen (vgl. SPIELBERGER et al. 1970, 1977; SMITH & LAY 1974). Die in unserem Zusammenhang interessierende Skala zur Messung der "Angst als Eigenschaft" besteht aus 20 Items. Beispielhaft sei folgendes Item dargestellt: "Ich mache mir zu viele Sorgen über Dinge, die es gar nicht wert sind". Die Versuchsperson soll einstufen, wie sie sich im allgemeinen fühlt. Die Trait-Skala des STAI korreliert nach KROHNE (1975) .80 mit der MAS und .75 mit der IPAT Anxiety Scale. Sie mißt also ebenfalls in erster Linie so etwas wie eine allgemeine Angstneigung. Es finden sich allerdings Hinweise darauf, daß sich die durch die STAI erfaßte Angstneigung primär auf Situationen bezieht, die eine psychische Gefährdung, nicht jedoch eine physische Gefährdung beinhalten (vgl. HODGES & FELLING 1970; ENDLER 1975; SPIELBERGER et al. 1977).

Die Tatsache, daß SPIELBERGER zwischen der "Angst als Zustand" und der "Angst als Eigenschaft" (Angstneigung) unterschied, bedeutet nicht, daß er versuchte, ein Verfahren zu entwickeln, das es erlaubt, mehrere bereichsspezifische Angstneigungen zu messen bzw. das Ausmaß an Angst in verschiedenen Klassen von Gefahrensituationen vorherzusagen. Die Trait-Skala des STAI bleibt der traditionellen Vorstellung von der Eindimensionalität der Angstneigung verpflichtet. ENDLER (1975, S. 152) kritisierte das STAI sowie seine theoretische Basis wie folgt: "Weder Trait- noch State-Angstscores liefern eine adäquate Information über die Ängstlichkeit, solange nichts über die auslösenden Situationen mitgeteilt wird. Globale Maße der Trait-Angst, die Situationen nicht mitberücksichtigen, ermöglichen im allgemeinen keine genauen Verhaltensvorhersagen, da individuelle Differenzen nur etwa 5% der gesamten Angstvarianz aufklären." Diese Auffassung ENDLERs wird durch eine Untersuchung von LAMB (1976) an 50 Teilnehmern eines Rhetorik-Kurses bestätigt. In einer frühen Phase dieses Kurses mußten die Teilnehmer, unter denen sich zahlreiche Personen mit Sprechängsten befanden, eine zweiminütige Rede halten und anschließend ihre Angst einstufen. Diese spezifische (Sprech-)Zustandsangst korreliert wesentlich höher mit der bereichsspezifischen (Sprech-) Angstneigung ($r = .67$) als mit der bereichsunspezifischen (generellen) Angstneigung ($r = .43$), die mittels der Trait-Skala des STAI erfaßt wurde. Auch eine von KENDALL (1978) durchgeführte Untersuchung belegt die Überlegenheit einer bereichsspezifischen gegenüber einer globalen Angstmessung.

ENDLER et al. (1962) veröffentlichten eine Arbeit mit dem Titel "An S-R Inventory of Anxiousness", die für die Interaktionismus-Debatte und die Angstforschung eine große Bedeutung erlangte. Die Autoren gingen von der Annahme aus, daß eine Persönlichkeitseigenschaft durch die Art der relevanten Situationen sowie durch die verschiedenen Reaktionen in diesen Situationen gekennzeichnet sei. Bezüglich der Angstmessung folgerten sie, daß es erforderlich sei, eine ausreichende Anzahl von (Gefahren-)Situationen sowie von (Angst-)Reaktionsmodi zu verwenden. Eine hoch ängstliche Person wäre dadurch ausgezeichnet, daß sie in einer Vielzahl von Situationen eine Vielzahl von ungewöhnlich starken Angstreaktionen zeigt.

Zur Bestimmung des Ausprägungsgrades der Angstneigung entwickelten ENDLER et al. (1962) ein neuartiges Instrument, das sie als *"S-R Inventory of Anxiousness"* bezeichneten. Es umfaßt 11 Situationen und 14 Reaktionsmodi. Die Versuchspersonen sollen für jede Situations-Reaktions-Kombination - insgesamt 154 Kombinationen - eine Einstufung vornehmen. Varianzanalytische Studien führten zu dem wichtigen Ergebnis, daß die Situationen etwa 8% der Gesamtvarianz, die individuellen Differenzen etwa 5%, die Interaktion von Personen und Situationen etwa 10% und die Interaktion zweiter Ordnung von Personen, Situationen und Reaktionsmodi etwa 30% der Gesamtvarianz aufklären (vgl. ENDLER 1975). Faktorenanalysen erbrachten, daß drei Klassen bzw. Bereiche von Situationen und drei Klassen von Reaktionsmodi unterschieden werden können. Dies besagt unter anderem folgendes: (1) Wer in interpersonellen Situationen zu Angstreaktionen neigt, braucht nicht notwendigerweise auch in physisch bedrohlichen oder in mehrdeutigen ("ambiguous") Situationen Angst zu erleben. (2) In Angstsituationen können bei verschiedenen Individuen unterschiedliche (z.B. eher kognitive oder eher physiologische) Reaktionen im Vordergrund stehen.

Trotz dieser Erkenntnisse von der zweifachen Mehrdimensionalität der Angstneigung beschränkten sich ENDLER et al. (1962) darauf, die "allgemeine Angstneigung" durch Summation über die verschiedenen Teilwerte zu messen.

Erst ENDLER & OKADA (1975) vollzogen den nächsten Schritt, der zur Entwicklung des multidimensionalen *"S-R Inventory of General Trait Anxiousness"* (S-R GTA) führte. Dieses Verfahren sollte den Effekt individueller Differenzen maximieren und den Situationseffekt minimieren. Es setzt sich aus vier "allgemeinen Situationen" und neun Reaktionsmodi zusammen. Die vier allgemeinen Situationen lauten:

- Sie befinden sich in Situationen, die eine Begegnung ("interaction") mit anderen Menschen umfassen.
- Sie befinden sich in Situationen, in denen Sie eventuell auf eine physische Gefahr stoßen könnten.
- Sie befinden sich in einer neuen oder unvertrauten Situation.
- Sie sind mit Ihren täglichen Routineangelegenheiten beschäftigt.

Als Reaktionsmodi werden die folgenden neun Kategorien vorgegeben:

- derartige Erfahrungen suchen,
- schwitzen,
- ein "unangenehmes" Gefühl haben,
- aufgewühlt sein ("feel exhilarated and thrilled"),
- ein flaues Gefühl in den Magen bekommen,
- sich gespannt fühlen,
- diese Situation genießen,
- das Herz schlägt schneller,
- sich ängstlich fühlen.

Das S-R GTA ist zweifellos ein ökonomisches und reliables Verfahren zur Messung bereichsspezifischer und reaktionsspezifischer Angstneigungen (vgl. ENDLER 1975). Es liegen auch bereits erste Validitätsbelege vor (vgl. KENDALL 1978). Die Schwäche des Tests liegt darin, daß er lediglich vier "allgemeine Situationen" umfaßt und damit das Spektrum möglicher angstauslösender Situationen nur unzureichend abdeckt (vgl. Kapitel 2).

3.2 Konstruktion des Interaktions-Angstfragebogens (I-A-F)

Die Idee zur Konstruktion eines neuen Verfahrens zur Messung der Struktur der Angstneigung ergibt sich beinahe zwangsläufig aus zwei Erkenntnissen: (1) Die in Kapitel 2 dargelegten Ergebnisse sowie eine Reihe weiterer Studien weisen nach, daß mehrere bereichsspezifische Angstneigungen unterschieden werden müssen, wenn man Konsistenzen oder Inkonsistenzen im Angstverhalten adäquat beschreiben und das Verhalten in verschiedenartigen Gefahrensituationen richtig vorhersagen will. (2) Es fehlt bisher an einem diagnostischen Instrument, das eine differenzierte Messung bereichsspezifischer Angstneigungen gestattet.

Da die einzelnen Schritte zur Konstruktion des I-A-F in einer anderen Publikation (BECKER 1980) ausführlich beschrieben werden, genügen an dieser Stelle einige knappe Hinweise. Die Entwicklung des Fragebogens erfolgte schrittweise, und sie fußt auf der im Kapitel 2 dargestellten Vorstudie. Der ursprüngliche Itempool wurde um einen wesentlich erscheinenden Bereich, nämlich Situationen, die sich auf Erkrankungen und ärztliche Maßnahmen beziehen, erweitert. Darüber hinaus wurde eine neue Personenstichprobe von Männern und Frauen aus dem Altersbereich von 18 bis 65 Jahren für faktorenanalytische und itemanalytische Berechnungen herangezogen. Der Beantwortungsmodus der einzelnen Items wurde hingegen beibehalten.

Getrennte Faktorenanalysen der Itembeantwortungen von Männern und Frauen erbrachten sechs bei beiden Geschlechtern gut übereinstimmende Faktoren erster Ordnung, die wie folgt interpretiert wurden:

1 Angst vor physischer Verletzung,
2 Angst vor "Auftritten",
3 Angst vor Normüberschreitung,
4 Angst vor Erkrankungen und ärztlichen Behandlungen,
5 Angst vor Selbstbehauptung,
6 Angst vor Abwertung und Unterlegenheit.

Die Markiervariablen der sechs Faktoren wurden zu vorläufigen Skalen zusammengestellt. Diese Item-Skalen-Zuordnung sowie die Reliabilitäten der Skalen sollten durch eine Itemanalyse nach den Prinzipien der klassischen Testtheorie überprüft werden. Dazu wurde das Computer-Programm DATANA (KOHR 1972) verwendet. Es zeigte sich, daß die faktorenanalytisch begründeten Item-Skalen-Zuordnungen beibehalten werden konnten. Aus der Interkorrelationsmatrix der sechs Skalen (erster Ordnung) wurden auf faktorenanalytischem Weg zwei Faktoren (zweiter Ordnung) ermittelt, die wie folgt interpretiert wurden:

7 Angst vor physischen und psychischen Angriffen,
8 Angst vor Bewährungssituationen.

Zur Messung dieser beiden übergeordneten Angstneigungen (zweiter Ordnung) wurden zwei zusätzliche I-A-F-Skalen 7 und 8 entwickelt.

3.3 Die inhaltliche Bedeutung der 8 Skalen des I-A-F

Zusammenfassend lassen sich die Skaleninhalte folgendermaßen charakterisieren:

Skala 1 (Angst vor physischer Verletzung)
Situationen, in denen man durch andere Menschen, Tiere oder Naturgegebenheiten bezüglich der eigenen Ge-

sundheit und der körperlichen Unversehrtheit gefährdet oder bedroht wird. Es besteht eine akute Verletzungs- oder Lebensgefahr.

Skala 2 (Angst vor "Auftritten")
Situationen, in denen man den Blicken und Bewertungen anderer, meist fremder Menschen ausgesetzt ist. Man "präsentiert" sich entweder einer Einzelperson oder einer Gruppe und kann dabei einen guten oder weniger guten Eindruck hinterlassen.

Skala 3 (Angst vor Normüberschreitung)
Situationen, in denen man entweder mit dem Gedanken der Überschreitung (ethisch-moralischer) Normen spielt oder bei einer solchen ertappt wird oder sich daran erinnert, früher Normen mißachtet zu haben. Hohe Werte in dieser Skala geben einen Hinweis auf "Übersozialisiertheit" bzw. ein "strenges Über-Ich".

Skala 4 (Angst vor Erkrankungen und ärztlichen Behandlungen)
Situationen, in denen man entweder bereits erkrankt ist und ärztlich behandelt wird oder solche, in denen die Gefahr einer Erkrankung wegen Ansteckungsgefahr besteht.

Skala 5 (Angst vor Selbstbehauptung)
Situationen, in denen man Selbstvertrauen und die Bereitschaft zum Durchsetzen (berechtigter) eigener Interessen und Auffassungen benötigt. Man wird entweder in seinen Rechten beschnitten und wehrt sich dagegen, oder man sieht sich einer Situation gegenüber, die sowohl die Chance eines Erfolges (bzw. einer Bedürfnisbefriedigung) wie die Gefahr eines Mißerfolges (bzw. einer Frustration) in sich birgt.

Skala 6 (Angst vor Abwertung und Unterlegenheit)
Situationen, in denen man entweder anderen unterlegen ist, oder von ihnen eher herablassend betrachtet wird oder in denen man Kritik und Unterlegenheit befürchtet.

Skala 7 (Angst vor physischen und psychischen Angriffen)
Situationen, in denen man sich durch Menschen, Tiere oder besondere Umstände in seiner physischen oder psychischen Existenz bedroht fühlt. Die Bedrohung ist recht realer Natur, d.h. die Situationen enthalten

für alle Menschen - nicht nur für ängstlich Sensible - Gefahrenmomente.
Hohe Scores in dieser Skala legen die Interpretation nahe, daß der Betreffende sich in real gefährlichen Situationen schwach und hilflos fühlt.

Skala 8 (Angst vor Bewährungssituationen)
Vorwiegend solche Situationen, in denen man mit anderen Menschen interagiert und die sowohl die Chance der Bedürfnisbefriedigung (des Erfolges, des Akzeptiertwerdens, der Selbstaufwertung) als auch die Gefahr eines Fehlschlages (Frustration, Ablehnung, Selbstwertverlust) in sich bergen. Sich in solche Situationen zu begeben, setzt ein gesundes Maß an Selbstvertrauen voraus. Stark erhöhte Scores in dieser Skala weisen auf neurotische Tendenzen, insbesondere Selbstunsicherheit, Gehemmtheit, soziale Introversion hin.

3.4 Reliabilitäten der Skalen des I-A-F

Die Ergebnisse der Überprüfungen der Gütekriterien des I-A-F werden von BECKER (1980) zusammengestellt. In diesem Abschnitt werden ausschließlich die Reliabilitätskennwerte herausgegriffen. Die in der Tabelle 3.1 zusammengestellten Reliabilitätsschätzungen basieren auf drei Personenstichproben und unterschiedlichen Reliabilitätskonzepten. Bei den 158 männlichen und 186 weiblichen "Normalen" handelt es sich um Personen im Alter von 18 bis 65 Jahren, die sich zum Untersuchungszeitpunkt weder in psychotherapeutischer noch stationärer ärztlicher Behandlung befanden und aus breit streuenden Berufsgruppen stammten. Die dritte Gruppe setzt sich aus 99 männlichen und weiblichen Patienten zusammen, die sich in einem Krankenhaus zur stationären Behandlung aufhielten und den I-A-F zweimal im Abstand von fünf Tagen ausfüllten.

Die Höhe der ermittelten Reliabilitätskoeffizienten kann im allgemeinen als ausreichend bis befriedigend bezeichnet werden (Größenordnung von etwa .70 bis etwa .85). Eine Ausnahme bilden die niedrigen Retestreliabilitäten der Skalen 4 und 5.

Tabelle 3.1: Schätzungen der Reliabilitäten der 6 Angstskalen. α = CRONBACH α; SPBR = SPEARMAN-BROWN; FLAN = FLANAGAN; KRIS = KRISTOF.

Stichprobe	Reliabilitätsmaß	Skalen 1	2	3	4	5	6
158 männliche 'Normale'	α	84	85	74	79	68	82
	SPBR	80	87	71	82	78	85
	FLAN	80	87	70	79	77	83
	KRIS	80	87	71	79	77	83
186 weibliche 'Normale'	α	78	85	71	75	79	81
	SPBR	79	90	73	79	79	82
	FLAN	79	88	72	78	78	81
	KRIS	79	88	73	78	78	81
99 männliche und weibliche Kranke	α	88	84	66	69	77	77
	SPBR	89	84	67	74	78	87
	FLAN	89	83	67	73	77	85
	KRIS	89	84	67	74	78	85
	Retest (5 Tage)	88	87	75	55	60	80

4 Bereichsspezifische Angstneigungen bei Neurotikern und Psychosomatikern

4.1 Theorien zur Angst von Neurotikern

"Von wohl allen Neurosentheoretikern und allen Richtungen der Psychotherapie wird die Angst als Faktor der Neurose genannt" (PONGRATZ 1973, S. 80). Das "Diagnostic and statistical manual of mental disorders" stellt bei der Definition von Neurosen ebenfalls einen engen Bezug zur Angst her: "Angst ist das Hauptmerkmal der Neurosen. Sie kann unmittelbar erlebt und ausgedrückt oder unbewußt und automatisch durch Konversion, Verschiebung und verschiedene andere psychologische Mechanismen kontrolliert werden. Im allgemeinen erzeugen diese Mechanismen Symptome, die als subjektives Leiden erlebt werden, von dem der Patient Erlösung sucht" (American Psychiatric Association 1968, S. 39).

Diese beiden stellvertretend für viele andere herausgegriffenen Zitate lassen erkennen, daß dem Angstphänomen in den meisten Neurosentheorien eine zentrale Stellung eingeräumt wird. Eine genauere Einsicht in die Struktur und Funktion der Angst bei Neurotikern verspricht einen Zugang zum Verständnis und zur Therapie von Neurotikern.

Versucht man, sich einen Überblick über Theorien und Befunde zur Angst von Neurotikern zu verschaffen, so wird deutlich, daß sehr unterschiedliche theoretische Ansätze und schwer zu integrierende, teilweise widersprüchliche empirische Ergebnisse vorliegen. Im folgenden sollen einige einflußreiche Neurosentheorien herausgegriffen und kurz skizziert werden, wobei der jeweiligen Betrachtung des Angstproblems besondere Aufmerksamkeit geschenkt wird. Eine auch nur annähernd vollständige Berücksichtigung aller Angst- und Neurosentheorien würde den gesteckten Rahmen sprengen.

Es interessieren vor allem die Fragen:

- Äußert sich die Angst bei allen Neurosenformen und allen Neurotikern?
- Woher resultiert die Angst von Neurotikern?
- In welcher Form äußert sich die Angst?
- In welchen Situationen tritt sie auf bzw. worauf bezieht sie sich?
- Welche Funktion hat die Angst im Zusammenhang mit dem Auftreten neurotischer Symptome?

4.1.1 Der FREUDsche Ansatz

Die FREUDsche Neurosen- und Angsttheorie kann hier nur in ihren Grundzügen wiedergegeben werden. Die folgenden Ausführungen beziehen sich in erster Linie auf den Artikel von FREUD (1958) mit dem Titel "Hemmung, Symptom und Angst".

FREUD betrachtete die Angst als Reaktion auf eine *Gefahrensituation*. Eine solche Gefahrensituation ergibt sich immer dann, wenn das betreffende Individuum seine eigene Stärke zur Bewältigung der Situation als gering einschätzt und einen Zustand partieller Hilflosigkeit erlebt. Wenn die Gefahrenquelle klar in der Umwelt zu lokalisieren ist, sprach FREUD von *Realangst*. Als *moralische oder Über-Ich-Angst* bezeichnete FREUD die Angst vor Normüberschreitung und vor der daraus resultierenden Bestrafung durch das Über-Ich. Bei der *neurotischen Angst* ist die eigentliche Gefahrensituation vom Individuum nicht zu identifizieren. FREUD nahm in diesem Fall an, daß die Gefahrenquelle im Individuum selbst liege und als Triebgefahr bzw. als Gefahr des Verlustes der Kontrolle über Triebe aufzufassen sei. Dabei zog FREUD keine scharfe Trennlinie zwischen Realängsten und neurotischen Ängsten. Bei der neurotischen Angst wird der Triebanspruch nur deshalb zur (inneren) Gefahr, weil seine Befriedigung eine äußere Gefahr herbeiführen würde. Das Entscheidende ist also nicht die Art der Gefahr, sondern vielmehr die Einsicht der Person in die Zusammenhänge. Es bereitet allerdings Schwierigkeiten, das Ausmaß an Einsicht richtig zu beurteilen. Einerseits wäre es denkbar, daß die Person ihre Aufmerksamkeit nur sehr unvollständig und einseitig auf die Situation und die eigenen "Triebe" richtet und von daher die Zusammenhänge nicht erfaßt; andererseits könnte der Fall vorliegen, daß die Person eine relativ große Einsicht in die Zusammenhänge besitzt, jedoch dieses Wissen anderen Personen (aus Angst vor Strafe) nicht preisgibt; die dritte Möglichkeit bestünde darin, daß gewisse reale Gefahren (in der Umwelt) vorliegen, die jedoch von der Person drastisch überschätzt und überbewertet werden.

Die Angst als solche (das Angsterleben) manifestiert sich in Gestalt eines unangenehmen Zustands eigener Ohnmacht und *Hilflosigkeit* sowie starker (physiologischer) Erregung. Um diesen unangenehmen Zustand - genauer: die zugrundeliegende Gefahrensituation - zu vermeiden, versucht das Individuum, geeignete Maßnahmen zu ergreifen. Im Falle einer Realangst bietet sich etwa die Flucht an. Bei der neurotischen Angst wird auf Abwehrmechanismen zurückgegriffen. Die verschiedenen Neurosenformen unterscheiden sich u.a. bezüglich der zugeordneten Abwehrmechanismen. Unter diesen spielt die Verdrängung eine zentrale Rolle (vgl. auch BECKER 1978a). Wenn diese Abwehrmechanismen (gegen die Angst) versagen, treten Symptome auf, die gleichfalls die Funktion haben, vor einer Gefahrenquelle zu schützen.

"Was jetzt erübrigt, ist die Behandlung der Beziehungen zwischen Symptombildung und Angstentwicklung. Zwei Meinungen darüber scheinen weit verbreitet zu sein. Die eine nennt die Angst selbst ein Symptom der Neurose, die andere glaubt an ein weit innigeres Verhältnis zwischen beiden. Ihr zufolge würde alle Symptombildung nur unternommen werden, um der Angst zu entgehen; die Symptome binden die psychische Energie, die sonst als Angst abgeführt würde, so daß die Angst das Grundphänomen und Hauptproblem der Neurose wäre. ... Da wir die Angstentwicklung auf die Gefahrensituation zurückgeführt haben, werden wir es vorziehen zu sagen, die Symptome werden geschaffen, um das Ich der *Gefahrensituation* zu entziehen. Wird die Symptombildung verhindert, so tritt die Situation wirklich ein, d.h. es stellt sich eine der Geburt analoge Situation her, in der sich das Ich hilflos gegen den stetig wachsenden Triebanspruch findet" (FREUD 1971, S. 284; Hervorhebung durch den Verfasser).

FREUD unterbreitete eine differenzierte Analyse der Zusammenhänge zwischen Ängsten und verschiedenen Neurosenformen. Zur *Phobie* äußerte er folgende Hypothesen:

- Zahlreichen Tierphobien liegt die Kastrationsangst zugrunde, d.h. mit Hilfe des Abwehrmechanismus der

Verschiebung wird die eigentliche Gefahrensituation, nämlich der mit Kastration drohende Vater, durch eine andere Gefahrensituation, ein Tier, ersetzt.
- Bei Agoraphobien liegt die Triebgefahr häufig in der Versuchung, den erotischen Gefühlen nachzugeben.

Zur *hysterischen Neurose* bemerkte FREUD:
- "Es gibt zahlreiche Neurosen, bei denen sich nichts von Angst zeigt. Die echte Konversionshysterie ist von solcher Art, deren schwerste Symptome ohne Beimengung von Angst gefunden werden" (FREUD 1971, S. 255).
- "Gerade beim Weibe scheint die Gefahrsituation des Objektverlustes die wirksamste geblieben zu sein. ... So liegt die Vermutung nahe, die Angstbedingung des Liebesverlustes spiele bei der Hysterie eine ähnliche Rolle wie die Kastrationsdrohung bei den Phobien ..." (FREUD 1971, S. 283).

Die Situation bei der *Zwangsneurose* betrachtete FREUD (1971, S. 258) wie folgt: "Zur Zerstörung des Ödipus-Komplexes tritt die regressive Erniedrigung der Libido hinzu, das Über-Ich wird besonders strenge und lieblos, das Ich entwickelt im Gehorsam gegen das Über-Ich hohe Reaktionsbildungen von Gewissenhaftigkeit, Mitleid, Reinlichkeit." Mithin sollte bei Zwangsneurotikern "Angst vor Normüberschreitung" festzustellen sein.

Nach der FREUDschen Neurosentheorie ergibt sich ein sehr komplexes Bild von den Zusammenhängen zwischen Neurosen und Angst:

(1) Verschiedene Neurosenformen (unterteilt nach der Symptomatik) stehen mit unterschiedlichen Ängsten bzw. Gefahrensituationen in Beziehung.
(2) Es müssen verschiedene Formen der Angst bei Neurotikern auseinander gehalten werden: (a) offen beobachtbare und vom Neurotiker bewußt erlebte Angstsymptome (bei der Angstneurose), (b) "latente" Ängste, die aufgrund von Abwehrmechanismen und Symptombildungen nicht offen zum Vorschein kommen (bei der hysterischen Neurose), (c) verschobene Ängste, bei denen die eigentliche Gefahrensituation vom Individuum verkannt und durch eine andere (scheinbare) Gefahrensituation ersetzt wird (bei der Phobie).

Kritisch ist zur FREUDschen Theorie anzumerken:

(1) FREUD ließ die Frage unbeantwortet, ob sich Neurotiker von "Normalen" in der Stärke ihrer latenten Angstneigungen oder offenen Angstreaktionen oder in der Art der Auseinandersetzung mit den Ängsten unterscheiden.
(2) Es bleibt offen, in welchem Ausmaß es dem einzelnen Neurotiker dank seiner Abwehrmechanismen und Symptombildungen tatsächlich gelingt, sich vor bestimmten Gefahrensituationen und Ängsten zu schützen. Wieviele und welche Ängste erlebt ein Mensch mit einer depressiven oder hysterischen Neurose oder einer Zwangsneurose? Wie stark sind seine Ängste generalisiert?
(3) FREUDs Ausführungen über die für neurotische Ängste charakteristische "innere Gefahrensituation" sowie mögliche Zusammenhänge derselben mit äußeren situativen Gegebenheiten bedürfen der Präzisierung.
(4) FREUD stützte seine Theorie auf klinische Einzelfallstudien. Er führte keine systematischen Untersuchungen an größeren Gruppen und Kontrollpersonen zur Überprüfung seiner Hypothesen durch.

4.1.2 Konditionierungstheorien

Auch in den meisten Theorien, die Neurosen als gelernte unzweckmäßige Reaktionen konzipieren, wird die Bedeutung von Ängsten für die Entstehung und Aufrechterhaltung der Störung hervorgehoben. WOLPE, einer der wichtigsten Vertreter einer konditionierungstheoretischen Analyse von Neurosen, äußerte sich wie folgt: "Angstzustände treten bei klinischen Neurosen meist offen zutage. Es gibt aber auch Fälle, bei denen die Angst verdeckt ist, da sich der Patient über andere Symptome oder Unfähigkeiten beklagt, die für ihn wichtiger oder schmerzhafter sind. Doch auch diese Symptome sind in Wirklichkeit sekundäre Folgen der Angstreaktionen. Die Beschwerden können sich auf verschiedene Weise äußern: Schwierigkeiten am Arbeitsplatz, Mangel an sozialem Erfolg, Asthmaanfälle, Impotenz, Frigidität, Homosexualität, zwanghaftes Verhalten, Stottern und vieles andere mehr. Das Hauptziel der Therapie ist die Dekonditionierung der Angst. Die einzige echte Ausnahme scheint die klassische Hysterie mit dem Zustand der 'belle indifference' zu sein" (WOLPE 1971, S. 652).

Diese Stellungnahme WOLPEs über den Zusammenhang von Angst und Neurose weist beträchtliche Übereinstimmungen mit der Auffassung FREUDs auf. Es werden drei Fälle unterschieden:

(1) Bei bestimmten neurotischen Patienten sind offene Angstreaktionen zu beobachten.
(2) Bei einer weiteren großen Gruppe von Neurotikern sind die zugrunde liegenden Ängste verdeckt und durch andere Symptome überlagert.
(3) Bei klassischen hysterischen Neurosen scheinen Ängste keine zentrale Rolle zu spielen.

Die folgende Darstellung befaßt sich mit drei einflußreichen Konditionierungstheorien der Angst und Neurose, nämlich den Beiträgen von MOWRER, EYSENCK & RACHMAN sowie ULLMANN & KRASNER. Die Theorien werden in ihren Grundzügen erläutert und einer kritischen Betrachtung unterzogen. Um die ausgewählten Ansätze möglichst verzerrungsfrei wiederzugeben, werden zentrale Formulierungen wörtlich zitiert.

4.1.2.1 MOWRERs Beitrag

MOWRER entwickelte seine Vorstellungen über die Angst- und Neurosenentstehung in mehreren Phasen. In einer Arbeit aus dem Jahre 1939 formulierte er folgende These: "Die hier vertretene Auffassung besagt, daß die Angst eine gelernte Reaktion ist, die auf 'Signale' (bedingte Reize) erfolgt, die vor Verletzungs- oder Schmerzsituationen (unbedingten Reizen) warnen. Angst ist ihrem Wesen nach antizipatorisch. Sie ist von großem biologischem Nutzen, indem sie lebende Organismen in adäquater Weise dazu motiviert, traumatischen Ereignissen durch Vorbereitung oder Flucht zu begegnen, bevor sie tatsächlich auftreten; auf diesem Weg werden ihre schädlichen Effekte verringert. Die erlebte Angst entspricht jedoch nicht immer der objektiven Gefahr in einer gegebenen Situation, was dazu führt, daß lebende Organismen, und insbesondere Menschen, sich manchmal 'irrational' verhalten, d.h. Angst in Situationen erleben, die ungefährlich sind bzw. keine Angst zeigen in tatsächlichen Gefahrensituationen" (MOWRER 1939, S. 563-564).

MOWRER betonte weiterhin, daß die Angstreduktion als Verstärkung für Verhalten dienen kann, das einen

Zustand der "Erleichterung" und "Sicherheit" herbeiführt. Neurotische Symptome werden - ähnlich wie magische Riten - als unrealistische Versuche der Angstbewältigung aufgefaßt. Das Unrealistische besteht darin, daß sie zwar die unangenehmen Emotionen (kurzfristig) verringern, nicht jedoch eine Anpassung an die äußere Realität bewirken.

Nach dieser Analyse wären bei Neurotikern zwei Arten von Irrationalitäten zu beobachten: (1) irrationale Ängste und (2) irrationale (symptomatische) Versuche der Angstbewältigung. Es ist interessant, daß MOWRER (1939) mit dieser Betonung der "Irrationalität" von Neurotikern zahlreiche Gedanken, die später von ELLIS aufgegriffen und erweitert wurden, vorwegnahm. Kritisch ist zu der ersten Version der MOWRERschen Angst- und Neurosentheorien anzumerken, daß sie zu allgemein gehalten ist, um von großem klinischem Nutzen zu sein. Wendet man die Theorie auf menschliche Neurosen an, so erscheint es fraglich, ob diese primär oder gar ausschließlich mit Verletzungs- und Schmerzsituationen in Verbindung stehen. Es bleibt weiterhin offen, was unter der "*objektiven* Gefahr in einer gegebenen Situation" zu verstehen ist. MOWRER erläuterte auch nicht mit der erforderlichen Ausführlichkeit die zeitlichen und funktionalen Zusammenhänge zwischen Angstreaktionen und neurotischen Symptomen, und er ging nicht auf die verschiedenen Neurosenformen ein.

Im Jahre 1953 führte MOWRER seine Neurosentheorie als *Zwei-Faktoren-Theorie* weiter aus. Dabei unterschied er zwei Lernprozesse: das Lernen von Zeichen oder Signalen ("sign learning") und das Lernen von Problemlösungen ("solution learning"). Über das Zeichenlernen (klassische Konditionierung) erwirbt ein Organismus u.a. Ängste und andere sekundäre Triebe. Das Lernen von Problemlösungen (instrumentelle Konditionierung) dient der Triebreduktion. Zur Neurose kann es auf folgendem Weg kommen: "In der Sprache der Zwei-Faktoren-Lerntheorie ... hatten die primären Triebe nicht nur eine erhebliche Kontrolle über die Problemlösungsprozesse, sondern sie besitzen diese Kontrolle noch immer. Sie sorgen dafür, daß die Problemlösungsprozesse die sekundären, erworbenen Schuld-, Verpflichtungs- und Angsttriebe blockieren, hemmen und ausschalten. Die Problemlösungsprozesse, die üblicherweise von Klinikern als Selbstschutz oder Defensivität bezeichnet werden, stehen also im Dienst der primären Triebe oder des Ichs und nicht, wie Freud postulierte, im Dienst der sozial abgeleiteten Kräfte des Über-Ichs" (MOWRER 1953, S. 145).

Im Gegensatz zur Auffassung FREUDs und DOLLARD & MILLERs (1950) werden Neurotiker von MOWRER nicht als "übersozialisiert", sondern als "unreif" oder "untersozialisiert" betrachtet. Die emotionalen Störungen (Ängste, Schuldgefühle, depressiven Verstimmungen) der Neurotiker erscheinen MOWRER (1953) nun nicht mehr unverhältnismäßig, sondern verständlich und "verdient" angesichts der unreifen, auf ungenügender Sozialisation beruhenden Problemlösungsversuche.

In einer späteren, stark beachteten Arbeit behielt MOWRER diesen Gedankengang bei, wie das folgende Zitat belegt: "Wenn ein Individuum wegen seines Fehlverhaltens Ängste und Schuldgefühle erlebt, wird es tatsächlich eventuell 'Symptome' entwickeln, die sein inneres Leiden und seine Ängstlichkeit widerspiegeln. Dies heißt jedoch nicht, daß seine emotionalen Reaktionen die ursprüngliche Quelle der Schwierigkeiten darstellen. Unsere These wird vielmehr lauten, daß der primäre Grund der Psychopathologie im überlegten ... sozial mißbilligten Verhalten liegt, das zur emotionalen Störung und Unsicherheit führt (weil das Individuum nun objektiv schuldig, sozial verletzlich und - falls es erwischt wird - der Kritik und Bestrafung ausgesetzt ist). Die dann auftretenden Symptome sind Versuche, sich gegen störende und Mißtrauen erweckende Emotionen (moralische Angst und Schuld) zur Wehr zu setzen und diese zu verbergen" (MOWRER 1965, S. 243). Nach dieser Theorie sollten Neurotiker unter diversen sozialen Ängsten leiden, insbesondere unter der Angst vor Ablehnung, Kritik und Bestrafung seitens anderer Menschen. MOWRERs Betrachtungsweise ist in der folgenden Abbildung 4.1 dargestellt.

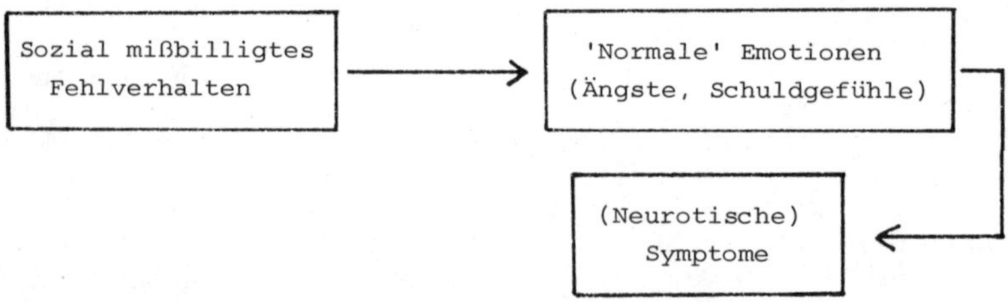

Abbildung 4.1: Schematische Darstellung der MOWRERschen Auffassung über die Entstehung von Ängsten und (neurotischen) Symptomen.

Leider führte MOWRER (1953) keine empirischen Untersuchungsdaten an Neurotikern und Kontrollpersonen zur Stützung dieser Thesen an. Auch gegenüber dieser Version der Neurosentheorie läßt sich der Einwand vorbringen, daß MOWRER nicht zwischen verschiedenen Neurosenformen unterschied. EYSENCK (zitiert nach BUSS 1966) stellte genau diesen Punkt der mangelnden Differenzierung, insbesondere zwischen ("übersozialisierten") dysthymischen und ("untersozialisierten") hysterischen Neurotikern heraus. Bedauerlicherweise belegte auch EYSENCK seine Hypothese der unterschiedlichen "Sozialisiertheit" verschiedener Neurotiker nicht durch einschlägige Befunde.

4.1.2.2 Der Beitrag von EYSENCK & RACHMAN

EYSENCKs neurosentheoretische Beiträge zeichnen sich dadurch aus, daß in ihnen eine Verknüpfung lerntheoretischer, persönlichkeitspsychologischer und psychophysiologischer Betrachtungsweisen erfolgt. Unter Berücksichtigung der beiden Persönlichkeitseigenschaften "Neurotizismus" und "Extraversion-Introversion" formulierten EYSENCK & RACHMAN (1967) eine *Drei-Phasen-Theorie* der Entstehung dysthymischer Neurosen (Phobien, Angstneurosen, Zwangsneurosen). "Im ersten Stadium haben wir es mit einem einzelnen traumatischen Ereignis oder sonst einer Serie von subtraumatischen Ereignissen zu tun, die unbedingte, aber starke autonome Reaktionen, hauptsächlich des sympathischen Nervensystems, auslösen. ... Im zweiten Stadium finden wir, daß bei einer großen Zahl von Fällen bedingte Reflexe entstehen, indem ein früher neutraler Reiz durch Assoziation mit dem unbedingten Reiz verbunden wird, der die traumatischen, emotionalen Reaktionen auslöst. Von nun an kann man feststellen, daß sowohl der bedingte als auch der unbedingte Reiz das ursprüngliche, fehlangepaßte emotionale Verhalten bewirken. Das ist nach unserer Auffassung der wesentliche Lernvorgang, der bei der Entstehung einer Neurose abläuft" (EYSENCK & RACHMAN 1967, S. 15). Das dritte Stadium ist durch instrumentelles Vermeidungsverhalten gekennzeichnet, das eine Extinktion der konditionierten Ängste verhindert.

Überprüft man, inwieweit die Autoren ihre Theorie zur Erklärung der verschiedenen Neurosenformen heranziehen, so fällt auf, daß nur Phobien und Zwangshandlungen konsequent aus dem Ansatz abgeleitet werden. Das Verständnis der frei-flottierenden Angst bereitet

Schwierigkeiten. Auf eine Diskussion depressiver Neurosen wird völlig verzichtet. Angstinduzierende Zwangsgedanken lassen sich kaum mit den oben skizzierten theoretischen Grundannahmen vereinbaren. Die Ätiologie hysterischer, hypochondrischer und neurasthenischer Neurosen findet keine Beachtung. Selbst die Diskussion der Agoraphobie kann kaum überzeugen, da sie klinischen Erfahrungen nur teilweise gerecht wird.

"Die Genese der Agoraphobie verdeutlicht diesen Prozeß. Der Patient hat unangenehme Erlebnisse in der Öffentlichkeit, die dann einen bedingten antizipatorischen Furchttrieb entstehen lassen. Dieser Furchttrieb überdauert oder verstärkt sich, wenn der Patient abermals in die kritische (öffentliche) Situation kommt. Er versucht nun immer wieder, der Furcht zu entgehen, und ist nur dann erleichtert, wenn er seine Wohnung erreicht hat. Diese Reaktion wird bekräftigt, weil sie den Furchttrieb vermindert. Weitere Versuche des Patienten, sich in öffentliche Situationen zu begeben, führen zu einer Reaktivierung des Furchttriebes. Die Flucht nach Hause reduziert die Furcht und bekräftigt dieses Verhalten erneut. Schließlich muß dieser Prozeß, wenn er nicht unterbrochen wird, die Bewegungsfreiheit der Person auf die nähere häusliche Umgebung beschränken oder sie gänzlich an das Haus fesseln" (EYSENCK & RACHMAN 1967, S. 78).

Diese Darstellung berücksichtigt nicht, daß zahlreiche Agoraphobiker die gefürchteten Situationen - weitgehend oder völlig angstfrei - aufsuchen, wenn sie sich in Begleitung einer vertrauten Person befinden. EYSENCK & RACHMAN erörtern auch nicht die Frage, wieso unter den zuletzt geschilderten Bedingungen die klassisch konditionierten Ängste nicht extinguieren, obwohl doch regelmäßig auf den CS kein UCS folgt.

Da die Theorie von EYSENCK & RACHMAN in wesentlichen Punkten mit derjenigen MOWRERs übereinstimmt, lassen sich auch auf sie die im Zusammenhang mit MOWRER vorgebrachten Einwände übertragen.

In jüngerer Zeit sah sich EYSENCK genötigt, seine neurosentheoretischen Vorstellungen zu revidieren, um sie besser mit klinischen Beobachtungen in Einklang zu bringen. Eine Schwierigkeit betrifft die Tatsache der fehlenden Spontanremission bei einer größeren Anzahl neurotischer Störungen. Zu ihrer Erklärung führte EYSENCK (1968) einen hypothetischen Vorgang der *"Inkubation der Angst"* ein, der als ein Prozeß positiver

Rückkoppelung von Angstreaktionen aufgefaßt wird (vgl. auch EYSENCK 1977). Der CS löst auch dann, wenn kein UCS und kein UCR folgen, nozive Konsequenzen (Unbehagen, Furcht, Verdruß) aus. Unter besonderen Bedingungen kann diese assoziative Verknüpfung zwischen CS und noziven Konsequenzen gefestigt werden. Bei sehr starker UCR und/oder besonders disponierten Personen kann der Inkubationsprozeß den Extinktionsprozeß überlagern und verhindern.

Die Inkubationshypothese muß zur Zeit als recht spekulativ und von geringem Erklärungs- und Vorhersagewert bezeichnet werden (vgl. auch ROHRBAUGH & RICCIO 1970). Sie läßt sich beispielsweise kaum mit dem Phänomen der Extinktion von Ängsten unter den therapeutischen Bedingungen des "Flooding" oder der "Implosion" in Einklang bringen. Der Prozeß der Inkubation der Angst sollte zu einer dramatischen Angststeigerung unter Flooding bzw. Implosionsbedingungen führen, sofern es dabei zu positiven Rückkoppelungsprozessen käme.

In dem Beitrag von EYSENCK (1977) erfolgten weitere Modifikationen der ursprünglichen Drei-Phasen-Theorie. Auf einen konditionierten Furchtstimulus kann nicht nur - wie etwa im Fall einer Katzenphobie - ein Vermeidungsverhalten erfolgen, sondern es besteht eine zweite Möglichkeit: "Ein Patient mag unter starken Ängsten leiden, wenn er mit einer Klasse von Stimuli (z.B. Schmutz) in Berührung kommt, und dann mag er entdecken, daß sich diese Angst verringert, wenn er sich sorgfältig wäscht; dies läßt dann ein typisches kompulsives Waschsyndrom entstehen, in dem die motorische Aktivität von der konditionierten Angst ausgelöst wird und ein Hauptsymptom der neurotischen Störung darstellt (HODGSON & RACHMAN 1972). Bemerkenswert ist, daß wir in diesem Beispiel weder eine 'Flucht' noch eine 'Vermeidung' des CS vorfinden wie in typischen Tierexperimenten; dieser Typ der Reaktion scheint speziell menschlichen Vpn eigen zu sein" (EYSENCK 1977, S. 589).

EYSENCK berichtete sogar von einem zwangsneurotischen Patienten, bei dem die Verhinderung des Waschzwangs keine starke Angst hervorrief. "Dies ist jedoch ziemlich ungewöhnlich; vermutlich hat in diesen Fällen eine völlige Gewöhnung stattgefunden ('Funktionale Autonomie' nach Allport)" (EYSENCK 1977, S. 589). Diese "Erklärung" EYSENCKs für das Fortbestehen der symptomatischen Reaktionen kann nicht befriedigen.

Eine weitere Revision der Drei-Phasen-Theorie betrifft die Art der UCS bzw. UCR, die für menschliche Neurosen - im Gegensatz zu tierexperimentellen Neurosen - charakteristisch sind. Dieser Aspekt, der sich auf die Angstauslöser und -inhalte bezieht, ist im Zusammenhang mit dem vorliegenden Kapitel von besonderer Bedeutung. "In typischen neuroseerzeugenden Situationen ist wirklicher physischer Schmerz nicht sehr häufig die UCR, vielmehr spielt die Frustration wahrscheinlich eine viel größere Rolle. Manchmal ist es möglich, wirklichen physischen Schmerz und Traumata als verursachende Faktoren in neurotischen Störungen festzustellen, besonders in solchen, die im Krieg vorkommen, aber man findet viel häufiger bestimmte Formen der Frustration, die in unserem Paradigma die Stelle der UCR einnehmen können. Damit fällt die Erweiterung des Paradigmas vom Tier auf den Menschen zum Teil mit der Erweiterung der UCR von einfachem physischem Schmerz auf frustrierende Nicht-Belohnung zusammen" (EYSENCK 1977, S. 588).

RACHMAN (1976, 1977) unterzog die von EYSENCK & RACHMAN (1967) formulierte Theorie weiterer Kritik. Er zählte sechs Argumente auf, die seines Erachtens eine Revision der Theorie erforderlich machen:

(1) In einer Reihe traumatischer Situationen (wie z.B. bei Luftangriffen) überstanden die weitaus meisten Personen diese Belastung ohne dauerhafte Angstreaktionen oder Phobien.

(2) Während zahlreicher Aversionstherapien wurden Serien von elektrischen Stromschlägen an Patienten verteilt, ohne daß diese darauf mit "Miniphobien" reagierten. Es scheint - zumindest bei Verwendung dieser Stromstärken - kaum möglich zu sein, menschliche Ängste zu konditionieren. Den von RACHMAN (1977) zur Stützung dieser Theorie zitierten Untersuchungen lassen sich jedoch gegenteilige Befunde gegenüberstellen. So erzeugten CAMPBELL et al. (1964) in einem einzigen Versuchsdurchgang mittels einer kurzfristigen Atemlähmung massive konditionierte Ängste, die sich als sehr löschungsresistent erwiesen. Weiterhin wurden im Krieg sowie bei Unfällen immer wieder traumatisch bedingte Angstreaktionen und Phobien beobachtet.

(3) Die Annahme, daß alle Reize gleichermaßen als bedingte Furchtstimuli geeignet seien, scheint nicht haltbar zu sein. SELIGMAN (1971) führte den Begriff der "Vorbereitetheit" (preparedness) ein, um damit

zum Ausdruck zu bringen, daß sich Phobien in der Regel auf biologisch bedeutsame Reize beziehen (vgl. auch ÖHMAN et al. 1975; HYGGE & ÖHMAN 1978). Mithin sind Phobien nicht ganz so "irrational", wie es manchmal behauptet wird.
(4) Ebenfalls im Widerspruch zu Ableitungen aus der Theorie von der Gleichwertigkeit verschiedener Reize als bedingte Furchtstimuli steht die Verteilung der Angstinhalte in der Bevölkerung. AGRAS et al. (1969) ermittelten in einer epidemiologischen Studie eine Prävalenzrate der Schlangenangst von 390/1000 und eine Prävalenzrate der Angst vor dem Zahnarzt von 198/1000, obwohl schmerzhafte Erfahrungen mit Zahnärzten sicher häufiger stattfanden als mit Schlangen.
(5) Bei phobischen Patienten gelingt es oftmals nicht, ein traumatisches Ereignis ausfindig zu machen, das mit dem ersten Auftreten phobischer Reaktionen in Verbindung zu bringen wäre.
(6) RACHMAN (1977) stellte mehrere Untersuchungen zusammen, die für eine Transmission von Angstreaktionen von einer Person auf eine andere sprechen. Die Transmissionsthese geht davon aus, daß in vielen Fällen Ängste auf eher indirektem Weg, d.h. ohne eigene traumatische Erfahrungen, erworben werden.

Welche Schlußfolgerungen zog RACHMAN (1977) aus seiner Analyse? Seines Erachtens können wenigstens drei Wege zum Angsterwerb führen: Konditionierungen, stellvertretendes Lernen und Informationsübermittlungen bzw. Instruktionen. Vor allem die zuletzt genannte Möglichkeit sei erstaunlicherweise bisher - weil sie vielleicht zu naheliegend ist - übersehen worden. Weiterhin müssen die Gesichtspunkte der "Vorbereitetheit" von Reizen, der interindividuellen Differenzen in der Angstneigung sowie "kritischer Momente" im Leben eines Menschen Beachtung finden.

Eine sehr differenzierte kritische Analyse der sowohl von MOWRER als auch EYSENCK & RACHMAN vertretenen Angst-Vermittlungstheorie des Vermeidungsverhaltens wurde von SELIGMAN & JOHNSTON (1973) vorgelegt. Diese Autoren bezogen sich zwar nicht unmittelbar auf das Problem der Neurosengenese, diskutierten jedoch die lernexperimentellen Grundlagen von Neurosentheorien, die auf die Konzepte der Angst und des Vermeidungsverhaltens zurückgreifen. Als Haupteinwände gegen die Angst-Vermittlungstheorie stellten sie heraus:

(1) In einer Reihe von Tierexperimenten zum Vermeidungsverhalten bereitet es große Schwierigkeiten, die von der Theorie postulierten CS für Angst zu identifizieren (vgl. z.B. HERRNSTEIN 1969). Es erscheint zweifelhaft, ob die CS eine notwendige Voraussetzung für Vermeidungsreaktionen bilden.
(2) Vermeidungsverhalten tritt häufig auf, ohne daß die Existenz konditionierter (peripherer) Angstreaktionen nachzuweisen ist. Die Latenzen erworbener Vermeidungsreaktionen sind oftmals so kurz, daß sich keine Angstreaktionen herausbilden können. In diesen Fällen läßt sich der Prozeß der Angstreduktion nicht zur Begründung des Vermeidungsverhaltens heranziehen.
(3) Die sehr große Persistenz von Vermeidungsreaktionen unter Extinktionsbedingungen (d.h. ohne Darbietung eines aversiven UCS) steht im Widerspruch zu der Hypothese, daß das Vermeidungsverhalten durch Angst vermittelt wird. Bei häufiger Darbietung eines CS für Angst ohne nachfolgenden UCS sollten die Angst und das dadurch vermittelte Vermeidungsverhalten extinguieren.

SELIGMAN & JOHNSTON (1973) sahen sich aufgrund ihrer sorgfältigen Analyse genötigt, die Angst-Vermittlungstheorie zu verwerfen und sie durch eine kognitive Theorie des Vermeidungsverhaltens zu ersetzen. Nach all den vorgebrachten Einwänden gegen die Theorien von MOWRER und EYSENCK & RACHMAN erscheint es sehr unklar, ob und in welchem Ausmaß und in welcher Form Ängste an der Entstehung und Aufrechterhaltung der verschiedenen Neurosenarten beteiligt sind.

4.1.2.3 Der Beitrag von ULLMANN & KRASNER

ULLMANN & KRASNER (1969) lehnten sich in ihrer lerntheoretischen Analyse neurotischen Verhaltens primär - jedoch nicht ausschließlich - an das Modell des operanten Konditionierens an. In Übereinstimmung mit SKINNER äußerten sie Bedenken gegenüber der Verwendung des Konstruktes "Angst" im Zusammenhang mit der Erklärung neurotischer Störungen: "Die Verwendung des Angstbegriffes als Erklärungskonzept wird wahrscheinlich das Problem nicht klären, sondern verdunkeln, sofern nicht eine operationale Definition der Angst gegeben wird, an die man sich dann streng hält" (ULLMANN & KRASNER 1969, S. 294).

Hysterische, phobische, zwangsneurotische und angstneurotische Reaktionen wurden von ULLMANN &

KRASNER in den meisten Fällen als *Vermeidungsreaktionen* aufgefaßt, und das Erklärungsmodell für phobisches Verhalten diente offenbar als Leitlinie für das Verständnis aller Arten von neurotischen Störungen mit Ausnahme der depressiven Neurose, wie die folgenden beiden Zitate zeigen. "Die Formulierung des zwangsneurotischen Verhaltens stimmt mit derjenigen für phobisches Verhalten überein; ..." (ULLMANN & KRASNER 1969, S. 308). "D.h., der Verhaltenstherapeut wird eine 'Angstreaktion' als eine komplexe phobische Reaktion betrachten" (ULLMANN & KRASNER 1969, S. 312). Wenn neurotisches Verhalten als Vermeidungsreaktion betrachtet wird, stellt sich die Frage, aus welchem Grund ein Individuum dieses Verhalten wählt. ULLMANN & KRASNER bieten u.a. folgende Erklärungen an: (1) Es findet ein Lernen am Modell statt. Auch andere Personen zeigen dieses Vermeidungsverhalten. (2) Das Individuum verfügt nicht über angemessene Alternativreaktionen für diese Situation und rechnet mit einem Mißerfolg, falls es sich in die Situation begibt. (3) Das Vermeidungsverhalten wurde in der Vergangenheit durch Zuwendungsreaktionen anderer Personen verstärkt. (4) "... Eine Person vermeidet eine Situation nicht wegen der Situation als solcher, sondern aufgrund ihres erwarteten Verhaltens in dieser Situation. Die Unterscheidung wird deutlicher, wenn man bedenkt, daß jemand eine Situation, die Selbstbehauptung erfordert, vielleicht nicht deshalb vermeidet, weil er erregt oder unfähig zur Selbstbehauptung ist, sondern weil er die vermuteten Konsequenzen der Selbstbehauptung vermeiden will. Jemand fürchtet sich eventuell nicht davor, aggressiv zu sein, sondern vor den Konsequenzen der Aggressivität" (ULLMANN & KRASNER 1969, S. 295).

Gegenüber der Theorie von ULLMANN & KRASNER können zahlreiche Einwände vorgebracht werden. Wie das vorangehende Zitat belegt, versuchen die Autoren, das Angstkonzept zu umgehen, ohne diese Argumentationslinie konsequent durchzuhalten. Mit der Frage nach den Bedingungen, die zum ersten Auftreten von Vermeidungsverhalten führen, befassen sich ULLMANN & KRASNER nur am Rande. Sie interessieren sich primär für die vom Individuum tatsächlich erlebten oder vermuteten Konsequenzen des Verhaltens. Indem sie den Begriff der erwarteten Konsequenzen verwenden, beziehen sie eine kognitive Position, die jedoch nicht systematisch ausgeführt und begründet wird.

Depressive Neurosen finden bei ULLMANN & KRASNER nur eine kurze und oberflächliche Betrachtung. Wichtig in unserem Zusammenhang ist die Feststellung, daß die Autoren depressive Reaktionen mit dem Verlust von Verstärkern, nicht jedoch mit angstauslösenden Stimuli in Verbindung bringen.

4.1.2.4 Kritik der Konditionierungstheorien

Unterwirft man die geschilderten Neurosentheorien, die sich an den Paradigmen des klassischen und operanten Konditionierens orientieren, bezüglich ihrer Behandlung des Angstproblems einer kritischen Analyse, so werden zahlreiche offene Probleme und Schwachstellen erkennbar:

(1) Die Frage nach den "traumatischen" unkonditionierten Reizen, die für die Entstehung menschlicher Neurosen verantwortlich gemacht werden, findet keine eindeutige Antwort. Es bleibt unklar, ob es sich dabei um einzelne sehr starke oder mehrere weniger starke angstauslösende Reize handelt und von welcher Art diese Reize sind. Wie bedeutsam sind etwa physische Schmerzreize oder frustrierende Nichtbelohnung (vgl. GRAY 1971)? Welcher Art und wie groß ist der Einfluß der Eltern oder anderer Bezugspersonen auf die Angst- und Neurosengenese?
(2) Sind bei den verschiedenen traditionellen Klassen neurotischer Störungen (z.B. bei depressiven oder hysterischen Neurosen) in jedem Falle Ängste in irgendeiner Form im Spiel?
(3) Welches sind die wichtigsten *Angstinhalte*, die einzelne Neurotiker kennzeichnen? Lassen sich diesbezüglich Regelmäßigkeiten beobachten? Unterscheiden sich die verschiedenen traditionellen Klassen von Neurotikern bezüglich der Art und Stärke ihrer Angstinhalte von "normalen" Kontrollpersonen?
(4) Wie ist der Zusammenhang zwischen Ängsten und neurotischen Symptomen zu verstehen? Dienen die Symptome der Angstreduktion, und gelingt tatsächlich mit Hilfe der Symptome eine Angstbeseitigung? Oder erzeugt das Auftreten symptomatischer Reaktionen erst die Angst? (Vgl. die Unterscheidung zwischen angstreduzierenden und angstinduzierenden Zwangsreaktionen!) Oder gibt es eine dritte Möglichkeit?
(5) Sollte die Therapie von Neurotikern in jedem Fall Maßnahmen zur Angstreduktion umfassen?

(6) Die geschilderten konditionierungstheoretischen Analysen neurotischen Verhaltens sind nicht umfassend. Sie klammern bestimmte Formen neurotischer Störungen, z.B. hypochondrische, hysterische, neurasthenische oder depressive Neurosen, aus oder betrachten sie nur sehr oberflächlich und assimilativ.
(7) Die beiden Konditionierungsparadigmen reichen nach Auffassung vieler Neurosentheoretiker nicht aus, um die Entstehung und Aufrechterhaltung menschlicher Ängste und Neurosen zu erklären. Zusätzlich zu berücksichtigen sind u.a. das Lernen am Modell, das Lernen durch Instruktion und Selbstinstruktion sowie das Lernen durch schlußfolgerndes Denken (vgl. BANDURA 1968, 1969; De NIKE & TIBER 1968).

4.1.3 Kognitive Theorien

Die Einbeziehung kognitiver Prozesse in die theoretische Analyse emotionaler Reaktionen, psychischer Störungen und psychotherapeutischer Prozeduren hat in den letzten Jahren stark zugenommen und sich als fruchtbar erwiesen. Im folgenden werden einige dieser Ansätze in ihren Grundzügen dargestellt und bezüglich ihrer Relevanz für das Verständnis der Zusammenhänge von Angst und Neurosen überprüft.

4.1.3.1 Der Beitrag von ELLIS

Beginnend mit einer stark beachteten Arbeit aus dem Jahre 1962 (Reason and emotion in psychotherapy) entwickelte ELLIS seine Auffassung über das Wesen psychischer Störungen in einer Vielzahl von Veröffentlichungen, über die KESSLER & PFAFF (1978) zusammenfassend berichten. ELLIS unterscheidet im menschlichen Verhalten vier "fundamentale Operationen": Wahrnehmen, Denken, Fühlen und offenes Verhalten. Eine besondere Bedeutung für das Verständnis dysfunktionaler Emotionen sowie psychischer Störungen wird der Art der Denkprozesse einer Person beigemessen. Psychische Störungen werden von ELLIS primär als emotionale Störungen interpretiert, d.h. sie sind sehr eng mit unangemessenen Emotionen (z.B. irrationalen Ängsten und Schuldgefühlen) verknüpft. Die unangemessenen Emotionen ihrerseits sind das Ergebnis irrationalen Denkens bzw. irrationaler Überzeugungen und Wertvorstellungen. Beispiele für solche irrationalen Überzeugungen wären etwa die Vorstellungen: (a) man *müsse* von jeder

Person, die man für bedeutsam hält, geliebt oder akzeptiert werden, oder (b) man *müsse* wenigstens auf einem Gebiet eine überragende Kompetenz besitzen.

Derartige Überzeugungen (z.B. "Es ist eine Katastrophe, in einer Prüfung zu versagen") vermitteln zwischen objektiven Vorgängen in der Umwelt (z.B. der Benachrichtigung über das Versagen in einer Prüfung) und überstarken, unangemessenen Emotionen (z.B. schweren, lang anhaltenden Depressionen oder Ängsten). Sie werden für eventuell resultierende psychische Störungen verantwortlich gemacht (vgl. Abbildung 4.2). GOLDFRIED & SOBOCINSKI (1975) konnten in zwei Studien an Studenten signifikante Zusammenhänge zwischen irrationalen Überzeugungen und verschiedenen Arten von Ängsten nachweisen.

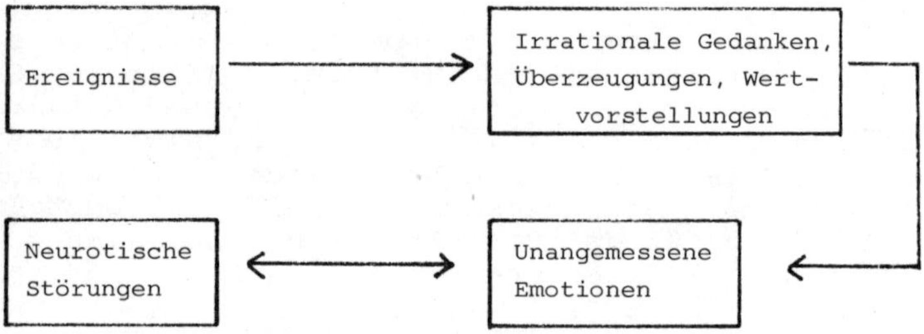

Abbildung 4.2: Schematische Darstellung der Auffassung von ELLIS über die Entstehung unangemessener Emotionen und neurotischer Störungen.

Auf die Frage nach dem Zusammenhang von Ängsten und neurotischen Störungen lassen sich aus den Grundannahmen von ELLIS folgende Antworten ableiten:

(1) Bei Neurotikern sollten unangemessene Ängste und weitere Emotionen nachweisbar sein.
(2) Diese Emotionen sollten nicht als das Ergebnis (traumatischer) Konditionierungen bzw. als Reaktionen auf bedingte Reize aufgefaßt werden, sondern als Folge irrationalen Denkens. Besonders ungünstige Formen des Denkens sind nach ELLIS (1971): (a) die Tendenz einer Person, das eventuelle Eintreten eines unangenehmen Ereignisses (z.B. als Frau mit drei kleinen Kindern vom Ehemann verlassen zu werden) als entsetz-

liche Katastrophe zu betrachten, die man nicht verkraften könnte; (b) die Schlußfolgerung der eigenen totalen Wertlosigkeit aus der Tatsache, daß man Unvollkommenheit besitzt und immer wieder bestimmte Fehler begeht.
(3) Was die Angstinhalte anbetrifft, so sollten Ängste vor sozialer Ablehnung, Abwertung und Unterlegenheit, vor Selbstbehauptung und möglicherweise auch vor Normüberschreitung Neurotiker kennzeichnen.
(4) Die für viele Neurotiker charakteristischen symptomatischen Verhaltensweisen werden von ELLIS wie folgt interpretiert: entweder dienen sie der Reduktion starker Emotionen, oder sie sollen vor anderen Menschen die eigenen Ängste oder Unvollkommenheiten verbergen helfen. Angst vor der Angst kann mithin nicht nur bedeuten, daß man die eigene Angst schwer erträglich findet, sondern daß man sich davor fürchtet, andere könnten die Tatsache der eigenen Ängstlichkeit bemerken.

Wenngleich ELLIS wichtige Anregungen für die Interpretation und die Behandlung neurotischer Störungen lieferte, so kann sein Beitrag nicht voll befriedigen. Eine kritische Analyse seiner Theorie findet man bei KESSLER & PFAFF (1978). In unserem Zusammenhang erweist es sich als Mangel, daß ELLIS nicht systematisch zwischen verschiedenen Neurosenformen differenzierte und die Beziehungen zwischen diesen Störungsarten und Ängsten nicht genauer analysierte.

4.1.3.2 Der Beitrag von BECK

Einige der bei ELLIS vermißten Differenzierungen und inhaltlichen Präzisierungen findet man in den Arbeiten BECKs (vgl. BECK 1976; BECK & RUSH 1975). Auch BECK vertritt eine kognitive Grundposition, in der Einseitigkeiten und Verzerrungen in der Realitätswahrnehmung (z.B. ungenügende Unterscheidungen zwischen Hypothesen und Fantasien auf der einen und realen Tatbeständen auf der anderen Seite) und die Verwendung irrtümlicher Prämissen für das Auftreten unangemessener Emotionen und unterschiedlicher Formen psychischer Störungen verantwortlich gemacht werden.

Einige Formen psychischer Störungen unterscheiden sich nach BECK (1976) bezüglich der vorherrschenden Emotionen, die ihrerseits auf spezifische Denkinhalte des Klienten zurückgehen. "Bei jenen Neurosen, die durch überstarke emotionale Reaktionen gekennzeichnet

Tabelle 4.1: Vorstellungsinhalte bei neurotischen Störungen (aus BECK 1976, S. 84).

Art der Störung	Charakteristischer Vorstellungsinhalt
Depression	Abwertung des persönlichen Bereichs
Hypomanie	Überbewertung des persönlichen Bereichs
Angstneurose	Gefahr für den persönlichen Bereich
Phobie	Gefahr, die mit spezifischen, vermeidbaren Situationen verbunden ist
Paranoider Zustand	Ungerechtfertigtes Eindringen in den persönlichen Bereich
Hysterie	Vorstellung einer motorischen oder sensorischen Abnormität
Zwangsgedanke	Warnung oder Zweifel
Zwangshandlung	Selbstaufforderung zur Ausführung einer spezifischen Handlung, um Gefahr abzuwenden

sind, wird der für die betreffende Störung charakteristische emotionale Zustand durch den spezifischen Inhalt des irrtümlichen Denkens hervorgerufen. Traurigkeit - die typische Emotion der Depression - rührt von der Tendenz des Patienten her, seine Erfahrungen im Sinne der eigenen Deprivation, Defizienz und Vernichtung zu interpretieren. Die bei hypomanischen Zuständen beobachtbare Euphorie resultiert aus einer ununterbrochenen Beschäftigung mit Gedanken, die der eigenen Selbsterhöhung dienen. Der ängstliche Patient erlebt seine quälenden Gefühle, weil er seine Erfahrungen im Sinne der Gefahr überinterpretiert, während der paranoide Patient intensive Wut verspürt, die von seiner Fixierung an den Gedanken, von anderen mißbraucht zu werden, herrührt" (BECK 1976, S. 82).

In diesem Zitat stützt sich BECK offensichtlich auf einen sehr weiten "Neurosenbegriff", der auch Störungen umfaßt, die üblicherweise nicht zu den Neurosen gezählt werden.

Aus weiteren Ausführungen BECKs geht hervor, daß er die verschiedenen psychischen Störungen ("Neurosen") primär anhand der jeweils dominierenden Vorstellungsinhalte und nicht anhand der Emotionen differenziert (vgl. Tabelle 4.1).

Stellt man die Frage nach der Bedeutung von Ängsten bei neurotischen Störungen, so zeichnet sich nach BECKs Befunden folgendes Bild ab:

(1) Lediglich bei Angstneurosen, phobischen Neurosen und Zwangsneurosen spielen Ängste zweifelsfrei eine bedeutsame Rolle.
(2) Für Depressionen sind primär Gefühle der Traurigkeit und der inneren Leere charakteristisch. Ob auch Ängste zu berücksichtigen sind, geht aus BECKs Ausführungen nicht klar hervor.
(3) Die Analyse hysterischer Neurosen erfolgt ohne Bezugnahme auf das Konzept der Angst.

In Hinsicht auf die spezifischen Angstinhalte bei angstneurotischen und phobischen Patienten sind die Ergebnisse von BECK & RUSH (1975) aufschlußreich. Diese Autoren berichteten über ihre Untersuchungen an 50 männlichen und weiblichen Angstneurotikern und 10 überwiegend weiblichen Phobikern. Die Angstneurotiker wurden in solche mit akutem, subakutem und "chronischem" Beginn unterteilt. Bei allen Angstneurotikern konnten Zusammenhänge zwischen bestimmten Kognitionen und Angstanfällen festgestellt werden. Die Kognitionen umfaßten Antizipationen oder visuelle Vorstellungen von Gefahren, die sich entweder auf physische oder psychische Schädigungen bezogen. Die Patienten mit eher schleichendem ("chronischem") Beginn antizipierten vor allem Kritik, Ablehnung oder zwischenmenschliche Mißerfolge. Die Kognitionen der Fälle mit akutem oder subakutem Beginn hatten Gefahren für das physische Wohlergehen oder den Verlust der physischen oder psychischen Kontrolle zum Inhalt. Häufig vertreten waren auch angstbesetzte Vorstellungen zu sterben.

Eine Gegenüberstellung der Kognitionen von Angstneurotikern und Phobikern erbrachte Ergebnisse, die in der folgenden Tabelle 4.2 zusammengefaßt sind.

Tabelle 4.2: Vergleich der Kognitionen von Angstneurotikern und Phobikern (aus BECK & RUSH 1975, S. 73).

Angstneurosen	Phobien
1. Angst, assoziiert mit diskreten Gedanken:Phantasien	Gleiche
2. Thema der Gefahr	Gleiche
3. Unrealistische Situationseinschätzung	Gleiche
4. Auslösendes Ereignis vorhanden	Gleiche
5. Zahlreichere Stimuli	Seltenere Stimuli
6. Breite Klasse von Stimuli	Spezifischere Klasse von Stimuli
7. Weniger leicht vermeidbare Stimuli	Leichter vermeidbare Stimuli
8. Stimuli häufiger internal	Stimuli häufiger external
9. Kognitive Inhalt weniger direkt auf den Inhalt von Stimulussituationen bezogen	Kognitive Inhalt direkter auf den Inhalt von Stimulussituationen bezogen
10. ? Häufigere gefahrbezogene Vorstellungen im "Bewußtseinsstrom"	? Seltenere gefahrbezogene Vorstellungen im "Bewußtseinsstrom"

Die Bezugnahme auf diese unterschiedlichen Kognitionen erlaubt ein Verständnis des differierenden Verhaltens der beiden klinischen Gruppen. Eine wichtige Gemeinsamkeit der Angstneurotiker und der Phobiker bestand darin, daß beide die entsprechenden Situationen unrealistisch beurteilten, indem sie sowohl das

Ausmaß als auch die Wahrscheinlichkeit eines Schadens überschätzten. In diesem Zusammenhang formulierten die Autoren die Hypothese eines dualen Überzeugungssystems bei Patienten mit Ängsten. Ein rationales, reifes System ist zu einer realistischen Gefahreneinschätzung in der Lage. Ein zweites, "irrationales" System wird aktiviert, sobald der Patient sich den gefürchteten Situationen nähert.

Es lassen sich gegen den zweifellos sehr fruchtbaren Ansatz von BECK und Mitarbeitern unter anderem folgende Kritikpunkte vorbringen:

(1) BECK registriert enge korrelative und funktionale Zusammenhänge zwischen den kognitiven Inhalten von Patienten und ihren emotionalen Störungen. Dabei widmet er der folgenden Frage eine etwas geringe Aufmerksamkeit: Welches ist die komplexe Bedingungskonstellation (situative Gegebenheiten, Lebensumstände, Persönlichkeitsmerkmale etc.) für das Auftreten der individuellen symptomauslösenden Kognitionen?
(2) BECK orientiert sich stark an der klassischen Nomenklatur der American Psychiatric Association. Er versucht zum Beispiel, eine möglichst klare Trennung zwischen phobischen Neurosen und Angstneurosen vorzunehmen. Dabei geraten die problematischen Grenzfälle, deren diagnostische Einordnung Schwierigkeiten bereitet, leicht aus dem Blickfeld.

4.1.3.3 Der Beitrag von PHARES

PHARES' (1972) Analyse psychischer Störungen gründet auf der sozialen Lerntheorie von ROTTER (1954, 1972), die den Versuch einer Verknüpfung der HULLSCHEN Lerntheorie und der Theorien von LEWIN und TOLMAN darstellt. Eine zentrale Annahme ROTTERs besagt, daß das "Verhaltenspotential" eine Funktion der "Erwartung" und des "Verstärkungswertes" ist. Mithin läßt sich ROTTERs Ansatz in die Reihe der Wert-Erwartungs-Theorien einordnen (vgl. KRAAK 1976).

PHARES hält das Konzept des *Vermeidungsverhaltens* für einen Schlüsselbegriff zum Verständnis neurotischen Verhaltens. Die weitaus meisten neurotischen Verhaltensweisen werden von ihm entweder als Vermeidungsreaktionen oder Folgen von Vermeidungsreaktionen interpretiert. Wie kommt es zu diesem Vermeidungsverhalten? "Wenn ein Individuum auf einen bestimmten Bedürfnisbereich hohen Wert legt und gleichzeitig nur eine geringe Erwartung hegt, daß erwünschteres Verhalten zu Befriedigungen in diesem Bereich führt, wird es typischerweise Vermeidungsverhalten zeigen. In den meisten dieser Fälle wird die Nichtbefriedigung in einem starken Bedürfnisbereich als bestrafend erlebt" (PHARES 1972, S. 441). Einen derartigen unangenehmen Zustand wird die betreffende Person zu vermeiden suchen und dabei unter Umständen Symptome entwickeln (z.B. eine hysterische Lähmung, einen Waschzwang oder eine Phobie).

Besonderes Gewicht legt PHARES auf den Begriff der *"Bestrafungserwartung"*, den er stellvertretend für den ihm weniger eindeutig erscheinenden Angstbegriff verwendet. "Um diesen Punkt kurz zu erläutern: Wenn man sagt, jemand hat Angst, so meint man, daß er eine hohe Bestrafungserwartung oder eine niedrige Erfolgserwartung bezüglich einer wichtigen Verstärkung hegt" (PHARES 1972, S. 447).

Die Entstehung zahlreicher neurotischer Störungen ließe sich mithin verkürzt wie folgt darstellen:
Hohe Bestrafungserwartung → (Angst) → Vermeidungsverhalten → neurotische Störung.

Der Zusammenhang zwischen Vermeidungsverhalten und neurotischen Störungen wird von PHARES nicht sehr klar analysiert. Er berücksichtigt folgende Möglichkeiten:

(1) Infolge seines Vermeidungsverhaltens erwirbt das Individuum eine ungenügende Kompetenz in der Bewältigung bestimmter Situationsanforderungen und gerät in einen Circulus vitiosus.
(2) Das Vermeidungsverhalten verhindert die Korrektur falscher Bestrafungserwartungen und hält damit Ängste aufrecht.

Depressive Störungen treten nach Auffassung von PHARES dann auf, wenn die Bestrafungserwartung, d.h. die Erwartung der Nichtbefriedigung wichtiger Bedürfnisbereiche, extrem hohe Werte erreicht. Diese Hypothese ist insofern interessant, als sie es erlaubt, anhand der Höhe der Bestrafungserwartungen zwischen depressiven und nicht-depressiven neurotischen Störungen zu unterscheiden. PHARES legte allerdings keine empirischen Befunde über die Wahrscheinlichkeitsbeurteilungen neurotischer Patienten vor.

Vergleicht man den Ansatz von PHARES mit dem früher Konditionierungstheorien, so zeigen sich folgende Unterschiede:

(1) Der Mensch wird nicht als reaktiv, sondern als aktiv und zielorientiert eingeschätzt.
(2) Die Angst wird nicht als konditionierte (autonome) Reaktion, sondern als Folge bzw. Ausdruck einer Bestrafungs*erwartung* aufgefaßt.
(3) Vermeidungsverhalten tritt nicht deshalb auf, weil es Angst reduziert, sondern weil es geeignet erscheint, (kurzfristig) Bestrafung zu verhindern.
(4) Vermeidungsverhalten kann pathologische Folgen haben, weil es den Erwerb von Kompetenzen verhindert.

Die Ausführungen von PHARES lassen eine Reihe von Fragen offen:

(1) Können auf empirischem Wege Unterschiede in den Bestrafungserwartungen bei Neurotikern und normalen Kontrollpersonen nachgewiesen werden?
(2) Zu welchen Anteilen erzeugen die Bestrafungs*erwartungen* und die Bestrafungs*bewertungen* Ängste bzw. Vermeidungsverhalten? Wie wirken Erwartungen und Bewertungen von Konsequenzen zusammen?
(3) Trifft die folgende Aussage generell zu: "Die meisten Individuen, ob sie vorwiegend hysterische, phobische oder zwanghafte Züge aufweisen, zeigen auch häufige Zustände ausgeprägter Angst" (PHARES 1972, S. 460)? Die behauptete Angst der hysterischen Neurotiker steht im Widerspruch zu den weiter oben erwähnten anderen Theorien.
(4) Welches sind die Angstinhalte bei verschiedenen Neurosenformen?

4.2 Eigene Untersuchungen an Neurotikern und Psychosomatikern mit dem Interaktions-Angstfragebogen

4.2.1 Fragestellungen

Die vorangegangene Diskussion verschiedener Neurosentheorien hat zu dem Ergebnis geführt, daß zwar der Angst meist eine eminente Bedeutung für die Entstehung und Aufrechterhaltung neurotischer Störungen zugesprochen wird, daß jedoch genaue Kenntnisse infolge einer ungenügenden Anzahl einschlägiger empirischer Arbeiten fehlen. Das Ziel der zu schildernden Studie soll es sein, einen Beitrag zur Beseitigung dieser Wissensdefizite zu leisten. Neben anderen bedürfen die folgenden Fragen einer Klärung durch empirische Arbeiten, die auch Kontrollgruppen einbeziehen:

- Unterscheiden sich Neurotiker von "normalen" Kontrollpersonen in ihrer Angstneigung?
- Gelingt es Neurotikern, mit Hilfe ihrer Abwehrmechanismen und Symptombildungen hohe Grade der Angst(neigung) zu vermeiden? Oder erleben Neurotiker durchaus stärkere habituelle Angst als normale Kontrollpersonen, und dienen ihre Reaktionen und Symptombildungen der Vermeidung angstauslösender Situationen?
- Handelt es sich bei Neurotikern um Personen, deren Ängste stark generalisiert sind, d.h. sehr unterschiedliche Situationsbereiche umfassen, oder sind sie auf bestimmte Situationsklassen beschränkt?
- Sollten sich bei Neurotikern erhöhte Angstwerte feststellen lassen, so wäre zu überprüfen, ob ähnlich hohe Werte auch bei anderen klinischen Gruppen auftreten, d.h. ob es sich bei Ängsten um ein speziell für Neurotiker charakteristisches Phänomen handelt. Unterscheiden sich beispielsweise auch Ulcuspatienten in ihren Angstwerten signifikant von normalen Kontrollpersonen?

Diese eher globalen Fragestellungen lassen sich wie folgt weiter ausdifferenzieren, wenn man verschiedene Neurosenformen getrennt betrachtet und auf die im vorangegangenen Abschnitt formulierten Hypothesen Bezug nimmt:

- Stehen die bei *Angstneurotikern* zu beobachtenden Angstreaktionen im Zusammenhang mit bestimmten Situationsklassen, d.h. besitzen Angstneurotiker bereichsspezifische Angstneigungen? Oder sind die Ängste so stark generalisiert, daß in praktisch allen (Gefahrenmomente enthaltenden) Situationen Ängste ausgelöst werden können? Oder beurteilen Angstneurotiker derartige Situationen nicht anders als normale Kontrollpersonen, und werden sie unvorbereitet und überraschend von Angstzuständen überfallen?
- Wie eng begrenzt sind die bei *Phobikern* vorhandenen angstauslösenden Reizkonstellationen? Spielen bei diesen Patienten Situationen, die eine physische Gefährdung mit sich bringen, eine besondere Rolle oder dominieren soziale Situationen?

- Weisen *Zwangsneurotiker* bereichsspezifische Angstneigungen auf? Betreffen ihre Ängste insbesondere den Bereich der Normüberschreitungen, wie nach der FREUDschen Theorie zu erwarten wäre?
- Lassen sich bei *depressiven Neurotikern* bereichsspezifische Ängste nachweisen? Können die starke Aktivitätsverringerung und der Initiativeverlust bei vielen Depressiven auf breit generalisierte Ängste zurückgeführt werden? Oder stehen depressive Neurosen überhaupt nicht mit Ängsten, sondern statt dessen mit anderen Emotionen (wie Niedergeschlagenheit, Traurigkeit, Schuldgefühlen, Gefühlen innerer Leere etc.) in Verbindung?
- Trifft die von FREUD und anderen Neurosentheoretikern geäußerte Hypothese zu, daß bei *hysterischen Neurosen* keine erhöhten Angsttendenzen zu registrieren sind? Läßt sich die These von der "belle indifférence" vieler hysterischer Neurotiker auch so interpretieren, daß hysterische Patienten keine abnormen Ängste (bewußt) erleben? Handelt es sich bei dem hysterischen Neurotikern zugeschriebenen Abwehrmechanismus der Konversion tatsächlich um ein wirksames Mittel zur Angstvermeidung? Hat EYSENCK eventuell recht, wenn er Hysteriker als "untersozialisiert" betrachtet? In diesem Fall wäre zu erwarten, daß diese klinische Gruppe signifikant weniger Angst vor Normüberschreitungen hätte als normale Kontrollpersonen.
- Lassen sich bei *neurasthenischen Neurosen* und *Herzneurosen* bereichsspezifische Ängste feststellen? Sind diese Ängste ausschließlich auf den körperlichen Bereich beschränkt?

Zur Beantwortung der angeschnittenen Fragen ist es erforderlich, ein Verfahren zu verwenden, das die Messung bereichsspezifischer Angstneigungen gestattet. Als ökonomisches Instrument liegt der Interaktions-Angstfragebogen (I-A-F) vor. Im Gegensatz zu Verfahren zur Diagnostik von (momentaner, situationsspezifischer) Zustandsangst erfaßt der I-A-F habituelle Angstbereitschaften, die sich auf bestimmte Klassen von Gefahrenmomente enthaltenden Situationen beziehen. Wie in Kapitel 3 ausgeführt wurde, zielt der I-A-F nicht auf die Angstreaktionen als solche, sondern auf *Dispositionen* zu Angstreaktionen ab. Die Angstreaktionen werden ausgelöst, sobald die betreffende Person mit einer Situation konfrontiert wird, die zu einer Klasse bedrohlich erlebter Situationen zählt (vgl. Abbildung 4.3).

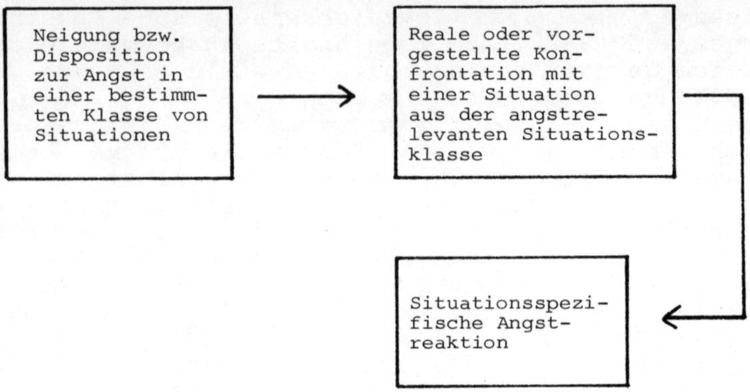

Abbildung 4.3: Schematische Darstellung des Zusammenhanges zwischen bereichsspezifischer Angstneigung und situationsspezifischer Angstreaktion.

Dabei ist nicht entscheidend, ob die Person diesen bei sich registrierten Unlustzustand spontan als "Angst" bezeichnet (vgl. auch Kapitel 1). Die Frage nach möglichen "unbewußten" oder "latenten" Ängsten wird also ausgeklammert.

Es erscheint zweckmäßig, außer normalen Personen eine zusätzliche klinische Klasse als Kontrollgruppe zu verwenden. Hierfür bietet sich beispielsweise der Rückgriff auf Patienten mit Magen- und Darmbeschwerden (speziell Ulcuspatienten) an. Diese Personen bilden eine wichtige Unterklasse der Psychosomatiker. In der psychopathologischen Literatur wird seit vielen Jahren recht kontrovers die Frage erörtert, inwieweit es sich auch bei Psychosomatikern um "Neurotiker" handelt (vgl. SCHMIDT & BECKER 1977). In diesem Zusammenhang gilt es zu überprüfen, ob die für Neurotiker als charakteristisch behauptete Angstneigung auch bei Patienten mit Magen- und Darmbeschwerden vorliegt.

Die Ergebnisse der zu schildernden Studien könnten mithin eine Bedeutung für die Überprüfung vorhandener kontroverser Neurosentheorien und Theorien über Ulcuspatienten erlangen. Sollte sich etwa herausstellen, daß Neurotiker nicht signifikant in ihren Ängsten vor physischer Verletzung von normalen Kontrollpersonen abweichen, so würde dieser Befund die Überzeugungskraft all jener Neurosentheorien schwächen, die physische Schmerzreize betonen und auf Tierexperimenten basieren, in denen mittels Schmerzreizen Ängste, Vermeidungsreaktionen und "Neurosen" erzeugt wurden.

4.2.2 Untersuchung 1

In der Untersuchung 1 sollten verschiedene Neurotikergruppen sowie Patienten mit aktuellen oder vergangenen ernsthaften Beschwerden im Magen-Darmbereich bezüglich ihrer bereichsspezifischen Ängste mit einer normalen Kontrollgruppe verglichen werden.

4.2.2.1 Methode

Die Untersuchungsdaten wurden im Zeitraum 1972-76 gesammelt. Die Daten der klinischen Gruppen wurden in den folgenden Institutionen erhoben: Abteilung für Medizinische Psychologie der Universitäts-Klinik Homburg, BfA-Klinik Bärenfels in Weiskirchen, BfA-Klinik Zwesten, Psychologische Beratungsstelle der Fachrichtung Psychologie an der Universität des Saarlandes, Sozialpsychiatrische Klinik Sonnenberg in Saarbrükken. Des weiteren waren auch zwei niedergelassene Ärzte an der Datenerhebung beteiligt.

Charakterisierung der Gruppe der Neurotiker

Die Gruppe der 187 Neurotiker setzte sich in erster Linie aus männlichen und weiblichen Personen zusammen, die sich wegen ihrer neurotischen Beschwerden in stationärer Behandlung befanden. Nur eine kleine Minderheit der Neurotiker wurde ambulant behandelt. Das Alter der Neurotiker lag zwischen 20 und 62 Jahren (Mittelwert: 36,9 Jahre). Weitere Angaben zur Charakterisierung der Gruppe gehen aus den Tabellen 4.3 bis 4.6 hervor. Die Neurotiker wurden in Anlehnung an den "Diagnosenschlüssel und Glossar psychiatrischer Krankheiten" (DEGKWITZ et al. 1971) von ihren Therapeuten in folgende Kategorien eingeteilt:

- Phobische Neurosen (N = 26). Hierbei handelte es sich vor allem um Patienten mit stark ausgeprägten sozialen Ängsten sowie um Agoraphobiker und Klaustrophobiker. In allen Fällen bezogen sich die

Angstinhalte auf identifizierbare externe Reize (Personen, Situationen, Objekte).
- Angstneurosen (N = 20). Diese Diagnose wurde gestellt, wenn der betreffende Patient entweder zu Angstanfällen neigte oder eine generelle starke Ängstlichkeit aufwies.
- Depressive Neurosen (N = 25).
- Zwangsneurosen (N = 16).
- Hysterische Neurosen (N = 28).
- Neurasthenische Neurosen (N = 16).
- Herzneurosen (N = 16). Auch Patienten mit herzneurotischen Beschwerden wurden zu den "Neurotikern" gezählt.
- Neurotiker mit somatischen Beschwerden (N = 11). In diese Kategorie wurden Patienten eingeordnet, die neben emotionalen Symptomen ausgeprägte somatische Beschwerden in Organsystemen aufwiesen, die vom autonomen Nervensystem innerviert werden (z.B. Patienten mit Magenbeschwerden, Kopfschmerzen oder Herzstichen).
- Sonstige Neurosen (N = 29). Hierunter fielen solche Patienten mit neurotischen Beschwerden, die nicht mit genügender Eindeutigkeit einer der oben angeführten Neurotikersubgruppen zugeordnet werden konnten. Meist handelte es sich um Patienten mit einer komplexen Mehrfachsymptomatik sowie um neurotische Persönlichkeiten ohne blühende Symptome.

Charakterisierung der normalen Kontrollpersonen

Auf die Auswahl dieser Kontrollgruppe wurde besondere Sorgfalt verwendet. Es sollten nur solche Personen ausgewählt werden, die sich (a) weder bezüglich ihres Alters, noch ihres Geschlechts, noch ihres Berufsniveaus, noch ihres Familienstandes signifikant von den 187 Neurotikern unterschieden, (b) sich zur Zeit der Untersuchung weder in psychotherapeutischer Behandlung noch stationär in einer Klinik befanden und (c) mit großer Wahrscheinlichkeit keine ernsthaften neurotischen Störungen aufwiesen. Alle Kontrollpersonen entstammten der Standardisierungsstichprobe des I-A-F, die von BECKER (1980) näher beschrieben wurde. Von diesen 345 Individuen wurden zunächst jene 14 Männer und 18 Frauen eliminiert, die die höchste Anzahl persönlicher Probleme nannten. Sie erreichten in einer vom Verfasser entwickelten Skala so hohe Scores, wie sie für Neurotiker charakteristisch sind. Exemplarisch seien einige Items dieser sehr gut zwischen Neurotikern und normalen Kontrollpersonen diskriminierenden Skala genannt: (1) Ich fühle mich anderen unterlegen. (2) Ich fühle mich häufig am Ende meiner Kräfte. (3) Ich habe sexuelle Probleme. (4) Ich befürchte manchmal, ein Versager zu sein. Dieser erste Schritt sollte dazu dienen, aus der Standardisierungsstichprobe möglichst viele potentielle Neurotiker zu eliminieren.

Aus der Restgruppe von 313 Personen wurde - soweit dies realisierbar war - nach Zufall jedem Neurotiker eine Kontrollperson zugeordnet, die in die gleiche Alters-, Geschlechts- und Berufsgruppe fiel und den gleichen Familienstand aufwies. Nur in wenigen Fällen konnte dieses Matchingverfahren nicht verwirklicht werden. Die folgenden Tabellen 4.3 bis 4.6 zeigen, daß sich die 187 Kontrollpersonen weder im Alter (Mittelwert: 36,7 Jahre), noch im Geschlecht, noch im Berufsniveau, noch im Familienstand signifikant von den 187 Neurotikern unterschieden.

Tabelle 4.3: Aufschlüsselung der drei Untersuchungsgruppen der Neurotiker, normalen Kontrollpersonen und Magen-Darm-Patienten nach der Variablen *"Alter"*. Der χ^2-Wert, der sich auf die Gegenüberstellung der Neurotiker und der normalen Kontrollpersonen bezieht, beträgt 0,105 (nicht signifikant). Der χ^2-Wert, der sich auf die Gegenüberstellung der vereinigten Gruppe der Neurotiker und normalen Kontrollpersonen einerseits und der Magen-Darm-Patienten andererseits bezieht, beträgt 29,77 ($p < .01$).

Altersbereich in Jahren	Neurotiker	Normale Kontrollgruppe	Magen-Darm-Patienten	Σ
20 - 29	52	60	10	122
30 - 39	56	60	11	127
40 - 62	55	61	47	163
Σ	163	181	68	412
Keine Angaben	24	6	1	31
Σ	187	187	69	443

Tab. 4.4.: Aufschlüsselung der drei Untersuchungsgruppen der Neurotiker, normalen Kontrollpersonen und Magen-Darm-Patienten nach der Variablen 'Geschlecht'. Der χ^2-Wert, der sich auf die Gegenüberstellung der Neurotiker und der normalen Kontrollpersonen bezieht, beträgt 0,07 (nicht signifikant). Der χ^2-Wert, der sich auf die Gegenüberstellung der vereinigten Gruppe der Neurotiker und normalen Kontrollgruppe einerseits und der Magen-Darm-Patienten andererseits bezieht, beträgt 4,82 ($p<.05$).

Geschlecht	Neurotiker	Normale Kontroll-gruppe	Magen-Darm-Patienten	Σ
♂	79	79	39	197
♀	108	102	29	239
Σ	187	181	68	436
Keine Angaben	0	6	1	7
Σ	187	187	69	443

Tab. 4.5.: Aufschlüsselung der drei Untersuchungsgruppen der Neurotiker, normalen Kontrollpersonen und Magen-Darm-Patienten nach der Variablen 'Berufsniveau'. Der χ^2-Wert, der sich auf die Gegenüberstellung der Neurotiker und der normalen Kontrollpersonen bezieht, beträgt 3,53 (nicht signifikant). Der χ^2-Wert, der sich auf die Gegenüberstellung der vereinigten Gruppe der Neurotiker und normalen Kontrollgruppe einerseits und der Magen-Darm-Patienten andererseits bezieht, beträgt 0,60 (nicht signifikant).

Berufsniveau	Neurotiker	Normale Kontroll-gruppe	Magen-Darm-Patienten	Σ
Anlern- u. Einarbeitungs-berufe	25	17	9	51
Lehrbe-rufe	98	120	45	263
Gehobene Berufe	28	30	9	67
Hausfrauen	12	14	5	31
Σ	163	181	68	412
Keine An-gaben	24	6	1	31
Σ	187	187	69	443

Tab. 4.6.: Aufschlüsselung der drei Untersuchungsgruppen der Neurotiker, normalen Kontrollpersonen und Magen-Darm-Patienten nach der Variablen 'Familienstand'. Der X^2-Wert, der sich auf die Gegenüberstellung der Neurotiker und der normalen Kontrollpersonen bezieht, beträgt 7,12 (nicht signifikant). Der X^2-Wert, der sich auf die Gegenüberstellung der vereinigten Gruppe der Neurotiker und normalen Kontrollgruppe einerseits und der Magen-Darm-Patienten andererseits bezieht, beträgt 11,64 ($p<.01$).

Familien-stand	Neurotiker	Normale Kontroll-gruppe	Magen-Darm-Patienten	Σ
verheiratet	91	121	55	267
ledig	56	55	9	120
geschieden	18	8	3	29
verwitwet	3	3	2	8
Σ	168	187	69	424
keine Angaben	19	0	0	19
Σ	187	187	69	443

Charakterisierung der Magen-Darm-Patienten

Diese Gruppe von insgesamt 69 Personen sollte als zweite klinische Kontrollgruppe dienen. Sie setzte sich aus drei Subgruppen zusammen. In 21 Fällen handelte es sich um Patienten, die wegen akuter Magenbeschwerden (Verdacht auf Ulcus ventriculi oder nachgewiesenes Ulcus ventriculi) von niedergelassenen Ärzten ambulant behandelt wurden. Zwei weitere Gruppen umfaßten Personen, die in der jüngeren Vergangenheit entweder unter einem Ulcus ventriculi (N = 29) oder einem Ulcus duodeni (N = 15) gelitten hatten und sich zur Zeit in einer Kurklinik aufhielten. Die akuten Magen-Darmbeschwerden waren bei diesen beiden Subgruppen abgeklungen. Die Einbeziehung von Magen-Darm-Patienten mit akuten Beschwerden und solchen mit abgeklungenen Beschwerden, die sich zu einem Kuraufenthalt in einer BfA-Klinik befanden, erschien interessant, um überprüfen zu können, ob sich diese Subgruppen eventuell bezüglich des Ausmaßes ihrer bereichsspezifischen Angstneigungen unterscheiden würden (vgl. auch OVERBECK 1974).

Wie aus den Tabellen 4.3 bis 4.6 hervorgeht, waren die Magen-Darm-Patienten lediglich in ihrem Berufsniveau mit den Neurotikern und normalen Kontrollpersonen vergleichbar. Ansonsten waren sie etwas älter (Mittelwert: 43,9 Jahre), häufiger verheiratet und setzten sich aus einem größeren Anteil von Männern zusammen.

Tabelle 4.7: Produktmoment-Korrelationen zwischen den T-transformierten Scores in 6 Skalen des Interaktions-Angstfragebogens bei einer Gruppe männlicher und weiblicher Neurotiker. Die in Klammern stehenden Koeffizienten beziehen sich auf eine Teilgruppe von 63 der insgesamt 187 Neurotiker.

	Skala 1 (N=187)	Skala 2 (N=187)	Skala 3 (N=187)	Skala 4 (N=63)	Skala 5 (N=187)	Skala 6 (N=187)
Skala 1: Angst vor physischer Verletzung		.31**	.20**	(.51**)	.26**	.37**
Skala 2: Angst vor "Auftritten"	.31**		.18*	(.21)	.54**	.33**
Skala 3: Angst vor Normüberschreitung	.20**	.18*		(-01)	.31**	.56**
Skala 4: Angst vor Erkrankungen u. ärztl. Behandlungen	(.51**)	(.21)	(-01)		(.30*)	(.17)
Skala 5: Angst vor Selbstbehauptung	.26**	.54**	.31**	(.30*)		.38**
Skala 6: Angst vor Abwertung und Unterlegenheit	.37**	.33**	.56**	(.17)	.38**	

* = p<.05; ** = p<.01

4.2.2.2 Berechnungen und Ergebnisse

Zunächst wurden die Rohwerte in den 8 Skalen des I-A-F unter Rückgriff auf die in BECKER (1980) enthaltenen geschlechtsspezifischen Normen T-transformiert. Auf diesem Wege konnten die zwischen den Geschlechtern bestehenden Unterschiede in der Beantwortung des I-A-F berücksichtigt und neutralisiert werden. Um zu überprüfen, in welchem Umfang die individuellen Angstneigungen von Neurotikern über verschiedene Bereiche hinweg generalisiert sind, wurden die Interkorrelationen zwischen den sechs den Faktoren erster Ordnung entsprechenden Skalen des I-A-F berechnet. Da die Skala 4 (Angst vor Erkrankungen und ärztlichen Behandlungen) in einer bei zahlreichen Neurotikern verwendeten Vorform des I-A-F nicht enthalten war, basieren die Korrelationen mit dieser Skala nur auf einer reduzierten Stichprobe von 63 Neurotikern. Die Ergebnisse sind in der Tabelle 4.7 dargestellt.
Die 15 Korrelationskoeffizienten erreichen Werte zwischen -.01 und .56, und ihre Größenordnung entspricht etwa den von BECKER (1980) mitgeteilten Koeffizienten bei männlichen und weiblichen Normalen. Lediglich drei Korrelationen überschreiten Werte von .50. Aus dem Quadrat des höchsten Korrelationskoeffizienten von .56 zwischen den Skalen 3 und 6 ergibt sich, daß maximal 31% der Varianz einer Skala durch eine andere Skala vorhergesagt werden können. Es besteht mithin auch bei Neurotikern eine erhebliche Bereichsspezifität ihrer individuellen Angstneigungen.

In einem nächsten Schritt wurden die T-transformierten Skalenwerte der 9 Neurotikergruppen, der drei Subgruppen der Magen-Darm-Patienten sowie der normalen Kontrollpersonen in allen 8 I-A-F-Skalen berechnet. Für anschließende varianzanalytische Auswertungen konnten wegen niedriger Zellbesetzungen mehrerer Neurotikergruppen in der Skala 4 sowie der abgeleiteten Skala 7 nur sechs Skalen Verwendung finden. Diese Varianzanalysen sollten aufklären, in welchen I-A-F-Skalen zwischen den Gruppen signifikante Mittelwertsunterschiede bestehen. Die Ergebnisse sind in komprimierter Form in der Tabelle 4.8 dargestellt.
Die untersuchten Gruppen unterscheiden sich lediglich in vier Skalen des I-A-F signifikant voneinander: Skala 2 (Angst vor Auftritten), Skala 5 (Angst vor Selbstbehauptung), Skala 6 (Angst vor Abwertung und Unterlegenheit) und Skala 8 (Angst vor Bewährungssituationen). Interessanterweise bestehen keine signi-

Tabelle 4.8: Varianzanalytische Ergebnisse bei 13 Gruppen in 6 Skalen des I-A-F. * = ($p < .001$).

Skala		Sum of squares	Degrees of freedom	Mean square	F
1	Between groups	710,24	12	59,19	
	Within groups	43895,76	423	102,56	0,58
2	Between groups	12739,81	12	1061,65	
	Within groups	56356,71	423	131,67	8,06 *
3	Between groups	2342,58	12	195,22	
	Within groups	51424,05	423	120,15	1,62
4					
5	Between groups	9469,44	12	789,12	
	Within groups	48292,07	423	112,83	6,99 *
6	Between groups	5304,55	12	442,05	
	Within groups	43901,98	423	102,57	4,31 *
7					
8	Between groups	16244,89	12	1353,74	
	Within groups	58538,03	423	136,77	9,90 *

fikanten Unterschiede in Skalen, die sich auf physische Gefahren und auf Normüberschreitung beziehen. Dieses Ergebnis steht mit der These der Bereichsspezifität neurotischer Angstneigungen im Einklang.

In einem ersten Schritt sollte überprüft werden, welche der klinischen Gruppen in welchen I-A-F-Skalenwerten signifikant von der normalen Kontrollgruppe abweichen. Hierzu war es erforderlich, den Dunnett-Test anzuwenden (vgl. etwa WINER 1962). Die Ergebnisse dieser Prüfung sind zusammen mit den Mittelwerten und Standardabweichungen in der Tabelle 4.9 enthalten.

Wegen der oben erwähnten niedrigen Zellbesetzungen gingen die Skalen 4 und 7 nicht in die varianzanalytischen Auswertungen ein. Um dennoch einen Eindruck von der Höhe der diesbezüglichen Angstneigungen bei Neurotikern zu erhalten, wurden bei 63 Neurotikern unterschiedlicher Diagnosen mit vollständigen Datensätzen die Scores in den Skalen 4 und 7 berechnet. In der Skala 4 (Angst vor Erkrankungen und ärztlichen Behandlungen) erzielten diese Patienten einen Mittelwert von 49,66 und eine Standardabweichung von 10,00. In der Skala 7 (Angst vor physischen und psychischen Angriffen) betrugen die entsprechenden Werte 53,40 sowie 9,29. Die beiden Mittelwerte der Neurotiker weichen nur unerheblich von den korrespondierenden Mittelwerten der 187 Kontrollpersonen von 50,74 in der Skala 4 bzw. 50,07 in der Skala 7 ab.

Aus diesen Ergebnissen sowie der Tabelle 4.9 geht unter anderem folgendes hervor:

- Mit Ausnahme der Gruppe der hysterischen Neurosen zeigen alle Neurotikergruppen in den 6 berücksichtigten Skalen des I-A-F einen ähnlichen Profilverlauf. Die höchsten Angstwerte konzentrieren sich vor allem auf drei Bereiche: Angst vor Auftritten, Angst vor Selbstbehauptung und Angst vor Bewährungssituationen. Die besonders hohen Mittelwerte in der Skala 8 (Angst vor Bewährungssituationen) ergeben sich zwangsläufig aus der Tatsache, daß diese Skala die Summenscores aus den Skalen 2 (Angst vor Auftritten) und 5 (Angst vor Selbstbehauptung) repräsentiert (vgl. Kapitel 3). Gleichfalls in der Regel erhöht - wenn auch meist nicht signifikant - sind die Scores in der Skala 6 (Angst vor Abwertung und Unterlegenheit).
- Besonders hohe bereichsspezifische Angstscores werden vor allem von Angstneurotikern, depressiven Neurotikern, Neurotikern mit phobischer Symptomatik, Zwangsneurotikern sowie Neurotikern mit (zusätzlichen) somatischen Beschwerden erreicht.
- Klinische Gruppen, bei denen somatische Symptome im Vordergrund stehen (hysterische Neurosen, Herzneurosen sowie die drei Gruppen mit Magen-Darmbeschwerden) erreichen in keiner der 6 I-A-F-Skalen

Tabelle 4.9: Mittelwerte und Standardabweichungen verschiedener klinischer Gruppen sowie einer Kontrollgruppe in den 8 Skalen des I-A-F, ausgedrückt in T-transformierten Werten. p = Signifikanzniveau im Dunnett-Test.

Gruppe		Sk 1	Sk 2	Sk 3	Sk 4	Sk 5	Sk 6	Sk 7	Sk 8
Normale Kontrollpersonen	MW	50,2	49,6	50,7	50,1	49,7	49,9	50,1	49,5
(N= 187)	s	9,6	9,3	10,5	10,1	9,8	9,9	9,8	9,6
Phob. Neurose	MW	48,9	61,2	51,2		57,4	55,8		61,7
(N= 26)	s	11,5	14,2	10,4		10,4	11,3		14,1
	p		.05						.05
Angstneurose	MW	52,1	64,4	48,8		63,5	56,8		67,9
(N= 20)	s	8,3	11,6	13,5		12,4	9,1		12,4
	p		.01			.01			.01
Depress. Neurose	MW	53,1	64,1	56,8		63,5	59,7		66,2
(N= 25)	s	10,8	11,6	10,6		12,2	9,5		10,7
	p		.01			.01	.05		.01
Zwangsneurose	MW	53,3	61,2	57,9		62,6	55,8		63,4
(N= 16)	s	7,7	11,4	11,4		9,1	9,0		11,9
	p		.05			.01			.01
Hysterische Neurose	MW	51,8	51,7	53,2		55,0	53,2		53,4
(N= 28)	s	8,4	12,3	11,4		11,0	9,4		12,2
	p								

Tabelle 4.9 (Fortsetzung

Gruppe		Sk 1	Sk 2	Sk 3	Sk 4	Sk 5	Sk 6	Sk 7	Sk 8
Neurasthenische Neurose	MW	53,9	58,3	53,6		57,4	59,5		59,1
(N= 16)	s	11,1	14,0	10,0		10,6	10,0		13,6
	p						.05		
Sonstige Neurosen	MW	50,0	56,6	50,1		54,6	56,2		57,0
(N= 29)	s	11,2	14,5	12,4		12,2	9,8		14,4
	p								
Herzneurose	MW	52,3	58,9	54,3		55,4	51,0		58,9
(N= 16)	s	14,7	14,4	10,8		15,3	9,9		16,2
	p								
Neurotiker mit somat.	MW	49,2	62,5	54,2		57,8	58,5		62,8
Beschwerden	s	13,2	18,4	8,9		13,2	10,1		18,8
(N= 11)	p		.01						.01
Akute Fälle mit	MW	51,6	56,6	49,1	48,1	54,4	53,2	51,5	57,0
Magenbeschwerden	s	11,1	12,0	10,4	11,3	9,4	12,4	13,2	11,9
(N= 21)	p								
Kurpatienten mit früherem	MW	50,1	51,7	52,1	45,3	52,1	51,0	49,0	52,1
Ulcus ventriculi	s	8,7	10,6	12,6	9,0	10,2	11,1	7,8	11,4
(N= 29)	p								
Kurpatienten mit früherem	MW	50,0	49,9	55,8	46,9	52,6	48,5	48,2	50,8
Ulcus duodeni	s	10,1	10,9	10,5	10,8	6,7	10,7	10,8	10,2
(N= 15)	p								

signifikant höhere Scores als die normalen Kontrollpersonen.
- Innerhalb der drei Subgruppen mit Magen-Darmbeschwerden zeichnet sich eine (nicht signifikante) Tendenz dahingehend ab, daß die Patienten mit akuten Beschwerden etwas höhere Angstscores erreichen als die Kurpatienten mit abgeklungener Symptomatik.

Betrachtet man die Mittelwerte der verschiedenen Neurotikergruppen in den Skalen des I-A-F, so zeigen sich die größten Differenzen gegenüber der normalen Kontrollgruppe in der Skala 8 (Angst vor Bewährungssituationen). Um einen zusätzlichen Eindruck davon zu vermitteln, in welchem Ausmaß sich die Scores der 187 Neurotiker von den Scores der 187 Kontrollpersonen in dieser Skala 8 unterscheiden, wurden die Häufigkeitsverteilungen in der Abbildung 4.4 dargestellt.

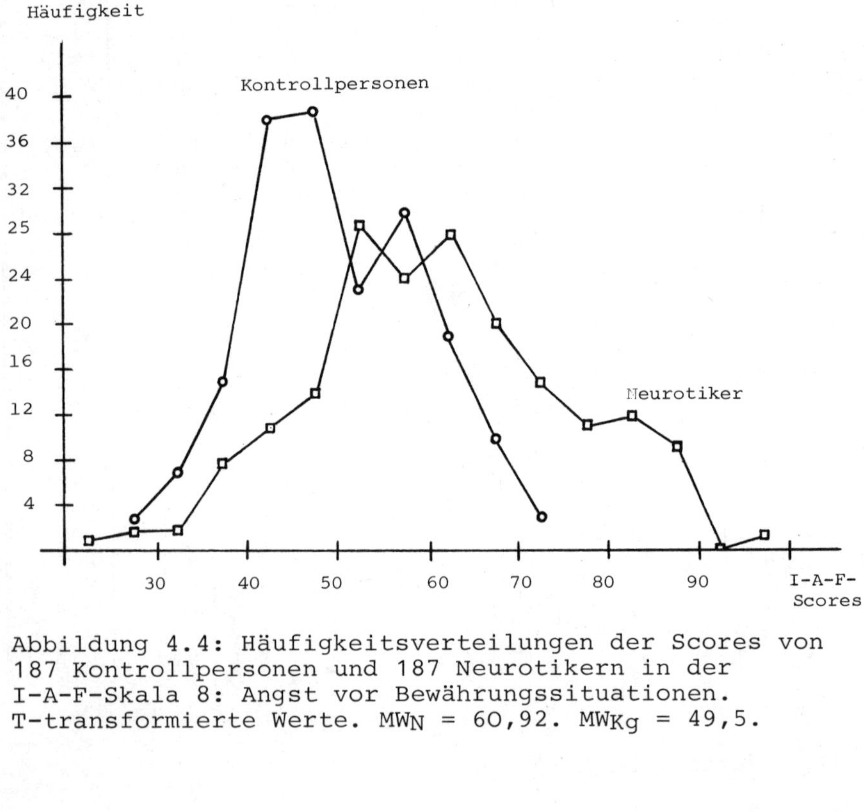

Abbildung 4.4: Häufigkeitsverteilungen der Scores von 187 Kontrollpersonen und 187 Neurotikern in der I-A-F-Skala 8: Angst vor Bewährungssituationen. T-transformierte Werte. MW_N = 60,92. MW_{Kg} = 49,5.

Diese Abbildung zeigt, daß zwar die Mittelwerte der beiden Gruppen (60,92 bei den Neurotikern und 49,5 bei den Kontrollpersonen) deutlich voneinander abweichen, daß jedoch die Verteilungen sich erheblich überlappen. Wenngleich sehr hohe Angstwerte ($T \geq 75$) nur bei Neurotikern vertreten sind, so haben einerseits 32 "Normale" deutlich erhöhte Angstwerte ($T \geq 60$) und 91 Neurotiker mittlere bis niedrige Angstwerte ($T < 60$) (vgl. Tabelle 4.10).

Tabelle 4.10: Auftretenshäufigkeiten hoher Scores ($T \geq 60$) sowie mittlerer und niedriger Scores ($T < 60$) in der Skala 8 des I-A-F (Angst vor Bewährungssituationen) bei 187 Neurotikern sowie 187 normalen Kontrollpersonen. $\chi^2 = 48,65$ ($p < .001$).

	T <60	T ≥60	Σ
Kontrollgruppe	155	32	187
Neurotiker	91	96	187
Σ	246	128	374

4.2.3 Untersuchung 2

4.2.3.1 Fragestellung

Diese Untersuchung wurde durch ein Ergebnis der Untersuchung 1 angeregt, wonach eine Tendenz zu erhöhten Angstwerten bei Patienten mit *akuten Magen-Darmbeschwerden* besteht. Dieser Hypothese sollte in einer weiterführenden Studie nachgegangen werden. Die Frage lautete, ob bei einer größeren Gruppe von Ulcuspatienten, die sich wegen akuter Beschwerden in stationärer Behandlung befanden, erhöhte bereichsspezifische Angstneigungen zu beobachten sein würden.

4.2.3.2 Methode

Die Daten wurden im Rahmen einer medizinischen Dissertation in zwei saarländischen Krankenhäusern im

Zeitraum von August 1976 bis November 1977 erhoben (vgl. TEYFURI 1978). Als Versuchspersonen dienten zwei stationär untergebrachte Patientengruppen. Bei der Gruppe 1 handelte es sich um 50 männliche und weibliche Personen mit röntgenologisch nachgewiesenem Ulcus ventriculi oder Ulcus duodeni. Ihr Alter lag zwischen 15 und 73 Jahren (Mittelwert: 44 Jahre).

Gruppe 2 war eine Kontrollgruppe aus Personen, die sich wegen unterschiedlicher medizinischer Fragestellungen - nicht jedoch wegen eines Ulcusleidens - in stationärer Behandlung befanden. Diese Gruppe enthielt keine Patienten, die eindeutig als Psychosomatiker zu identifizieren waren. Eine genaue Aufschlüsselung ihrer Diagnosen findet man bei TEYFURI (1978). Die Gruppe 2 wurde wie folgt zusammengestellt: Jedem Ulcuspatienten aus der Gruppe 1 wurde ein Patient zugeordnet, der sich weder im Alter, noch im Geschlecht, noch im Berufsniveau von seinem "Partner" unterschied. Beide Patientengruppen beantworteten den

Tabelle 4.11: Mittelwerte der Ulcuspatienten und der Kontrollgruppe in den 8 Skalen des I-A-F. Die mit einem * gekennzeichneten t-Werte sind auf dem .05-Niveau signifikant.

Skala	Ulcuspatienten (N = 50)	Kontrollgruppe (N = 50)	t
1	50,76	48,62	0,93
2	56,74	50,96	2,64 *
3	50,92	46,70	1,78
4	50,08	47,56	1,26
5	59,16	54,14	1,88
6	52,36	48,72	1,63
7	51,66	48,00	1,64
8	58,86	52,36	2,66 *

I-A-F zwischen dem dritten und siebten Behandlungstag.

4.3.3.3 Berechnungen und Ergebnisse

Analog zum Vorgehen in der Untersuchung 1 wurden zunächst die Skalenrohwerte T-transformiert. Anschließend erfolgte eine (zweiseitige) Überprüfung der Gruppenmittelwertsdifferenzen in den 8 Skalen mittels t-Test für unabhängige Stichproben. Die Ergebnisse sind in der Tabelle 4.11 zusammengestellt.

Die Ulcuspatienten erzielten in den Skalen 2 (Angst vor Auftritten) und 8 (Angst vor Bewährungssituationen) signifikant höhere Werte als die Kontrollpersonen. Deren Mittelwerte bewegten sich alle innerhalb eines Intervalls von ± 5 T-Werten - respektive ± 0,5 Sigma - um den Mittelwert der Standardisierungsstichprobe (T = 50). Der recht hohe Mittelwert von 59,16 in der Skala 5 (Angst vor Selbstbehauptung) der Ulcusgruppe verfehlte nur knapp das .05-Niveau. Damit bestätigt sich hier an einer Stichprobe von Patienten mit eindeutig nachgewiesenem akutem Ulcusleiden ein Trend, der bereits an einer kleineren und weniger präzise diagnostizierten Gruppe in der Untersuchung 1 zum Vorschein getreten war: Auch Ulcuspatienten mit akuter Symptomatik zeigen erhöhte bereichsspezifische Angstneigungen, die jedoch unterhalb des Niveaus der bei einigen Neurotikergruppen registrierten Angstwerte liegen.

4.2.4 Diskussion

Um eine angemessene Beurteilung der Aussagekraft der vorgelegten Ergebnisse zu ermöglichen, ist es erforderlich, auf einige methodische Besonderheiten und Beschränkungen hinzuweisen. Die beiden geschilderten Untersuchungen befassen sich lediglich mit Teilaspekten der Messung neurotischer Ängste. Der verwendete Interaktions-Angstfragebogen bietet ausschließlich einen Zugang zu einigen bereichsspezifischen Angstneigungen, die einer Person entweder als Ängste bewußt sind oder sich zumindest als unangenehme Gefühlszustände in bestimmten tatsächlich erlebten oder vorgestellten Klassen von Situationen, die gewisse Gefahrenmomente enthalten, bemerkbar machen. Es werden mithin nicht unmittelbar der Umfang und die Intensität der momentanen Angstreaktionen erfaßt, da diese nicht nur von den individuellen bereichsspezifischen Angstneigungen, sondern auch von der aktuellen realen oder vorgestellten Konfrontation mit den betreffenden Situationen abhängen (vgl. Abbildung 4.3). Dennoch ist zu erwarten, daß in der Regel Personen mit erhöhten Angstneigungen auch erhöhte (bereichsspezifische) Angstreaktionen zeigen (vgl. Kapitel 3).

In der klinisch relevanten Literatur - speziell der Literatur zu Neurosen und psychosomatischen Störungen - werden auch sogenannte "unbewußte" oder "latente" Ängste diskutiert (vgl. CATTELL & SCHEIER 1961). Diese Konzepte sind jedoch wenig ausgearbeitet, von unklarem wissenschaftlichem Wert, und es liegen keine überzeugenden Instrumente zu ihrer Messung vor. Hinsichtlich einer ausführlicheren Diskussion der mit der Definition und Messung von Ängsten verbundenen Probleme sei auch auf die Kapitel 1 und 3 verwiesen.)

Mit Hilfe der sechs Basisskalen und der beiden abgeleiteten Skalen des I-A-F kann es nicht gelingen, alle bei klinischen Fällen beobachtbaren individuellen Angstinhalte und angstauslösenden Situationen zu erfassen (vgl. etwa BECK et al. 1974). Die acht I-A-F -Skalen decken jedoch weite und relevante Bereiche aus diesem Gesamtkomplex ab.

Die besondere Art der Zusammenstellung einer größeren Gruppe von Neurotikern auf dem Weg der Zusammenarbeit zahlreicher Kollegen aus klinischen Institutionen bringt Vor- und Nachteile mit sich. Berücksichtigt man die bekannten Schwierigkeiten bei der Erstellung differenzierter klinischer Einzelfalldiagnosen, so ist damit zu rechnen, daß auch in der vorliegenden Untersuchung nicht in allen Fällen Einigkeit unter den verschiedenen Kollegen bezüglich der Einordnung einiger Fälle in eine der Neurotikergruppen hätte erzielt werden können. Auf der anderen Seite dürften sich die individuellen diagnostischen Einseitigkeiten mehrerer Kliniker gegenseitig teilweise aufgehoben haben. Es bleibt jedoch festzuhalten, daß aus praktischen Gründen die Reliabilität der klinischen Diagnosen in dieser Untersuchung nicht bestimmt wurde.

Eine erste wichtige Frage in der Untersuchung 1 bezog sich auf die Generalität oder Bereichsspezifität neurotischer Angstneigungen. Diesen Aspekt hatten CATTELL & SCHEIER (1961) in ihrer sehr detaillierten und einflußreichen Arbeit ganz ausgeklammert. Er umfaßt zwei Teilfragestellungen:

(1) Wie stark sind individuelle neurotische Ängste über verschiedene Bereiche generalisiert? Hier zeigten die Ergebnisse aus der Tabelle 4.7, daß in der Regel auch bei Neurotikern in einer mit normalen Kontrollpersonen vergleichbaren Größenordnung Angstneigungen auf bestimmte Klassen von Situationen beschränkt sind.

Dieser Befund steht mit Ergebnissen von ENDLER (1975) sehr gut im Einklang, die in der Tabelle 4.12 wiedergegeben sind. ENDLER hatte das in Kapitel 3 beschriebene multidimensionale "S-R Inventory of General Trait Anxiousness" (ENDLER & OKADA 1975) bei einer Gruppe von 125 Neurotikern verwendet.

Die Notwendigkeit einer differenzierten Analyse von Angstbereichen bei einer Gruppe vorwiegend neurotischer Patienten hatte sich auch in der Studie von DI-

Tabelle 4.12: Interkorrelationen der vier Situationen des "S-R Inventory of General Trait Anxiousness" bei einer Gruppe von 125 männlichen und weiblichen Neurotikern (aus ENDLER 1975, Tab. 6-4).

Situation	Situation 2	Situation 3	Situation 4
1. Interaktion mit anderen	.32	.58	.35
2. Begegnung mit einer physischen Gefahr		.28	.17
3. Neue oder fremdartige Situation			.27
4. Mit alltäglicher Routine beschäftigt			

XON et al. (1957) gezeigt. Diese Autoren fanden alleine im Bereich sozialer Ängste mittels faktorenanalytischer Methodik fünf unterscheidbare Angstbereiche: (1) allgemeine soziale Ängstlichkeit, (2) soziale Schüchternheit (gegenüber Fremden und Autoritätspersonen), (3) Angst davor, die Kontrolle über bestimmte Körperfunktionen zu verlieren, (4) Angst davor, sich zur Schau zu stellen sowie (5) Angst vor Unterlegenheit (vgl. auch Kapitel 2).
(2) Sind die Angstneigungen verschiedener Subgruppen von Neurotikern in allen Bereichen gegenüber den Werten einer normalen Kontrollgruppe erhöht? Die in den Tabellen 4.8 und 4.9 zusammengestellten Ergebnisse erlauben eine Verneinung dieser Frage. Stellt man zunächst einmal die zwischen den Neurotikersubgruppen bestehenden Unterschiede in den Angstneigungen zurück, so läßt sich global formulieren, daß Neurotiker vor allem in den Basisskalen 2 (Angst vor Auftritten) und 5 (Angst vor Selbstbehauptung) sowie in der abgeleiteten Skala 8 (Angst vor Bewährungssituationen) signifikant höhere Werte erreichen als die Kontrollgruppe. Auch in der Skala 6 (Angst vor Abwertung und Unterlegenheit) zeichnet sich ein deutlicher Trend in die gleiche Richtung ab, der jedoch etwas schwächer ausgeprägt ist als in den Skalen 2 und 5.

Die Abweichungen in allen anderen I-A-F-Skalen sind hingegen entweder statistisch nicht signifikant oder psychologisch nicht bedeutsam. Dies gilt gleichermaßen für die Skala 3 (Angst vor Normüberschreitung), in der lediglich die Werte der depressiven Neurotiker (MW = 56,8) sowie der Zwangsneurotiker (MW = 57,9) etwas stärker, jedoch nicht signifikant gegenüber der normalen Kontrollgruppe erhöht sind, für die Skala 4 (Angst vor Erkrankungen und ärztlichen Maßnahmen) sowie für die Skala 7 (Angst vor physischen und psychischen Angriffen).

Eine erhebliche theoretische Relevanz - vor allem für einige lerntheoretische Ansätze zur Erklärung von Neurosen - dürfte das Ergebnis besitzen, daß sich Neurotiker von normalen Kontrollpersonen nicht in ihrer Angst vor physischer Verletzung unterscheiden. Ein vergleichbarer Befund war bereits von ENDLER (1975) mit dem "S-R Inventory of General Trait Anxiousness" ermittelt worden. Auch in diesem Verfahren zeigten Neurotiker vergleichbare Ängste vor physischen Gefahren wie normale Kontrollpersonen. Selbstverständlich schließen die beiden gleichlautenden

Gruppenergebnisse nicht aus, daß einige wenige Neurotiker starke diesbezügliche Ängste besitzen. Jedoch wird die grundsätzliche Bedeutung physischer Gefahren und Traumata für das Verständnis neurotischer Ängste beim Menschen erheblich relativiert (vgl. auch KESSEN & MANDLER 1961). Arbeiten, in denen Neurotikergruppen mit ausgeprägten Ängsten vor physischer Verletzung (etwa Tierphobien) als Vpn dienten, können vor dem Hintergrund der geschilderten Untersuchungsergebnisse keine Repräsentativität für die überwiegende Mehrzahl der Neurotiker beanspruchen.

Die recht eindeutigen Ergebnisse der Bereichsspezifität neurotischer Angstneigungen lassen sich nicht ohne weiteres mit einer von BOESCH (1976) vertretenen These von der Grundangst vereinbaren. BOESCH brachte diese Grundangst mit einem grundsätzlich geschwächten Ich-Gefühl in Verbindung. "Je nach subjektiver Verfassung, je nach situativen Anforderungen, ist Angst bald spezifisch, bald allgemein, objektlos vorhanden. Unter bestimmten Voraussetzungen kann Angst sich phobisch auf Einzelsituationen fixieren, aber sie verliert dabei nicht ihren allgemeinen Charakter - er wird nur übertönt, überblendet, man vergißt ihn vor der Bedrängnis des drohenden Objektes. Gerade intellektuell wenig gewandte, introspektiv wenig begabte Menschen neigen dazu, die so schwer formulierbare, unbestimmte frei-flottierende Angst zu übersehen oder zu übergehen und sich in ihren Selbstwahrnehmungen und -schilderungen auf die faßbarere Objektangst zu beschränken. Es erscheint deshalb durchaus gerechtfertigt, von einer Grundangst zu sprechen, die sich bald frei-flottierend, bald in irgendwie kristallisierter Form manifestiert" (BOESCH 1976, S. 471). Sowohl die Ängste normaler Personen als auch die von Neurotikern dürften in vielen Fällen weder als eng begrenzte konditionierte Reaktionen noch als Ausdruck einer sehr weit generalisierten Grundangst aufzufassen sein. Eine größere empirische Stützung erfährt die These von der Bereichsspezifität der Angstneigung, die zwischen den beiden anderen Extrempositionen eine vermittelnde Stellung einnimmt.

Welches sind nun die zentralen Angstbereiche von Neurotikern? Wie unter anderem von Neoanalytikern behauptet wurde, stehen verschiedene Formen *sozialer* Ängste im Mittelpunkt (vgl. etwa SULLIVAN 1953; HORNEY 1954; FROMM 1973). In besonders prägnanter Form kommen diese sozialen Ängste in "Bewährungssituationen" zum Vorschein. Dabei handelt es sich vorwiegend um

Situationen, in denen man mit anderen Menschen interagiert und die sowohl die Chance der Bedürfnisbefriedigung (des Erfolges, des Akzeptiertwerdens, der Selbstaufwertung) als auch die Gefahr eines Mißerfolges (Frustration, Ablehnung, Selbstwertverlust) in sich bergen. Sich in solche Situationen zu begeben, ohne größere Ängste zu erleben, setzt ein gesundes Maß an Selbstvertrauen voraus, das vielen Neurotikern fehlt. Damit bestätigt sich eine in Kapitel 2 formulierte Hypothese.

Im folgenden wird auf die Angstneigungen der einzelnen Neurotikergruppen näher eingegangen (vgl. auch Tabelle 4.9). Aus oben erläuterten Gründen (geringe Zellbesetzungen) müssen dabei die I-A-F-Skalen 4 und 7 unberücksichtigt bleiben. *Phobiker* und *Angstneurotiker* weisen recht ähnliche Angstprofile auf, wobei die I-A-F-Scores der Angstneurotiker die der Phobiker leicht übertreffen. Die Unterschiede zwischen den beiden Gruppen scheinen also weniger qualitativer als quantitativer Natur zu sein. Auch bei Angstneurotikern sind die Angstneigungen bereichsspezifisch; sie betreffen Auftrittssituationen, Situationen, die Selbstbehauptung erfordern, und Bewährungssituationen. Nicht signifikant erhöht hingegen ist unter anderem der Gruppenmittelwert in der Skala 1 (Angst vor physischer Verletzung). Dieses Ergebnis widerspricht dem Konzept der frei-flottierenden Angst; es steht jedoch in guter Übereinstimmung mit den Befunden von BECK und Mitarbeitern.

Besondere Relevanz besitzt dabei die Arbeit von BECK et al. (1974). Diese Autoren befaßten sich mit den Zusammenhängen von Kognitionen und Ängsten bei 32 angstneurotischen Patienten. Sie konnten bei fast allen Patienten durch Interviews nachweisen, daß bestimmte Gedanken oder visuelle Vorstellungen als Auslöser oder Verstärker von Angstanfällen dienten. Diese Gedanken und Vorstellungen wurden ihrerseits durch bestimmte Stimuli hervorgerufen. In den meisten Fällen handelte es sich dabei um äußere Ereignisse, wie z.B. Kontakte mit anderen Personen, kritisiert werden, Ertönen von Sirenen oder nachts allein in der Wohnung sein. Bei einigen weiteren Patienten schienen bestimmte Körperempfindungen (wie z.B. Herzklopfen oder Brustschmerzen) als Angstauslöser zu fungieren. Der häufigste Fall bestand darin, daß ein angstneurotischer Anfall durch soziale Situationen, wie sie in ähnlicher Form in den Skalen 2, 5, 6 und 8 des I-A-F enthalten sind, hervorgerufen wurde. Dieses Ergebnis bestätigt die mit dem I-A-F gewonnenen Erkenntnisse.

BECK et al. stellten angesichts dieser Befundlage die berechtigte Frage, inwieweit Angstneurotiker letztlich doch auch als Phobiker zu betrachten seien. "Im Gegensatz zum phobischen Patienten kann der Angstneurotiker die gefürchtete Situation oder das Objekt nicht vermeiden, indem er sie willentlich umgeht. Wenn er z.B. Angst vor einem Herzanfall hat, so wird er wahrscheinlich immer dann Angst erleben, wenn er ganz bestimmte unangenehme Empfindungen in seiner Brust verspürt. Da solche Empfindungen im Tagesverlauf häufig auftreten können, hat er vielleicht ständig Angst. Wenn ein Patient soziale Mißbilligung seitens jedermann fürchtet, so ist seine Angst vielleicht kontinuierlich, sofern er sich nicht völlig von anderen Personen isoliert. Im Gegensatz zum phobischen Patienten hat der Patient mit einer Angstneurose oft beständige Kognitionen ängstlicher Natur, selbst wenn er sich nicht in der Nähe einer bedrohlichen Umgebung aufhält" (BECK et al. 1974, S. 324-325).

Die Ausführungen von BECK et al. (1974) bieten an zwei Stellen Anlaß zu kritischen Stellungnahmen. Wenngleich die von den Autoren vorgeschlagenen Unterscheidungskriterien in einigen Fällen eine Differentialdiagnose zwischen einer Phobie und einer Angstneurose zulassen dürften, so gibt es doch offenbar viele Grenzfälle, deren Einordnung Schwierigkeiten bereitet (vgl. auch die Tabellen 4.1 und 4.2). Diese Erkenntnis steht jedenfalls mit den Ergebnissen unserer Untersuchung und den Auffassungen der daran beteiligten klinischen Psychologen im Einklang.

Der von BECK und Mitarbeitern gewählte Explorationsansatz kann es mit sich bringen, daß bei einigen angstneurotischen Patienten eventuelle situationale Zusammenhänge übersehen werden. Wenn derartige Patienten bei der Exploration ihre Angstanfälle auf bestimmte Körpersensationen zurückführen und die Untersucher sich mit dieser Art der Kausalattribuierung zufrieden geben, so bleibt die Frage ausgeklammert, ob es bestimmte Klassen von Situationen gibt, die ihrerseits die Körperempfindungen bedingen und somit die "eigentlichen" Angstauslöser bilden. Bei der Verwendung des I-A-F wird diese Gefahr vermieden, indem ein breites Spektrum von Situationen vorgegeben wird.

Die bei *Phobikern* ermittelten I-A-F-Scores besagen, daß diese Patienten in erster Linie eine erhöhte Angst vor "Auftritten" besitzen. Phobiker fürchten mithin vor allem solche Situationen, in denen sie sich den Blicken und Bewertungen anderer Menschen ausgesetzt fühlen. Für jene lerntheoretischen Ansätze, in denen Phobien auf klassische Konditionierungen unter Verwendung von physischen Schmerzreizen zurückgeführt werden, besitzt das Teilergebnis einer fehlenden Erhöhung der Angst vor physischer Verletzung eine kritische Bedeutung. Es erscheint wenig plausibel, daß Phobien im Regelfall auf derartigen traumatischen oder subtraumatischen Konditionierungen basieren. Diese Aussage soll andererseits nicht ausschließen, daß traumatisch erworbene Phobien gelegentlich anzutreffen sind. Sie dürften jedoch eher eine Ausnahme bilden. Auf mögliche Antezedenzbedingungen phobischen Verhaltens wird in Kapitel 5 eingegangen.

Das I-A-F-Profil der *depressiven Neurotiker* stimmt weitgehend mit dem der Angstneurotiker überein. Auch Depressive besitzen bereichsspezifische Angstneigungen, die sich in signifikant erhöhten Scores in den Skalen 2, 5, 6 und 8 niederschlagen (vgl. Tabelle 4.9). Um dieses zunächst etwas überraschende Ergebnis richtig einzuordnen, muß man sich vor Augen halten, daß im I-A-F Angstneigungen und nicht Angstreaktionen diagnostiziert werden. Auf der Ebene des offenen Verhaltens zeichnen sich Angstneurotiker gegenüber depressiven Neurotikern sicher durch ein höheres Ausmaß an Angstreaktionen aus. Nach den vorgelegten I-A-F-Befunden könnte dennoch ein vergleichbarer Grad von Angstneigungen in beiden klinischen Gruppen vorliegen, sofern die folgende Hypothese zutrifft: Ein wesentlicher Unterschied zwischen Angstneurotikern und depressiven Neurotikern betrifft die Art der Auseinandersetzung mit angstauslösenden Situationen. Angstneurotiker vollziehen immer wieder die reale oder gedankliche Konfrontation mit den angstauslösenden Situationen, oder sie werden passiv damit konfrontiert. Depressive Neurotiker hingegen ziehen sich vor angstauslösenden Situationen zurück. Damit gelingt es ihnen einerseits, intensive Angstreaktionen zu vermeiden, andererseits halten sie sich selbst von wichtigen Bedürfnisbefriedigungen und potentiellen Erfolgserlebnissen fern (vgl. Abbildung 4.5).
Die Bedeutung von Angstneigungen bei depressiven Neurotikern wurde auch von BOESCH (1975) herausgestrichen, der die Depression unter handlungstheoretischen Gesichtspunkten in Anlehnung an JANET interpretierte: "Die Depression ist eine allgemeine Handlungshemmung,

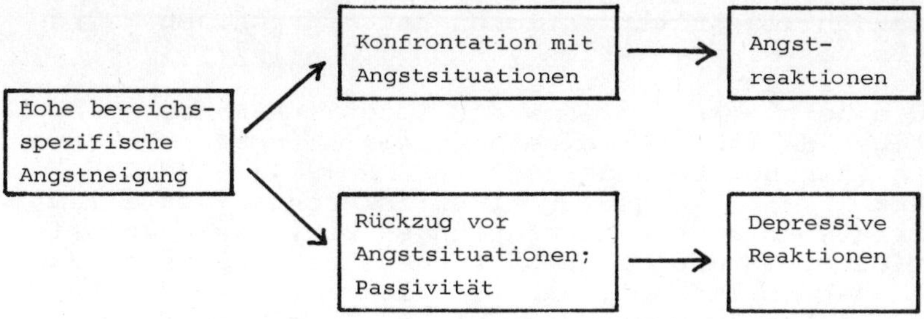
Konfrontation mit Angstsituationen
Angst-reaktionen
Hohe bereichs-spezifische Angstneigung
Rückzug vor Angstsituationen; Passivität
Depressive Reaktionen

Abbildung 4.5: Schematische Darstellung der Hypothese unterschiedlicher Stile der Auseinandersetzung mit angstauslösenden Situationen bei Angstneurotikern und depressiven Neurotikern.

oft begleitet von Schuldgefühlen, Katastrophenängsten, Abwertung des Ich und der Umwelt. Janet erklärt sie als eine generelle Handlungsangst. ... Die Handlungsmittel, derer sich das Individuum mächtig fühlt, reichen nicht aus für die Situationen, denen es glaubt begegnen zu müssen. Der Kranke, so könnte man auch sagen, empfindet eine Schwäche seines gesamten Handlungspotentials" (BOESCH 1975, S. 24).

Auch in der Theorie von FERSTER (1973) sowie in der von SELIGMAN (1975) vertretenen Theorie der gelernten Hilflosigkeit wird aversiven Reizen, Ängsten und Reaktionsformen auf bedrohliche Situationen eine große Bedeutung beigemessen (vgl. auch HOFFMANN 1976; BLÖSCHL 1978).

CATTELL et al. (1970) veröffentlichten das Mittelwertsprofil einer Gruppe von 70 depressiven Neurotikern im 16 PF-Test. Dieser Fragebogentest erfaßt 16 fundamentale Persönlichkeitsfaktoren, aus deren Interkorrelationen vier Faktoren zweiter Ordnung berechnet werden können. Einer dieser Faktoren zweiter Ordnung wurde von CATTELL als "Angstneigung" interpretiert (vgl. auch CATTELL & SCHEIER 1961; PAWLIK 1968). Auf diesem Angstfaktor sowie in den ihm zugeordneten fundamentalen Persönlichkeitsfaktoren erzielten die depressiven Neurotiker Scores, die deutlich gegenüber den Normwerten der Standardisierungsstichprobe erhöht sind. Es zeigte sich weiterhin eine große Ähnlichkeit in den Persönlichkeitsprofilen der depressiven Neurotiker und der Angstneurotiker. Weitere Untersuchungen, die auf die Bedeutung von Angstneigungen und Angstreaktionen bei depressiven Neurotikern verweisen, wurden von BLÖSCHL (1977, 1978) zusammengestellt.

Die bei *Zwangsneurotikern* erhobenen I-A-F-Scores bestätigen die aus der einschlägigen Literatur bekannten klinischen Befunde (vgl. BEECH 1974; SCHMIDT & BECKER 1977). Zwangsneurotiker befürchten vor allem Auftritts- und Selbstbehauptungs- bzw. Bewährungssituationen. Gerade die Bewährungssituationen sind dadurch gekennzeichnet, daß sie gleichermaßen die Chance eines Erfolges wie die Gefahr eines Mißerfolges in sich bergen. Sich in eine solche Situation zu begeben, setzt ein gewisses Maß an Risikobereitschaft und Entscheidungsfreudigkeit voraus, die Zwangsneurotikern fehlen. Die geringe Risikobereitschaft und die Scheu vor Normüberschreitung zwangsneurotischer Patienten wurden auch in einer Fragebogenstudie von STEINER (1972) an verschiedenen klinischen Gruppen und Kontrollpersonen festgestellt.

Wie nach psychoanalytischen Hypothesen zu erwarten, zeigen Zwangsneurotiker eine erhöhte Tendenz zur "Angst vor Normüberschreitung", die nur knapp das .05-Signifikanzniveau (bei einseitiger Testung) verfehlt. Faßt man die oben geschilderten Ergebnisse zusammen, so zeichnet sich folgendes Bild zwangsneurotischer Patienten ab: Sie sind gehemmt und selbstunsicher, haben Probleme mit der Selbstbehauptung, sind risikoscheu und eher etwas "übersozialisiert". Ihre zwangsneurotischen Symptome dürften in vielen Fällen als Vermeidungsreaktionen angesichts angstauslösender Situationen aufzufassen sein. Die Angstauslöser konzentrieren sich auch bei ihnen auf bestimmte Situationsklassen (vgl. Tabelle 4.9).

Zur Frage der Angstneigungen und Angstreaktionen bei *hysterischen Neurosen* werden in der Literatur kontroverse Auffassungen vertreten und widersprüchliche Ergebnisse mitgeteilt (vgl. LADER & SARTORIUS 1968; MEARES & HORVATH 1972), die teilweise auf die Heterogenität dieser klinischen Gruppe und diagnostische Abgrenzungsprobleme zurückgeführt werden können (vgl. SCHMIDT & BECKER 1977). Nach CATTELL et al. (1970) unterscheidet sich das Mittelwertsprofil von 31 Neurotikern mit (hysterischen) Konversionsreaktionen weniger stark vom Kontrollprofil der Standardisierungsstichprobe als die Profile der Angstneurotiker und der Zwangsneurotiker. Auch die (global erfaßte) Angstneigung ist nur schwach (MW = 7,2) gegenüber dem Erwartungswert (5,5) erhöht. In dieselbe Richtung verweisen die I-A-F-Ergebnisse. In keiner der I-A-F-Skalen unterscheiden sich die hysterischen Neurotiker signifikant von der normalen Kontrollgruppe. Es erscheint von daher wahrscheinlich, daß hysterische Neurotiker in der Regel nicht durch bereichsspezifische Angstneigungen gekennzeichnet sind.

Betrachtet man die Gruppe der 16 *Herzneurotiker* in ihrer Gesamtheit, so weichen sie in keiner I-A-F-Skala signifikant von der Kontrollgruppe ab. Es fällt jedoch auf, daß die Standardabweichungen in mehreren I-A-F-Skalen recht groß sind, ein Ergebnis, das den Verdacht nahelegt, daß es sich bei Herzneurotikern um eine sehr heterogene Gruppe handeln könnte. Wie die Abbildung 4.6 zeigt, läßt sich die Heterogenität bzw. Tendenz zur bimodalen Häufigkeitsverteilung am Beispiel der Skala 8 (Angst vor Bewährungssituationen) nachweisen. Während die Mehrzahl der Herzneurotiker mittlere Angstneigungen besitzt, enthält die Gesamtgruppe einige Patienten mit sehr hohen Werten.

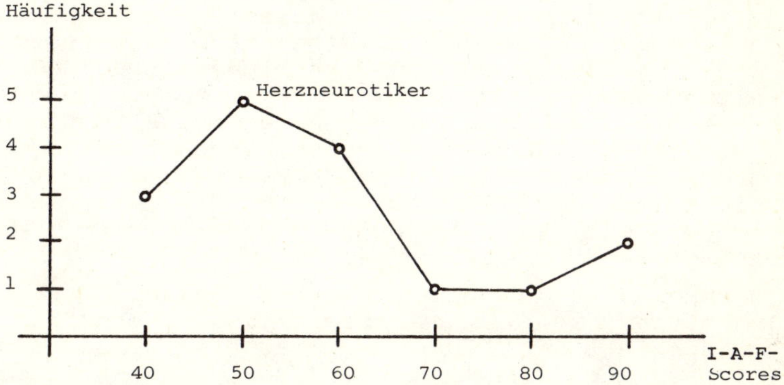

Abbildung 4.6: Häufigkeitsverteilung der Scores von 16 Herzneurotikern in der I-A-F-Skala 8: Angst vor Bewährungssituationen. T-transformierte Werte.

In diesem Zusammenhang verdienen die Untersuchungen von KNITTEL (1968) sowie RICHTER & BECKMANN (1973) besondere Aufmerksamkeit. In beiden Arbeiten wurde festgestellt, daß zwei Typen von Herzneurotikern mit unterschiedlichen MMPI-Profilen und unterschiedlich stark ausgeprägten (offenen) Angsttendenzen anzutreffen sind. Nach den I-A-F-Ergebnissen wäre folgende Hypothese denkbar: Die beiden genannten Gruppen von Herzneurotikern zeigen unterschiedliche Attribuierungsmuster. Die Gruppe mit ausgeprägten (bereichsspezifischen) Angstneigungen bringt die herzneurotischen Beschwerden und Ängste mit bestimmten (auslösenden?) Situationen in Verbindung. Die zweite Gruppe scheint diese Zusammenhänge nicht zu erkennen. Sie neigt wahrscheinlich zu einer rein somatischen Betrachtungsweise ihrer herzneurotischen Beschwerden. In unserer Stichprobe von 16 Angstneurotikern dürfte der zuletzt genannte Patiententyp überwiegen.

Die psychopathologischen Kenntnisse über *neurasthenische Neurosen* sind vergleichsweise bescheiden (vgl. CHRZANOWSKI 1959; CHATEL & PEELE 1970; SCHMIDT & BECKER 1977). Aus diesem Grund verdienen die I-A-F-Scores einer Gruppe von 16 Neurasthenikern besondere Beachtung. Wie aus der Tabelle 4.9 hervorgeht, lassen sich auch bei dieser Patientengruppe im Vergleich zur Kontrollgruppe in mehreren Skalen erhöhte bereichsspezifische Angstneigungen nachweisen, die jedoch ausschließlich in der Skala 6 (Angst vor Abwertung und Unterlegenheit) das .05-Signifikanzniveau überschreiten. Neurasthenische Neurotiker reagieren offenbar empfindlicher und mit Ängsten auf Situationen, in denen sie entweder anderen unterlegen sind oder von anderen herablassend behandelt werden oder in denen sie Kritik und Unterlegenheit befürchten. Daneben erreichen auch in den Skalen 2, 5 und 8 einige Neurastheniker sehr hohe Werte.

Um zu einer angemessenen Beurteilung der Frage zu gelangen, inwieweit (bereichsspezifische) Angstneigungen speziell für Neurotiker charakteristisch sind, bietet sich die Heranziehung anderer, nicht-neurotischer klinischer Kontrollgruppen an. Wie die Tabellen 4.9 und 4.11 zeigen, lassen sich auch bei Patienten mit akuten *Magen-Darmbeschwerden* und bei *Ulcuspatienten*, die sich in stationärer Behandlung befinden, erhöhte I-A-F-Scores nachweisen. Wenn auch die Scores im Mittel nicht ganz das Niveau einiger Neurotikersubgruppen erreichen, so wird doch deutlich, daß auch bei Psychosomatikern Angstneigungen vor Auftrittssituationen, Situationen, die Selbstbehauptung erfordern, sowie Bewährungssituationen zu berücksichtigen sind.

Dieses Ergebnis relativiert die differentialätiologische Bedeutung, die Angstneigungen und Angstreaktionen bei der Erklärung neurotischer Störungen beigemessen wird.

Interessanterweise treten bei Kurpatienten mit früherem Ulcus pepticum oder Ulcus duodeni, die zur Zeit beschwerdefrei sind, keine bereichsspezifischen Angstneigungen zutage. Diese diskrepanten Ergebnisse könnten wie folgt hypothetisch erklärt werden:
(1) Menschen mit einer Disposition zur Ulzeration besitzen keine überdauernden bereichsspezifischen Angstneigungen. Sie können jedoch - unter bestimmten belastenden Lebensumständen - derartige Angstneigungen entwickeln, die möglicherweise in ätiologischem Zusammenhang mit der Ulcusbildung stehen. (2) Als weitere Möglichkeit wäre in Betracht zu ziehen, daß Menschen mit einer Disposition zur Ulzeration zwar überdauernde bereichsspezifische Angstneigungen besitzen, daß Angstzustände ihnen jedoch nur während einer Phase der akuten Erkrankung bewußt werden. In diesem Zusammenhang ist ein Ergebnis aus der Untersuchung von TEYFURI (1978) aufschlußreich. Eine Gruppe von 50 Ulcuspatienten mit akuten Beschwerden und stationärem Krankenhausaufenthalt teilte in einem Fragebogen signifikant häufiger als eine Kontrollgruppe mit, daß es ihnen schwerfalle zuzugeben, daß sie vor einer Situation Angst hätten. Möglicherweise wird diese Abwehrhaltung gegenüber dem Äußern emotionaler Probleme und dem Zugeben von Ängsten lediglich während der Phase einer akuten Erkrankung etwas gelokkert.

Betrachtet man die in diesem sowie dem vorangehenden Abschnitt dargelegten und diskutierten Ergebnisse im Überblick, so wird deutlich, daß man die Frage nach Zusammenhängen zwischen (bereichsspezifischen) Angstneigungen und neurotischen Störungen differenziert erörtern muß. Die Abbildung 4.3 sowie die Tabelle 4.10 zeigen eine erhebliche Überlappung der Scores der 187 Neurotiker sowie der normalen Kontrollpersonen in der I-A-F-Skala 8 (Angst vor Bewährungssituationen), die am besten zwischen beiden Gruppen diskriminiert. Aus den in der Tabelle 4.10 enthaltenen Zahlenwerten über die Auftretenshäufigkeiten hoher sowie mittlerer und niedriger I-A-F-Scores lassen sich unter Berücksichtigung der approximativen unterschiedlichen Grundraten von Neurotikern und normalen Kontrollpersonen folgende in der Tabelle 4.13 dargestellten Zusammenhänge ableiten.
Unter den 416 Personen mit T-Werten größer 60 in der Skala 8 befinden sich 320 (bzw. 77%) Männer und

Tabelle 4.13: Approximative Häufigkeitsverteilungen hoher Scores (T ≥ 60) sowie mittlerer und niedriger Scores (T < 60) in der Skala 8 des I-A-F (Angst vor Bewährungssituationen) bei einer Stichprobe von 2057 Personen, von denen 187 als Neurotiker und 1870 als normale, nicht-neurotische Personen zu bezeichnen wären.

	T <60	T ≥60	Σ
Normale, nicht neurotische Personen	1550	320	1870
Neurotiker	91	96	187
Σ	1641	416	2057

Frauen, die als Nichtneurotiker zu bezeichnen sind. Geht man von diesem Cut-off von T = 60 aus, so sind hohe Angstneigungen (in der Skala 8) keineswegs nur für Neurotiker charakteristisch. Auf der anderen Seite zeigt die Tabelle 4.13, daß fast die Hälfte der Neurotiker nur mittlere bis niedrige I-A-F-Scores erreicht. Berücksichtigt man zusätzlich die signifikant erhöhten Scores von Ulcuspatienten (vgl. Tabelle 4.11) sowie die sich nicht bedeutsam von normalen Kontrollpersonen unterscheidenden Angstneigungen einzelner Neurotikersubgruppen (vgl. Tabelle 4.9), so zeichnet sich in recht eindeutiger Weise ab, daß starke Angstneigungen kein für Neurotiker typisches Kennzeichen sind. Dieses Ergebnis steht auch mit dem von BECKER (1980) geschilderten Befund in Einklang, daß innerhalb einer Gruppe von 126 Neurotikern nur ein (kleiner) Teil der Patienten von den behandelnden Therapeuten als "ängstlich" eingestuft wurde.

Zu vergleichbaren Schlußfolgerungen waren auch CATTELL et al. (1970) aufgrund ihrer 16 PF-Testergebnisse gelangt: "Wenn man eine sehr grobe und vereinfachte Betrachtungsweise wählt, indem man nur die Faktoren zweiter Ordnung 'Angstneigung' und 'Exvia-Invia' (Extraversion-Introversion) berechnet, dann weicht der Neurotiker deutlich in Richtung auf hohe Angstneigung ab, und er ist signifikant introvertiert. Aber obwohl FREUD sagte, daß 'Angst das zentrale Problem bei der Neurose sei' (1920), umfaßt das gesamte Persönlichkeitsbild sehr viel mehr als diese. In der Tat kann bei einigen Neurosenarten die Angstneigung unerheblich sein, obwohl es sich um eine schwere Neurose handelt" (CATTELL et al. 1970, S. 264). Ein ähnlich differenziertes Bild von Neurotikern, in dem die Angstneigung gleichfalls nur einen Teilaspekt ausmacht, wurde von SCHMIDT (1975) anhand der mit Objektiven Tests gewonnenen Befunde entworfen.

Der eingangs dieses Kapitels zitierten Formulierung im "Diagnostic and statistical manual of mental disorders": "Angst ist das Hauptmerkmal der Neurosen" kann nicht uneingeschränkt zugestimmt werden. Neurosentheorien, die das Angstproblem zum ausschließlichen Zentralthema erklären, befriedigen in differentialätiologischer Hinsicht nicht, und sie werden der Komplexität und Vielfalt neurotischer Störungen nicht gerecht. Viele Neurotiker unterscheiden sich von "Normalen" nicht in der Stärke ihrer Angstneigungen, sondern in den Strategien der Gefahren- und Angstkontrolle (vgl. Kapitel 8) sowie in weiteren Verhaltensweisen, die in keinem unmittelbaren Zusammenhang mit dem Angstproblem stehen.

5 Familiäre Korrelate bereichsspezifischer Angstneigungen

5.1 Hypothesen und Untersuchungen zu familiären Korrelaten von Angstneigungen

5.1.1 Vorbemerkungen

Das vorliegende Kapitel befaßt sich mit dem Einfluß der Eltern auf die Entstehung von Angstreaktionen und Angstneigungen ihrer Kinder. In einem ersten Abschnitt werden einige in der Literatur häufig vertretene Hypothesen zu dieser Thematik dargelegt. Zur Überprüfung jeder Hypothese werden Untersuchungsergebnisse herangezogen. Darauf folgt jeweils eine erste kritische Stellungnahme.

In welchen übergeordneten Theorien sind die ausgewählten Hypothesen verwurzelt? Sie entstammen zum einen unterschiedlichen lerntheoretischen Ansätzen, so insbesondere den sozialen Lerntheorien sowie den Theorien des klassischen und instrumentellen Konditionierens. Bedeutsame Anregungen gingen zum anderen von neoanalytischen Autoren (ADLER, HORNEY, SULLIVAN, FROMM) aus (vgl. MULLAHY 1965). Schließlich trugen auch familiendynamische Ansätze zum Verständnis klinischer Angstneigungen bei.

Der folgenden Literaturübersicht seien einige kritische Anmerkungen vorangestellt. Wie u.a. MILLER et al. (1974) und BUTOLLO et al. (1978) zu Recht vermerken, verfügen wir bisher nur über unzureichende Kenntnisse über die familiären Korrelate von Angstneigungen bei Kindern und Erwachsenen. Arbeiten zu möglichen familiären Determinanten kindlicher Ängste befassen sich bevorzugt mit der Entstehung von Schulphobien (vgl. MILLER et al. 1974). Die Systematisierung und methodische Erfassung der verschiedenen Komponenten elterlicher Erziehung wirft trotz verstärkter Forschungstätigkeit zahlreiche ungelöste theoretische und methodische Probleme auf (vgl. HETHERINGTON & MARTIN 1972; STAPF et al. 1972; SCHNEEWIND 1975; LUKESCH 1975; SCHNEEWIND & LUKESCH 1978). Infolge der Vielzahl unterschiedlicher Begriffe zur Charakterisierung elterlicher Erziehungseinstellungen, -praktiken und -ziele sowie der darauf bezogenen Meßinstrumente lassen sich die vorliegenden Untersuchungsergebnisse nur teilweise miteinander vergleichen und schwer integrieren.

5.1.2 Der Einfluß elterlicher Strenge

Wenngleich der Begriff der elterlichen Strenge von verschiedenen Autoren in etwas voneinander abweichenden Bedeutungen verwendet wird, erscheinen folgende Aspekte konstitutiv: Strenge Erziehung zeichnet sich durch zahlreiche Restriktionen und Verhaltensvorschriften sowie durch Bestrafung im Falle der Nichtbeachtung der Gebote und Verbote aus. STAPF et al. (1972, S. 33) geben folgende Erläuterung: "Man kann Erziehungspraktiken danach unterscheiden, 1. wie intensiv Eltern ihre Kinder durch Strenge, Strafe, Tadel, Druck erziehen und 2. wie intensiv sie - unabhängig davon - ihre Kinder durch Unterstützung, Lob, Lohn, Hilfe und Förderung erziehen. Danach sind aber - kurz gesagt - elterliche Strenge und elterliche Unterstützung zwei wichtige Dimensionen (Komponenten) der Erziehung."

Die Annahme eines Zusammenhanges zwischen elterlicher Strenge und kindlicher Ängstlichkeit erscheint zunächst plausibel. Väter und Mütter, die im Falle von Regelverletzungen ihrer Kinder strenge Strafen verhängen, können nicht nur Bestrafungsängste und Ängste vor Normüberschreitungen, sondern auch soziale Ängste (Ängste vor strengen Autoritätspersonen) wekken. Diese weit verbreitete Auffassung wird auch von SKINNER (1973) vertreten. Sofern die Bestrafungen gar mit einer grundsätzlichen Abwertung und Ablehnung des Kindes verbunden sind, besteht die Gefahr, daß sie die kindliche Selbstachtung untergraben und das Gefühl der Geborgenheit in der Familie und in der sozialen Gemeinschaft beeinträchtigen.

Letztere Bemerkung verdeutlicht, daß bei der Diskussion möglicher ungünstiger Nebeneffekte von Bestrafung die genauen Bestrafungsumstände sowie die eventuell unterschiedlichen Kurzzeit- und Langzeitwirkungen beachtet werden müssen. Wie komplex die Zusammenhänge tatsächlich zu sein scheinen, wird erkennbar, wenn man die einschlägige Literatur zu Rate zieht (vgl. CAMPBELL & CHURCH 1969; JOHNSTON 1972; WALTERS & GRUSEC 1977). Hierauf wird weiter unten näher eingegangen.

Welche Beziehungen zwischen strenger Erziehung und kindlicher Ängstlichkeit wurden in empirischen Arbeiten gefunden? STAPF et al. (1972, S. 116) gingen von folgender Hypothese aus: "Wenn Ängstlichkeit als die erhöhte Wahrscheinlichkeit definiert wird, daß Situationsaspekte aversiv sind und damit den Zustand der Angst bzw. Furcht auslösen, sind streng erzogene Individuen in der Regel ängstlicher als nicht streng erzogene." Diese Annahme überprüften sie an 454 10- bis 14jährigen Jungen, die nach ihren Rohwerten für väterliche bzw. mütterliche Strenge in zwei Extremgruppen von streng Erzogenen und nicht streng Erzogenen unterteilt wurden. Die elterliche Strenge wurde mit Hilfe der Marburger Skalen zur Erfassung des kindperzipierten Erziehungsstils gemessen. Sowohl die vom Vater als auch die von der Mutter streng Erzogenen erreichten im Kinder-Angst-Test (K-A-T) von THURNER & TEWES (1969) signifikant höhere Angstwerte als die nicht streng Erzogenen. Nach THURNER & TEWES zielt der K-A-T auf die "allgemeine Ängstlichkeit" ab.

Ebenfalls unter Verwendung der Marburger Skalen fanden SCHWARZER (1975) sowie GROEBEN (1978) einen Zusammenhang zwischen elterlicher Strenge und erhöhter Schulangst ihrer Kinder.

DARPE & SCHNEEWIND (1978) erfaßten an einer Stichprobe von 277 Jungen und Mädchen im Alter von 10 bis 12 Jahren sowohl deren Persönlichkeitsmerkmale als auch die von ihnen wahrgenommenen mütterlichen und väterlichen Erziehungsziele und -einstellungen. Wenngleich im allgemeinen nur niedrige Korrelationskoeffizienten zwischen Erziehungsvariablen und Persönlichkeitsmerkmalen gefunden wurden, verdient folgendes Ergebnis Beachtung: "Ich-stark-extravertierte Kinder perzipieren einen stark kindorientierten, freizügigen und unterstützenden Erziehungsstil der Eltern. Ängstlich-introvertierte Kinder berichten entsprechend einen wenig kindorientierten, einschränkenden und streng-kontrollierenden Erziehungsstil der Eltern" (DARPE & SCHNEEWIND 1978, S. 156).

Untersuchungen von NIJHAWAN (1972) sowie von SIDANA & SINHA (1973) an indischen Kindern und ihren Eltern erbrachten Ergebnisse, die gleichfalls einen Zusammenhang zwischen strenger Erziehung und kindlichen Ängsten belegen.

Standen die bisher angeführten Untersuchungsergebnisse jeweils mit der Strenge-Hypothese in Einklang, so läßt sich die folgende Arbeit nicht damit vereinbaren. SEITZ et al. (1970) erhoben an einer Gruppe von 42 Elternpaaren und ihren Söhnen Daten zur Persönlichkeitsstruktur der Kinder und zum Erziehungsstil der Eltern. Eine faktorenanalytisch gewonnene Persönlichkeitsdimension der Kinder wurde als "ängstliche Verhaltenshemmung, aufgrund von Enttäuschungen durch die Umwelt und von Mißtrauen gegenüber der Umwelt" interpretiert. Sie wurde mit je fünf Erziehungsstildimensionen der Väter und Mütter in Beziehung gesetzt. Keiner der 10 Korrelationskoeffizienten war signifikant von Null verschieden, auch nicht derjenige, der die "aggressive Strenge aufgrund eigener Unzufriedenheit mit der Mutter-(Vater-)Rolle" betraf.

Betrachtet man die geschilderten Ergebnisse im Zusammenhang, so zeichnet sich folgendes Bild ab. Eine strenge, mit Strafen verbundene Erziehung scheint die Entstehung *kindlicher* Angstneigungen zu begünstigen. Ob sich dieser Zusammenhang zeigt und welches Ausmaß er erreicht, wird durch Faktoren bestimmt, die bisher nur teilweise bekannt sind. Es wäre denkbar, ist aber nicht genügend nachgewiesen, daß folgende Arten strenger Erziehung Angstneigungen fördern:

- Strenge Bestrafungen, die mit einem Angriff auf die kindliche Persönlichkeit und mit Abwertung und Ablehnung des Kindes verbunden sind;
- ungewöhnlich schwere Bestrafungen, sei es in Gestalt körperlicher Strafen oder in Gestalt von Liebesentzug, die in einem Mißverhältnis zur kindlichen "Verfehlung" stehen;
- für das Kind nicht vorhersehbare Bestrafungen, die weniger durch das Verhalten des Kindes als vielmehr durch die aktuelle (schlechte) psychische Verfassung der Eltern zu erklären sind;
- Bestrafungen von Verhaltensweisen, zu deren Änderung das Kind nicht in der Lage ist (z.B. Bestrafung schwacher Schulleistungen eines schwach begabten Kindes);
- Bestrafungen, die von lang andauernden Ärgerreaktionen der Eltern begleitet sind (vgl. PERDUE & SPIELBERGER 1966).

Andererseits sollte die Bedeutung einer strengen Erziehung für die Erklärung von Angstneigungen aus einer Reihe von Gründen nicht überschätzt werden. (1) Ungewöhnlich große elterliche Strenge ist ein Korrelat zahlreicher Arten kindlicher Verhaltensstörungen (z.B. Aggressivität oder Delinquenz) und nicht nur von Ängstlichkeit. Sie ist eine differentialätiologisch relativ unspezifische Bedingung (vgl. BECKER 1978a; BRITTNACHER 1978). Wenn eine strenge, mit Bestrafung und Ablehnung verbundene Erziehung auch die kindliche *Aggressivität* fördern kann, so wäre damit zu rechnen, daß solche aggressiven Kinder in verschiedenen Bereichen eher niedrige Angstneigungen entwickelten. (2) In mehreren der angeführten Untersuchungen wurden Maße für elterliche Strenge verwendet, die zugleich Komponenten der Ablehnung miterfaßten. Aus diesem Grunde lassen sich die Zusammenhänge nicht eindeutig auf die Strengekomponenten zurückführen. (3) Wie die Arbeiten von COOPERSMITH (1967) sowie von WALTERS & GRUSEC (1977) zeigen, sind angemessene Formen elterlicher Strenge - etwa das klare Setzen von Verhaltensgrenzen und das Bestrafen von Nichtbeachtung dieser Grenzen - durchaus taugliche und weit verbreitete Methoden der Verhaltenssteuerung; sie können die kindliche Selbstachtung und Angstfreiheit fördern. (4) Möglicherweise kann eine strenge Erziehung zwar *vorübergehend* kindliche Angstreaktionen auslösen, jedoch langfristig eine gute Anpassung und relative Angstfreiheit im Erwachsenenalter bedingen, vor allem wenn Strenge mit Wertschätzung und mit Verantwortungsbereitschaft der Eltern für ihr Kind verbunden ist.

Diese zuletzt vertretenen Überlegungen werden zwar einigen Lesern sehr "unpsychologisch" und "unpädagogisch" vorkommen, sie stehen jedoch durchaus im Einklang mit einigen neueren empirischen Befunden (vgl. COOPERSMITH 1967 und WALTERS & GRUSEC 1977). Es besteht auf jeden Fall ein dringender Bedarf an Untersuchungen, die die Langzeiteffekte elterlicher Strenge überprüfen.

5.1.3 Der Einfluß elterlicher Ablehnung

Im Bereich der Erziehungsstilforschung wurde in faktorenanalytischen Studien wiederholt eine varianzstarke Dimension gefunden, die als "Wärme vs. Feindseligkeit", "Akzeptierung vs. Ablehnung" oder "Zuwendung vs. Zurückweisung" bezeichnet wurde (vgl. SCHAEFER 1959; BECKER 1964; HERRMANN 1969; SCHNEEWIND 1975).

BECKER (1964), der ein dreidimensionales hypothetisches Modell des elterlichen Erziehungsverhaltens vorschlug, charakterisierte den Feindseligkeits- bzw. Ablehnungspol wie folgt: wenig liebevoll, geringe Akzeptierung, verständnislos, wenig kindbezogen, seltene Verwendung von Erklärungen, negative Reaktionen auf Abhängigkeitsverhalten, seltene Begründungen für Erziehungsmaßnahmen, seltene Verwendung von Lob in der Erziehung, häufige Anwendung körperlicher Bestrafung und (bei Müttern) häufige Kritik am Ehemann. Aus dieser Auflistung geht hervor, daß es sich beim Konzept der "Ablehnung" um ein recht hoch abstrahiertes, mehrdimensionales Konstrukt handelt. TAUSCH & TAUSCH (1977) verwendeten eine analoge Dimension zur Charakterisierung zwischenmenschlicher (nicht nur Eltern-Kind-)Beziehungen, die sie "Achtung-Wärme-Rücksichtnahme vs. Mißachtung-Kälte-Härte" benannten. (Zur Operationalisierung dieser Dimension siehe TAUSCH & TAUSCH 1977, S. 120.)

Es stellt sich die Frage, ob ein Zusammenhang zwischen elterlicher Ablehnung und kindlicher Ängstlichkeit zu erwarten ist. Nach Auffassung einiger Neoanalytiker (u.a. HORNEY, ERIKSON, SULLIVAN, FROMM) benötigt ein Kind das Gefühl der Geborgenheit, Akzeptierung und Liebe seiner Eltern, um Vertrauen in seine Mitmenschen zu erwerben und sich (weitgehend) angstfrei zu entwickeln. Das Neugeborene und das Kleinkind sind aufgrund ihrer Unreife und Hilflosigkeit in hohem Maße auf die Unterstützung und liebevolle Zuwendung von Eltern oder Ersatzeltern angewiesen. Diese grundsätzliche Abhängigkeit von der Zuwendung und Akzeptierung wichtiger Bezugspersonen dürfte auch auf Jugendliche und Erwachsene zutreffen. Bedingungslose Akzeptierung wird als eine entscheidende Voraussetzung für den Aufbau und die Wahrung eines positiven Selbstbildes sowie von Selbstachtung und Selbstvertrauen angesehen (vgl. ROGERS 1972). Geringe Selbstachtung hingegen ist ein Korrelat von Angstneigungen (vgl. ROSENBERG 1962).

Die meisten Untersuchungen zum Zusammenhang von Ablehnung und Ängstlichkeit wurden an Kindern und Jugendlichen durchgeführt. SIDANA & SINHA (1973) erfaßten mittels einer Furcht-Checkliste das Ausmaß der Ängste von 300 indischen Kindern im Alter von 6 bis 10 Jahren. Deren Eltern beantworteten einen Erziehungsstilfragebogen, der unter anderem die Dimension "Ablehnung" enthielt. In allen drei Altersstufen (6, 8, 10 Jahre) erzielten die Kinder der stark ablehnenden Väter und Mütter jeweils höhere Angstwerte als die Kinder der Eltern mit geringer Ablehnung. Die Unterschiede waren jedoch nur in der Gruppe der Zehnjährigen signifikant.

DARPE & SCHNEEWIND (1978) fanden in ihrer oben näher beschriebenen korrelativen Studie an 277 Jungen und Mädchen im Alter von 10 bis 12 Jahren folgendes Ergebnis, das sich auf die Gruppe der ängstlich-introvertierten Kinder bezieht: "Im Verhältnis zu ihren Eltern erfahren sie häufig elterliche Ablehnung, Unnachgiebigkeit, Verständnislosigkeit und mangelndes Einfühlungsvermögen. Aus der Sicht des Kindes erscheinen die Eltern unnachsichtig, strafend und manipulierend" (DARPE & SCHNEEWIND 1978, S. 157).

COOPERSMITH (1967), der die Antezedentien kindlicher Selbstachtung erforschte, stieß ebenfalls auf einen Zusammenhang zwischen Erziehungsverhalten und Ängstlichkeit. "Personen mit hoher Selbstachtung, die unter Bedingungen der Akzeptierung, klarer Regelfestlegungen und Wertschätzung erzogen wurden, scheinen persönlich effiziente, ausgeglichene und kompetente Individuen zu sein, die zu unabhängigem und kreativem Handeln fähig sind. Ihr vorherrschendes Angstniveau ist eher niedrig, und ihre Fähigkeit zur Angstbewältigung scheint besser zu sein als die der meisten anderen Menschen" (COOPERSMITH 1967, S. 249-250).

ROSENTHAL et al. (1959) werteten ein sehr umfangreiches Aktenmaterial über Mutter-Kind-Beziehungen am "Institute for Juvenile Research" in Chicago aus. Sie suchten nach Beziehungen zwischen einer Vielzahl spezifischer kindlicher Verhaltensstörungen und verschiedenen Erziehungshaltungen und -praktiken. Offene Ablehnung durch die Mutter korrelierte lediglich signifikant mit Stehlen und Lügen des Kindes. Kritisch abwertendes Erziehungsverhalten stand mit einer ganzen Reihe kindlicher Verhaltensstörungen (wie Stehlen, Ungehorsam, Zerstörungswut, Enuresis, Eßstörungen) sowie mit Schüchternheit und Schulangst, nicht jedoch mit chronischer Ängstlichkeit im Zusammenhang.

SNAITH (1968) führte eine umfangreiche klinische Studie an 48 erwachsenen Phobikern durch. Er erhob mittels anamnestischer Interviews Informationen zur Art der Erziehung, die diese Patienten erfahren hatten. Bei 12 Patienten (= 25%) wurde die Erziehung als "ablehnend", bei 14 Patienten (= 29%) als "überbehütend" und bei 22 Patienten (= 46%) als "normal" eingestuft. Eine ablehnende Erziehung wäre demnach keinesfalls typisch für erwachsene Phobiker. Kritisch läßt sich zu dieser Studie anmerken, daß keine vergleichbaren Auskünfte an einer Kontrollgruppe "Normaler" erhoben wurde und keine Angaben zur Reliabilität der klinischen Urteile mitgeteilt wurden.

Überblickt man die geschilderten Arbeiten, so lassen sie kaum weitreichendere Schlußfolgerungen zu, als daß eine ablehnende Erziehung unter bestimmten Umständen die Entwicklung von Angstneigungen begünstigen kann. Allerdings scheint es sich bei einer ablehnenden Erziehung um eine differentialätiologisch unspezifische ungünstige Bedingung zu handeln (vgl. BECKER 1978a). Abgelehnte Kinder besitzen ein erhöhtes Risiko für das Auftreten unterschiedlicher Verhaltensstörungen (vgl. DAVITZ 1958; BECKER 1964). Einschränkend ist weiterhin zu vermerken, daß die korrelativen Zusammenhänge zwischen elterlicher Ablehnung und kindlicher Ängstlichkeit mehrere Erklärungshypothesen zulassen, die genauer zu prüfen sind. Eine von DAVITZ (1958) vertretene Auffassung betont folgenden Circulus vitiosus: Abgelehnte Kinder neigen (unter anderem) zu erhöhter Ängstlichkeit. Infolge dieser Ängstlichkeit stoßen sie auf weitere Ablehnung ihrer Eltern. Es ist zur Zeit auch nicht auszuschließen, daß Kinder, die sich aus nichtfamiliären Gründen ängstlich verhalten, bei ihren Eltern Ablehnung hervorrufen. Die zunächst ins Auge springende Hypothese einer einseitigen Verursachung von Angstneigungen durch die ablehnende Erziehung von Eltern braucht keinesfalls generell zuzutreffen.

5.1.4 Der Einfluß mütterlicher Überbehütung

Der in zahlreichen erziehungspsychologischen und klinischen Arbeiten verwendete Begriff der "mütterlichen Überbehütung" wird nicht eindeutig und einheitlich definiert und operationalisiert. BECKER (1964) hielt aufgrund einer Literaturübersicht drei Dimensionen zur Charakterisierung elterlichen Erziehungsverhaltens für erforderlich: "Wärme gegen Feindseligkeit", "Restriktivität gegen Permissivität" sowie "Ängstliche emotionale Involviertheit gegen ruhige Gelassenheit". "Ängstliche emotionale Involviertheit" wurde wie folgt erläutert: hohe Emotionalität in der Beziehung zum Kind, Infantilisierung (babying), Behüten und Überbesorgnis um das Wohl des Kindes. Als Überbehütung wurde von BECKER (1964) eine Kombination von ängstlich-emotionaler Involviertheit, Wärme und *Re-*

striktivität aufgefaßt. Die Verbindung von ängstlich-emotionaler Involviertheit, Wärme und *Permissivität* wurde von ihm demgegenüber als Nachgiebigkeit (indulgence) abgegrenzt.

RICHTER (1963) verstand unter "Overprotection" ein Erziehungsmuster aus Verwöhnung, Nörgeln, Übernachsichtigkeit oder umkreisender Beherrschung (vgl. Tabelle 5.1). Im Gegensatz zur Umschreibung von BECKER (1964) fehlt bei RICHTER der Aspekt der ängstlich-emotionalen Involviertheit, und es werden sowohl Übernachsichtigkeit (Permissivität) als auch umkreisende Beherrschung (Restriktivität) mit Überbehütung in Verbindung gebracht.

LEVY (1966) formulierte in seiner klassischen Studie über "mütterliche Überbehütung" folgende vier Krite-

Tabelle 5.1: Erläuterung und Abgrenzung der elterlichen "Overprotection"-Einstellung (aus RICHTER 1963, S. 55).

Einstellung	Charakteristische Verbalisierung	Behandlung des Kindes	Reaktion des Kindes
Akzeptierung und Zuneigung	"Das Kind macht das Heim interessant"	Zärtlichkeit; Spielen; Geduld	Sicherheit; normale Persönlichkeitsentwicklung
Offene Ablehnung (rejection)	"Ich hasse es. Ich möchte durch es nicht belästigt werden."	Vernachlässigung; Strenge; Vermeidung von Kontakt; stren-Bestrafung	Aggressivität; Verwahrlosung; Affektflachheit
Perfektionismus	"Ich möchte es nicht so, wie es ist; ich muß es verändern."	Mißbilligung; Kritik; Zwang	Enttäuschung; mangelndes Selbstvertrauen; Zwangserscheinungen
Overprotection	"Natürlich mag ich es; seht doch, wie ich mich für es aufopfere."	Verwöhnung; Nörgeln; Übernachsichtigkeit oder umkreisende (hovering) Beherrschung	Verzögerung der Reifung und Emanzipation; verlängerte Abhängigkeit von der Mutter; Benehmen des verwöhnten Kindes

rien: (1) Exzessiver Kontakt zwischen Mutter und Kind, (2) Infantilisierung, (3) Verhinderung von Unabhängigkeit des Kindes, (4) fehlende oder übertrieben starke mütterliche Kontrolle.

Angesichts dieser uneinheitlichen Begriffsverwendung ist kaum zu erwarten, daß empirische Untersuchungen über den Zusammenhang von mütterlicher Überbehütung und Ängsten von Kindern klare und übereinstimmende Ergebnisse liefern. Theoretische Argumente legen es nahe und die Befunde von LEVY (1966) zeigen, daß beispielsweise eine restriktive Form der mütterlichen Überbehütung zu anderen Effekten führt als eine permissive (nachgiebige) Art der Überbehütung. Lediglich wenn die Mutter sich stark kontrollierend und dominierend verhält, entwickelt nach LEVY (1966) ihr Kind mit erhöhter Wahrscheinlichkeit submissive, abhängige und ängstliche Züge. Wenn im folgenden empirische Studien und klinische Erfahrungsberichte zur "mütterlichen Überbehütung" zitiert werden, so ist zu berücksichtigen, daß verschiedene Autoren mit unterschiedlichen Konzepten von "mütterlicher Überbehütung" arbeiten.

Zunächst wird auf Studien an Kindern und Jugendlichen eingegangen. ROSENTHAL et al. (1959) fanden einen Zusammenhang zwischen einer infantilisierenden, überbehütenden Erziehung durch die Mutter und einer allgemeinen Unreife, chronischen Ängstlichkeit und neurotischen Symptomen der Kinder. JENKINS (1968) ermittelte, daß die Mütter überängstlicher Kinder häufig als infantilisierend, überbehütend und ängstlich eingestuft wurden. SCHAEFER (1961) zitierte mehrere Arbeiten, wonach die Söhne überprotektiver und kontrollierender Mütter zur Schüchternheit, Gehemmtheit und Zurückgezogenheit neigten. Dieses Ergebnis steht mit dem oben erwähnten Befund von LEVY (1966) in Einklang. WALDFOGEL et al. (1957) berichteten über eine Untersuchung an 53 Schulphobikern und deren Mütter. Nach ihren Ergebnissen zeichnen sich die Mütter durch ein ängstliches Überbehüten sowie durch tief verwurzelte Unsicherheiten über ihre Kompetenz in der Mutterrolle aus. Die Schulphobien wurden als Trennungsängste zwischen eng miteinander verbundenen und voneinander abhängigen Mutter-Kind-Paaren interpretiert. "Es besteht wenig Zweifel daran, daß die Trennungsprobleme der Mütter den Problemen der Kinder vorgelagert sind, und eine sorgfältige Anamneseerhebung wird dies in jedem Fall nachweisen" (WALDFOGEL et al. 1957, S. 757). Auch EISENBERG (1958) stieß in seiner

Studie an 26 Schulphobikern auf zahlreiche ängstlich überbehütende Mütter. MARTIN (1971) und McDONALD & SHEPHARD (1976) gelangten in ihren Übersichten gleichfalls zu der Ansicht, daß die Überbehütungshypothese eine empirische Stützung erfährt. Keine Beziehungen zwischen mütterlicher Überbehütung und kindlicher Ängstlichkeit wurden jedoch von RICHTER (1963) und SEITZ et al. (1970) berichtet.

Die im folgenden herangezogenen Untersuchungen an Erwachsenen beziehen sich ausschließlich auf phobische Patienten und deren Mütter. ANDREWS (1966) zog aus seiner Literaturanalyse den Schluß, daß die für viele erwachsene Phobiker charakteristische Dependenz und mangelnde Selbstbehauptungstendenz unter anderem auf eine überbehütende Erziehung zurückzuführen sei. Die Befunde von WEBSTER (1953) lassen sich zur Stützung dieser These heranziehen. Dieser Autor untersuchte 75 Frauen, von denen jeweils 25 in die klinischen Kategorien Aographobie, Angstneurose und Konversionshysterie fielen. Bei den Phobikerinnen wurde in 96% der Fälle eine "dominante Überbehütung" durch die Mütter registriert. Der entsprechende Prozentanteil in den beiden Vergleichsgruppen lag bei jeweils 44% ($p < .001$). Nach BRÄUTIGAM (1969) hatten vor allem Herzphobiker gehäuft verwöhnende, überbesorgte, die Selbständigkeit ihrer Kinder verhindernde Mütter. In der Untersuchung von SOLYOM et al. (1974) wurden 44,4% der Mütter von Phobikern und 27,7% der Mütter einer Kontrollgruppe als überprotektiv eingestuft ($p < .10$). SNAITH (1968) ermittelte hingegen lediglich bei 14 Eltern von 48 phobischen Patienten eine überbehütende Erziehung. Die sehr unterschiedlichen Zahlenangaben verdeutlichen, daß der Begriff der "Überbehütung" recht uneinheitlich verwendet wird.

Welche Schlußfolgerungen lassen sich aus den angeführten Untersuchungen ziehen? Vor einer definitiven Beantwortung der Frage nach Zusammenhängen zwischen mütterlicher Überbehütung und kindlichen Ängsten dürfen die vielen ungelösten methodischen Probleme der meisten zu diesem Themenbereich durchgeführten Arbeiten nicht übersehen werden. Mit dieser bedeutsamen Einschränkung kann die folgende Hypothese als empirisch relativ gut abgesichert vertreten werden: Es besteht eine positive Beziehung zwischen einer ängstlichen "mütterlichen Überbehütung" und Angstneigungen bzw. Phobien der jugendlichen oder erwachsenen Nachkommen dieser Mütter.

5.1.5 Der Einfluß elterlicher Ängstlichkeit

Vom Verfasser wurde im Zusammenhang mit der differentialätiologischen Frage nach den spezifischen Bedingungen für das Auftreten spezifischer Formen von Verhaltensstörungen die sogenannte "Transmissionshypothese" formuliert (vgl. BECKER 1978a). In ihrer Anwendung auf die Erklärung ängstlichen Verhaltens besagt diese Hypothese, daß ängstliche Eltern in Gefahr schweben, ihre Angstneigungen auf ihre Kinder zu "übertragen", wobei an dieser Transmission eine Reihe von Prozessen beteiligt sein kann. Besondere Erwähnung verdienen die Vererbung sowie das Lernen am Modell (vgl. BANDURA 1976; BECKER 1978a). So wäre es beispielsweise denkbar, daß Eltern durch das verbale und nonverbale Äußern von Ängsten in bestimmten Klassen von Situationen ihren Kindern - gewollt oder ungewollt - den Eindruck der Gefährlichkeit der betreffenden Situationen vermitteln und eine Sensibilisierung ihrer Kinder herbeiführen. Dieser Vorgang wurde unter anderem von SULLIVAN näher beschrieben (vgl. MULLAHY 1965). Auch IZARD (1977) hob in ihrer Theorie menschlicher Emotionen das Prinzip der *"Emotionsanstekkung"* hervor: Eltern, die in bestimmten Klassen von Situationen Ängste erleben, zeigen diese Emotionen häufig in ihrem Gesichtsausdruck und ihrer Motorik. Diese Angstzeichen können von Kindern wahrgenommen werden und bei diesen gleichfalls Ängste auslösen oder verstärken.

Nicht selten resultiert aus einer ängstlichen elterlichen Grundhaltung eine besondere Besorgnis um das physische und psychische Wohlergehen der eigenen Kinder. Eine solche Überbesorgnis kann sich unmerklich in eine Form des ängstlichen Überbehütens steigern. Wie im vorangegangenen Abschnitt gezeigt wurde, kann diese Art des Überbehütens Ängste fördern.

BUTOLLO et al. (1978, S. 3094) formulierten folgende Hypothese, die eng an diese Überlegungen anknüpft und zusätzlich konstitutionelle Faktoren bzw. Temperamentsmerkmale mitberücksichtigt: "Es wäre dann folgender Ablauf denkbar: ein Kind mit einem anpassungsschwierigen passiven Temperament bewältigt nur dann neue Situationen und den Umgang mit fremden Menschen, wenn es für dieses Verhalten ein Modell hat oder aber geduldig und konsequent dazu angehalten wird, immer wieder neue Erfahrungen zu machen. Sind diese Bedingungen nicht gegeben, wird dieses Kind vermutlich neuen Erfahrungen aus dem Wege gehen. Wird jedoch das Experimentierverhalten durch die Zuwendungsgewohnheiten, wie sie stark beschützende, ängstliche Mütter zeigen, nicht gefördert oder sogar durch restriktive Einstellungen der Eltern beschränkt, so müßte sich das Vermeidungsverhalten verstärken und schließlich das Bild ängstlicher Zurückgezogenheit ergeben."

Eine weitere Transmissionsmöglichkeit ergibt sich daraus, daß bestimmte ängstlich-selbstunsichere Eltern ihr negatives Selbstbild ihren Kindern kommunizieren und damit ein eher ungünstiges Modell abgeben. Sollten auch die Kinder ein negatives Selbstbild übernehmen, so würde das Risiko für soziale Unsicherheit und Ängstlichkeit wachsen (vgl. TOCCO & BRIDGES 1973).

Die bisherigen Interpretationen der Angsttransmission gingen von dyadischen Eltern-Kind-Beziehungen aus. RICHTER (1970) erweiterte diese Perspektive, indem er die Betrachtung auf die Ebene der Gesamtfamilie verlagerte. Aufgrund klinischer Erfahrungen nahm er eine Klassifikation "familiärer Charakterneurosen" vor. Dabei beschrieb er auch den Typus der *"angstneurotischen Familie"*. Das Denken aller Mitglieder einer solchen Familie wird durch Ängste beherrscht, die sich auf eine als bedrohlich empfundene Umwelt beziehen. Vor diesen Gefahren versucht sich die Familie durch den Rückzug in eine Art selbst errichtetes "Sanatorium" zu schützen. Ohne Frage kann auch diese defensive Person-Umwelt-Beziehung zur Transmission von Ängsten und zugrundeliegenden Fehlhaltungen von den Eltern auf die Kinder und zur wechselseitigen Angstkonservierung beitragen.

Nachdem hinreichend viele theoretische Argumente für den Einfluß elterlicher Ängstlichkeit vorgebracht wurden, stellt sich als nächstes die Frage nach empirischen Belegen für die Hypothese. Zunächst soll auf Untersuchungen an ängstlichen *Kindern* eingegangen werden.

HAGMAN (1932) befragte die Mütter von 30 Mädchen und 40 Jungen im Vorschulalter über das Vorliegen von Ängsten. Die genannten Ängste wurden nach den Objekten, auf die sie sich bezogen, klassifiziert und ausgezählt. Eine Gegenüberstellung der Anzahl der Ängste der Kinder und ihrer Mütter erbrachte einen Korrelationskoeffizienten von .67. Mit steigender Anzahl von Ängsten einer Mutter nahm mithin auch die Anzahl der Ängste ihrer Kinder zu. Darüber hinaus wurde eine beträchtliche Übereinstimmung zwischen mütterlichen und kindlichen Angst*inhalten* festgestellt.

WINDHEUSER (1977) verglich 64 phobische mit 30 nichtphobischen Kindern aus einer Erziehungsberatungsstelle. Unter Bezugnahme auf die Ergebnisse von HAGMAN (1932) und anderen Autoren sollten die Hypothesen überprüft werden, (1) daß die Mütter der phobischen Kinder im Durchschnitt höhere Werte in allgemeiner Ängstlichkeit erzielen als die Mütter nichtphobischer Kinder, und (2) daß eine Korrespondenz zwischen kindlichen und mütterlichen Angstobjekten besteht. Aus der folgenden Tabelle 5.2 ergibt sich eine Bestätigung der Hypothese (1). Auch die zweite Hypothese konnte gestützt werden.

Tabelle 5.2: Gegenüberstellung der allgemeinen Ängstlichkeit der Mütter phobischer und nichtphobischer Kinder (aus WINDHEUSER 1977, Tab. 2). MAS = Manifest Anxiety Scale. FSS (cat. 3-5) = Antwortkategorien 3-5 in der "Fear Survey Schedule". REMS = Selbsteinschätzung der Ängstlichkeit der Mutter durch ihr Kind. (Bei REMS und REMI bedeuten höhere Werte geringere Ängstlichkeit!)

Verfahren	Mütter phobischer Kinder (N= 64)	Mütter nichtphobischer Kinder (= 30)	Statistischer Test	p
MAS	12,52	6,57	t=6,13	<.001
FSS(cat.3-5)	27,50	11,63	t=7,08	<.001
REMS	3,23	5,33	X^2=34,37	<.001
REMI	3,22	4,57	X^2=15,39	<.02

In einer Untersuchung an 72 männlichen und 60 weiblichen Gymnasiasten sowie ihren Eltern stellten ADAMS & SARASON (1963) deren Scores in vier Angstskalen gegenüber. Getrennt für jede Skala wurden die Angstwerte des Vaters bzw. der Mutter mit denen ihres Sohnes bzw. ihrer Tochter korreliert. 21 von 24 Korrelationskoeffizienten hatten ein positives Vorzeichen. Jedoch überschritten nur 9 Koeffizienten die .05-Signifikanzgrenze. Lediglich in der Gruppe der Mütter und Töchter traten in allen vier verwendeten Angstskalen signifikante und bedeutsame positive Korrelationen (zwischen .25 und .54) auf. Von den vier Angstmaßen bezogen sich drei auf relativ spezifische Angstbereiche (Testangst, Trennungsangst und Leistungsangst) und eines auf eine globale Angstneigung (Kurzform der "Manifest Anxiety Scale"). In dem zuletzt genannten globalen Angstmaß zeigten sich bei den männlichen Studierenden signifikante positive Zusammenhänge sowohl zur Angstneigung der Väter (r = .28) als auch der Mütter (r = .32) sowie zwischen beiden Eltern (r = .28). Die Ergebnisse von ADAMS & SARASON (1963) stehen nur partiell mit der Transmissionshypothese in Einklang, und die Kovariation zwischen elterlicher und kindlicher Angstneigung ist in dieser Stichprobe nicht besonders eng.

Es liegt eine Reihe weiterer empirischer Befunde an klinischen und nicht-klinischen Gruppen vor, die positive Beziehungen zwischen allgemeinen oder spezifischen Ängsten bei Eltern und ihren Kindern belegt (vgl. HENRICH 1967; BANDURA & MENLOVE 1968; JENKINS 1968; BANDURA 1969; LESTER 1970; HERMANS et al. 1972; LESTER & TEMPLER 1972). Wie die Tabelle 5.3 zeigt, ermittelten LESTER & TEMPLER (1972) zum Teil recht hohe Korrelationen zwischen dem Ausmaß an Todesfurcht

Tabelle 5.3: Produkt-Moment-Korrelationen zwischen den Scores von Eltern und ihren Kindern in einem Todesangst-Fragebogen (nach LESTER & TEMPLER 1972).

	Altersstufe		
Paare	13-14	15-17	18-19
Tochter-Mutter	.57	.37	.20
Tochter-Vater	.45	.31	.11
Sohn-Mutter	.33	.31	.63
Sohn-Vater	.44	.46	.83

bei Eltern und ihren heranwachsenden Söhnen und Töchtern. Dabei übertrafen die Koeffizienten der Tochter-Mutter-Paare die der Tochter-Vater-Paare sowie die Koeffizienten der Sohn-Vater-Paare die der Sohn-Mutter-Paare.

Untersuchungen zum Zusammenhang zwischen der Ängstlichkeit *Erwachsener* und ihrer Eltern fehlen weitgehend. Die folgenden drei Arbeiten beziehen sich auf klinische Ängste, und sie basieren auf klinischen Gruppen, nämlich erwachsenen Angstneurotikern bzw. Phobikern. BROWN (1942) sammelte diagnostische Informationen über die Eltern dreier Gruppen psychoneurotischer Patienten sowie über die Eltern nichtpsychiatrischer Kontrollpersonen. Unter den Eltern der Angstneurotiker befanden sich in signifikanter Häufung Personen mit derselben Diagnose "Angstneurose"

Tabelle 5.4: Der Zusammenhang zwischen den Diagnosen von Patienten und Kontrollpersonen sowie ihren Eltern (nach BROWN 1942, S. 787). Die mit einem * versehenen Zahlen sind statistisch signifikant.

Diagnostische Kategorie der Eltern	Psychoneurotische Patienten			Kontrollgruppe
	Angstneurosen	Hysterische Neurosen	Zwangsneurosen	
Psychisch normal	59 *	17 *	20 *	50
Angstneurose	27 *	4		
Hysterische Neurose	2	8 *		1
Zwangsneurose			3 *	
Manisch-depressive Psychose	7		3 *	
Schizophrenie	1			
Nicht näher spezifizierte Psychose	1			1
Ängstliche Persönlichkeit (mit depressiven und zwanghaften Zügen)	22	6	13	8
Alkoholismus	2	3		1
Epilepsie	2		1	
Psychopathische Persönlichkeit	3	4		1
$\sum$	126	42	40	62

(vgl. Tabelle 5.4). Dieses Ergebnis läßt sich im Sinne der Transmissionshypothese interpretieren.

BECK (1974) befragte eine kleine Gruppe erwachsener Phobiker mit chronischem Störungsverlauf bezüglich ihrer Eltern. Er stellte fest, daß bei 8 von 12 phobischen Patienten ein Elternteil unter derselben Phobie litt bzw. gelitten hatte wie sein Kind.

SOLYOM et al. (1974) diagnostizierten unter den Müttern phobischer Neurotiker in 30,9% aller Fälle gleichfalls eine Phobie. Im Vergleich dazu lag der Prozentanteil phobischer Mütter in einer Kontrollgruppe mit 10,6% signifikant niedriger.

Die Zusammenschau der angeführten Untersuchungsergebnisse bestätigt eindrucksvoll die Berechtigung der Hypothese vom Einfluß ängstlicher Eltern auf die Angstentwicklung ihrer Kinder. Die erhöhte Angstneigung von Eltern scheint in der Tat ein differentialätiologisch bedeutsames Korrelat der Angstneigung ihrer Kinder zu sein. Trotz dieses relativ gesicherten Erkenntnisstandes dürfen folgende einschränkende Bemerkungen nicht übersehen werden: (1) Die Frage nach den Prozessen der Angstübertragung zwischen den Generationen innerhalb einer Familie läßt sich anhand der vorliegenden Befunde nicht präzise beantworten.
(2) Zahlreiche Studien beruhen auf klinischen Gruppen und nicht auf unausgelesenen oder "normalen" Personenstichproben. Insbesondere sind dem Verfasser keine Studien zu den Zusammenhängen zwischen den Angstneigungen "normaler" Erwachsener und früheren Angstneigungen ihrer Eltern bekannt.

5.2 Eine eigene Untersuchung zu familiären Antezedentien bereichsspezifischer Angstneigungen und neurotischer Störungen

5.2.1 Fragestellungen und Zielsetzungen der Untersuchung

Wie die vorangegangene Literaturübersicht gezeigt hat, ist unser Erkenntnisstand über den Einfluß der Eltern auf die Entwicklung von Angstneigungen ihrer Kinder noch unzureichend. Nicht zuletzt bedürfen folgende Fragestellungen einer verstärkten Beachtung und empirischen Bearbeitung:

- Welches sind die Langzeitauswirkungen familiärer Bedingungen? Möglicherweise unterscheiden sich die Kurzzeit- und Langzeiteffekte bestimmter elterlicher Erziehungspraktiken. So wäre es beispielsweise denkbar, daß eine strenge, strafende Erziehung kurzfristig zu einer Angst vor Normüberschreitungen bei Kindern führt, die jedoch auf den Zeitraum der ausgeprägten Abhängigkeit der Kinder von ihren Eltern beschränkt ist. Mit Erreichung des Jugend- und Erwachsenenalters könnte unter Umständen - im Zusammenhang mit der Ablösung vom Elternhaus - ein entgegengesetzter Effekt im Sinne der verstärkten Bereitschaft zur Normüberschreitung zum Vorschein kommen.
- Wie wirken sich familiäre Antezedensbedingungen auf unterschiedliche bereichsspezifische Angstneigungen von Kindern aus? Meist wird von der expliziten oder impliziten Annahme ausgegangen, daß bestimmte Erziehungsstile oder Persönlichkeitsmerkmale der Eltern generell angstfördernd oder angsthemmend seien. Diese Hypothese braucht keinesfalls zuzutreffen. So könnte etwa elterliche Ablehnung und Geringschätzung ihrer Kinder deren Angst vor Abwertung und Unterlegenheit fördern, zugleich aber die Angst vor Selbstbehauptung verringern, da die Kinder gezwungen sind, sich gegen ihre Eltern zur Wehr zu setzen und sich zu behaupten.
- Bestehen eventuell unterschiedliche Zusammenhänge zwischen väterlichen und mütterlichen Erziehungs- und Persönlichkeitsmerkmalen einerseits und Angstneigungen ihrer Kinder andererseits? Möglicherweise wirkt sich bei Vätern vor allem deren Strenge und bei Müttern deren ängstlich-überbehütende Erziehungshaltung angstfördernd aus.
- Sind diejenigen familiären Bedingungen, die mit Angstneigungen der Kinder im positiven Zusammenhang stehen, zugleich für neurotische Störungen verantwortlich? Diese Frage erscheint berechtigt angesichts der häufig behaupteten Bedeutung von Ängsten für die Entstehung und Aufrechterhaltung neurotischer Störungen.
- Vertraten die Eltern von Personen mit hohen bereichsspezifischen Angstneigungen andere Werthaltungen und Lebensanschauungen als die Eltern der wenig Ängstlichen? Steht beispielsweise eine starke Betonung der Werte "Ehrlichkeit" und "Anständigkeit" seitens der Eltern mit einer erhöhten Angst vor Normüberschreitung ihrer Kinder in Beziehung?

Die im folgenden beschriebene empirische Studie versucht, auf diese Fragen wenigstens Teilantworten zu geben.

5.2.2 Methode

5.2.2.1 Fragebogen

Zur Messung bereichsspezifischer Angstneigungen wurde der im Kapitel 3 beschriebene Interaktions-Angstfragebogen (I-A-F) verwendet. Dabei gingen folgende Angstbereiche in die Auswertung ein: (1) Angst vor physischer Verletzung, (2) Angst vor Auftritten, (3) Angst vor Normüberschreitung, (4) Angst vor Erkrankungen und ärztlichen Behandlungen, (5) Angst vor Selbstbehauptung und (6) Angst vor Abwertung und Unterlegenheit.

Das Erziehungsverhalten und die Persönlichkeitsmerkmale der Väter und Mütter sowie die Werthaltungen und Lebensanschauungen der Eltern wurden gleichfalls aus der Sicht der Kinder mit Hilfe eines Fragebogens erhoben. Die entsprechenden Items wurden vom Verfasser entworfen. Die Aufgabe der Versuchspersonen bestand zum einen darin, zu jeweils 23 Aussagen über das *Erziehungsverhalten* ihrer Väter bzw. Mütter Stellung zu beziehen, indem sie diese als zutreffend oder nicht zutreffend bewerteten. (Unveröffentlichte) faktorenanalytische Studien des Verfassers an männlichen und weiblichen Erwachsenen erbrachten, daß in dem verwendeten Fragebogen vor allem zwei Erziehungsstildimensionen erfaßt werden: (1) wenig verständnisvolle, strenge, strafende und abwertende vs. liebevolle, verständnisvolle und großzügige Erziehung, (2) intensive normorientierte vs. inkonsequente Erziehung. Darüber hinaus enthielt der Fragebogen einige Items, die sich auf ängstliche Überbesorgnis, die Art der Sexualerziehung sowie eine Benachteiligung oder Bevorzugung der Geschwister beziehen.

Zum anderen wurden zur Erfassung der kindperzipierten väterlichen bzw. mütterlichen *Persönlichkeitsmerkmale* je 18 Items herangezogen. Die Auswahl war an folgenden Prinzipien orientiert: Es sollte ein Großteil der von CATTELL im Bereich der Q-Daten und L-Daten gefundenen Persönlichkeitsaspekte berücksichtigt werden (vgl. CATTELL 1957). Zusätzlich wurden einige klinisch relevante Items (wie z.B. "kränkelnd", "lebensuntüchtig") einbezogen.

Ein dritter Teil des Fragebogens sollte einen Einblick in die *Werthaltung* und *Lebensanschauung* der Eltern vermitteln. Zu diesem Zweck wurden vom Verfasser 13 Aussagen formuliert, die in der folgenden Tabelle 5.5 wiedergegeben werden:

Tabelle 5.5: Auflistung von 13 in dem Untersuchungsfragebogen verwendeten Aussagen zu den Werthaltungen und Lebensanschauungen der Eltern.

- Am wichtigsten ist es, voranzukommen und Erfolg zu haben.
- Erst die Arbeit, dann das Vergnügen.
- Der Klügere gibt nach.
- Frechheit siegt.
- Man muß immer ein ehrlicher, anständiger Mensch bleiben.
- Man muß auf seine Gesundheit achten.
- Ohne Ordnung und Sauberkeit geht es nicht.
- Am besten ist es, sich in sein Schicksal zu fügen.
- Wer vorankommen will, muß seine Ellenbogen gebrauchen.
- Man muß Respekt haben vor älteren Leuten und Vorgesetzten.
- Man muß das Leben von seiner angenehmen Seite nehmen.
- Das Leben ist ein einziger Kampf.
- Trau am besten keinem über den Weg.

Der Fragebogen zum Erziehungsverhalten und zu den Persönlichkeitsmerkmalen der Väter und Mütter sowie zu den Werthaltungen und Lebensanschauungen der Eltern durfte nicht sehr umfangreich sein, um die Versuchspersonen, die zahlreiche weitere Fragen zu beantworten hatten, nicht zu überfordern und deren Bereitschaft zur Mitarbeit nicht zu gefährden. Aus diesem Grunde erschien es dem Verfasser notwendig, eigene Items zu entwerfen, statt auf vorhandene Verfahren zurückzugreifen, und eine Auswertung auf Itemniveau statt auf Skalenniveau vorzunehmen. Der Fragebogen ist mithin als Breitbandverfahren konzipiert, bei dem Reliabilitätseinbußen zugunsten einer breiten Abdeckung relevanter Inhaltsbereiche in Kauf genommen werden mußten.

5.2.2.2 Versuchspersonen

Die Fragebogen wurden von zwei Gruppen von Versuchspersonen ausgefüllt. Die eine Gruppe setzte sich aus der Standardisierungsstichprobe des I-A-F, die von BECKER (1980) näher charakterisiert wurde, zusammen. Sie umfaßte insgesamt 345 männliche und weibliche Erwachsene aus dem Altersbereich von 18 bis 65 Jahren. Diese wurden - getrennt für jede der sechs oben beschriebenen I-A-F-Skalen - nach ihren T-Werten in drei Subgruppen unterteilt: (1) Personen mit geringer Angstneigung ($T < 40$), (2) Personen mit mittlerer Angstneigung ($40 \leq T \leq 60$), (3) Personen mit hoher Angstneigung ($T > 60$). Dabei entfielen - je nachdem um welche Skala es sich handelte - etwa 50 Personen auf die Gruppen mit niedriger oder hoher Angstneigung und etwa 245 Personen auf die Gruppe mit mittlerer Angstneigung.

Als klinische Vergleichsgruppe dienten 163 männliche und weibliche erwachsene Neurotiker aus dem gleichen Altersbereich wie die I-A-F-Standardisierungsstichprobe. Es handelte sich um eine Teilgruppe der im Kapitel 4 näher beschriebenen Neurotiker. Im einzelnen verteilten sie sich über folgende Diagnosegruppen: Angstneurosen ($N = 20$), phobische Neurosen ($N = 26$), depressive Neurosen ($N = 25$), Zwangsneurosen ($N = 16$), hysterische Neurosen ($N = 28$), neurasthenische Neurosen ($N = 16$) sowie sonstige Neurosen ($N = 32$). (Zur näheren Charakterisierung dieser Neurotiker wird auf das Kapitel 4 verwiesen.)

5.2.2.3 Berechnungen

Die Auswertung der Daten erfolgte in zwei Schritten. Zunächst wurden mittels χ^2-Analyse Zusammenhänge zwischen den bereichsspezifischen Angstneigungen Erwachsener und den Erziehungs- sowie Persönlichkeitsmerkmalen der Väter und Mütter sowie den Werthaltungen und Lebensanschauungen der Eltern überprüft. Diese Auswertung erfolgte auf Itemniveau. Sie wird in der folgenden Tabelle 5.6 exemplarisch erläutert.

Tabelle 5.6: Der Zusammenhang zwischen dem Ausmaß der "Angst vor Selbstbehauptung" und der Beantwortung des Items "Mein Vater zeigte Verständnis für mich und meine Probleme".
$\chi^2 = 6.12$; $p < .05$.
(Da nicht alle 345 Personen in vollständigen Familien aufwuchsen bzw. vollständige Daten lieferten, basiert die Berechnung nur auf 303 Personen.)

"Mein Vater zeigte Verständnis für mich und meine Probleme"	"Angst vor Selbstbehauptung" hoch	mittel	niedrig	Σ
ja	31	148	16	195
nein	17	72	19	108
Σ	48	220	35	303

Ferner wurden die Itembeantwortungen der "normalen" Personen mit hohen bereichsspezifischen Angstneigungen denen der Neurotiker gegenübergestellt. Dieser Vergleich erfolgte ebenfalls mittels χ^2-Analyse bzw. - im Falle niedriger Erwartungswerte - mittels Kullbacks $2\hat{I}$-Test (vgl. BLÖSCHL 1966).

5.2.3 Ergebnisse

Die Ergebnisse der Untersuchung werden für jede bereichsspezifische Angstneigung getrennt dargestellt und zwar in folgender Weise: In den Tabellen 5.7 bis 5.30 werden für die "normalen" Personen mit unterschiedlicher Angstneigung sowie für die Neurotiker die prozentualen Anteile der Zustimmung zu Aussagen über das Erziehungsverhalten sowie die Persönlichkeitsmerkmale der Väter und Mütter aufgeführt. Diese Tabellen enthalten auch Angaben zu signifikanten Unterschieden in der Beantwortung der Personen mit hohen, mittleren und niedrigen Angstneigungen. In einzelnen Fällen werden auch solche Items in der Darstellung berücksichtigt, bei denen das .10-Signifikanzniveau verfehlt wurde, die jedoch - unter methodischen Vorbehalten wegen der Gefahr eines Fehlers erster Art - Hinweise auf mögliche familiäre Anteze-

Tabelle 5.7: Prozentualer Anteil der Zustimmungen zu Aussagen zur *Erziehung des Vaters* von (normalen) Personen mit unterschiedlicher "Angst vor physischer Verletzung" sowie von Neurotikern. "Signifikanz" bezieht sich auf den Vergleich von Personen mit unterschiedlicher Angstneigung.

Aussagen zur Erziehung des Vaters	Angstneigung			Neurotiker	Signifikanz
	hoch	mittel	niedrig		
Streng, an Grundsätzen orientiert	50	42	48	54	
Großzügig, drückte oft ein Auge zu	51	56	57	42	
Zeigte Verständnis für mich und meine Probleme	56	65	70	49	
Ängstlich-besorgt, daß mir nichts zustößt	57	44	33	41	.07
Liebevoll	69	66	65	53	
Inkonsequent, wechselte oft seine Haltung	22	22	9	30	
Verwöhnend. (Ich konnte fast alles bei ihm erreichen)	20	21	20	25	
Hat mir viele Vorschriften gemacht	33	27	43	39	.07
Ließ meine Meinung nicht gelten. Wußte alles besser	40	26	35	43	
Hat mir viele Freiheiten gelassen	47	63	61	50	
Ungeduldig und leicht gereizt	33	34	35	49	
Hat viel Wert auf gutes Benehmen gelegt	72	72	70	71	
Hat mich streng religiös erzogen	22	27	17	30	
Hat mich über sexuelle Dinge aufgeklärt	11	11	9	6	
Hat die Sexualität als etwas Schlechtes dargestellt	13	9	4	14	
Hat mich sehr selten bestraft	74	77	72	73	
Hat mich gegenüber Geschwistern benachteiligt	13	9	10	22	
Hat mich den Geschwistern vorgezogen	13	7	10	10	
Hat mich manchmal sehr hart bestraft	33	27	33	37	
Hat sehr viel Wert auf gute (Schul-)Leistungen gelegt	76	72	80	72	
Ließ mich spüren, daß er stolz auf mich ist	61	64	57	53	
Hat viel an mir herumkritisiert	17	22	24	37	
Hat sich wenig um meine Erziehung gekümmert	33	28	26	44	

Tabelle 5.8: Prozentualer Anteil der Zustimmungen zu Aussagen zur *Erziehung der Mutter* von (normalen) Personen mit unterschiedlicher "Angst vor physischer Verletzung" sowie von Neurotikern.

Aussagen zur Erziehung der Mutter	Angstneigung hoch	Angstneigung mittel	Angstneigung niedrig	Neurotiker	Signifikanz
Streng, an Grundsätzen orientiert	41	38	47	41	
Großzügig, drückte oft ein Auge zu	67	67	71	63	
Zeigte Verständnis für mich und meine Probleme	70	79	73	61	
Ängstlich-besorgt, daß mir nichts zustößt	76	70	60	77	
Liebevoll	87	85	84	78	
Inkonsequent, wechselte oft ihre Haltung	26	21	25	33	
Verwöhnend. (Ich konnte fast alles bei ihr erreichen)	46	28	27	33	.05
Hat mir viele Vorschriften gemacht	30	31	27	36	
Ließ meine Meinung nicht gelten. Wußte alles besser	24	18	16	28	
Hat mir viele Freiheiten gelassen	63	71	65	62	
Ungeduldig und leicht gereizt	26	31	37	33	
Hat viel Wert auf gutes Benehmen gelegt	78	82	92	82	
Hat mich streng religiös erzogen	35	34	31	36	
Hat mich über sexuelle Dinge aufgeklärt	15	23	21	9	
Hat die Sexualität als etwas Schlechtes dargestellt	28	12	16	32	.02
Hat mich sehr selten bestraft	74	68	56	67	
Hat mich gegenüber Geschwistern benachteiligt	9	10	5	15	
Hat mich den Geschwistern vorgezogen	9	3	5	14	
Hat mich manchmal sehr hart bestraft	9	22	21	18	
Hat sehr viel Wert auf gute (Schul-)Leistungen gelegt	65	72	87	71	.04
Ließ mich spüren, daß sie stolz auf mich ist	74	67	56	54	
Hat viel an mir herumkritisiert	26	27	27	33	
Hat sich wenig um meine Erziehung gekümmert	7	10	12	18	

Tabelle 5.9: Prozentualer Anteil der Zustimmungen zur *Persönlichkeit des Vaters* von (normalen) Personen mit unterschiedlicher "Angst vor physischer Verletzung" sowie von Neurotikern.

Aussagen zur Persönlichkeit des Vaters	Angstneigung			Neurotiker	Signifikanz
	hoch	mittel	niedrig		
Ruhig und ausgeglichen	57	61	70	51	
Gewissenhaft, verantwortungsbewußt	93	90	93	85	
Verschlossen, ließ keinen an sich heran	33	22	20	31	
Überdurchschnittlich intelligent	37	30	34	40	
Nervös, gespannt, leicht reizbar	33	33	35	49	
Tonangebend in der Familie, gebieterisch	46	38	43	50	
Ängstlich, übervorsichtig	20	15	11	14	
Heiter, fröhlich, lebenslustig	58	59	68	49	
Phlegmatisch, bequem, träge	11	9	4	13	
Sonderling, eigenbrötlerisch	17	11	11	20	
Lebensuntüchtig	4	9	9	7	
Fleißig, strebsam	83	76	87	84	
Kränkelnd (oft krank)	13	14	4	16	
Oberflächlich	11	11	7	9	
Gesellig	57	72	70	63	.10
Schwermütig, deprimiert, sorgenvoll	13	11	9	17	
Nüchtern, sachlich, kühl	59	53	59	58	
Seelisch krank	11	6	9	10	.08

Tabelle 5.10: Prozentualer Anteil der Zustimmungen zu Aussagen zur *Persönlichkeit der Mutter* von (normalen) Personen mit unterschiedlicher "Angst vor physischer Verletzung" sowie von Neurotikern.

Aussagen zur Persönlichkeit der Mutter	Angstneigung hoch	mittel	niedrig	Neurotiker	Signifikanz
Ruhig und ausgeglichen	65	66	63	55	
Gewissenhaft, verantwortungsbewußt	93	93	90	86	
Verschlossen, ließ keinen an sich heran	9	9	15	15	
Überdurchschnittlich intelligent	20	19	22	24	
Nervös, gespannt, leicht reizbar	46	37	40	50	
Tonangebend in der Familie, gebieterisch	24	32	22	28	
Ängstlich, übervorsichtig	48	35	33	51	
Heiter, fröhlich, lebenslustig	58	67	64	56	
Phlegmatisch, bequem, träge	9	5	4	6	
Sonderling, eigenbrötlerisch	4	3	8	9	
Lebensuntüchtig	9	7	12	8	
Fleißig, strebsam	67	80	81	81	
Kränkelnd (oft krank)	24	17	17	31	
Oberflächlich	9	8	2	12	
Gesellig	65	73	65	64	
Schwermütig, deprimiert, sorgenvoll	20	21	25	39	
Nüchtern, sachlich, kühl	30	32	37	35	
Seelisch krank	18	11	17	24	

dentien liefern können. Diese sind in weiterführenden Arbeiten kritisch zu prüfen. Ferner werden diejenigen Aussagen zu den elterlichen Werthaltungen und Lebensanschauungen herangezogen, in denen sich auf dem .10-Niveau oder darunter signifikante Beantwortungsunterschiede bei Personen mit unterschiedlich starken Angstneigungen zeigten.

5.2.3.1 Familiäre Antezedentien der Angst vor physischer Verletzung

Die wichtigsten Ergebnisse gehen aus den Tabellen 5.7 bis 5.10 hervor. Es läßt sich generell sagen, daß keine sehr ausgeprägten Unterschiede in der Charakterisierung der familiären Bedingungen bei Personen mit differierenden Angstneigungen vor physischer Verletzung hervortreten. Um dennoch zu Hypothesen über mögliche familiäre Antezedentien einer starken Angst vor physischer Verletzung zu gelangen, erschien es notwendig, auch solche Aussagen mitzuberücksichtigen, bei denen sich ein Trend in einer bestimmten Richtung zeigte, der jedoch nicht ganz das übliche Signifikanzniveau erreichte.

Wie werden die Väter und Mütter der Hochängstlichen charakterisiert? Es zeichnet sich das Bild eines in der Erziehung ängstlich-besorgten, verständnisvollen und wenig lenkenden Vaters ab, der bezüglich seiner Persönlichkeit als wenig gesellig und eher seelisch krank beurteilt wird. Auch die Mütter der Personen mit hoher Angst vor physischer Verletzung werden als ängstliche Menschen geschildert, die ihre Kinder verwöhnten, wenig lenkten und straften, geringen Wert auf gute Leistungen legten und die Sexualität als etwas Schlechtes hinstellten.

Zieht man einen Vergleich zu den Eltern der neurotischen Patienten, so zeigt sich folgender Unterschied: Weniger Väter von Hochängstlichen übten Kritik an ihren Kindern, und mehr Mütter kümmerten sich um die Erziehung und ließen ihre Kinder spüren, daß sie stolz auf sie sind. Weiterhin werden weniger Mütter Hochängstlicher als schwermütig und depressiv eingestuft.

Zusammenfassend betrachtet, gewinnt man den Eindruck, als stimmten die Väter und Mütter von Personen mit Angst vor physischer Verletzung bezüglich ihrer eigenen erhöhten Ängstlichkeit sowie ihrer geringen Lenkung und einer eher verständnisvollen Erziehungshaltung überein. Die Väter scheinen darüber hinausgehend gehäuft dysthymische Persönlichkeiten zu sein, während die Mütter etwas sexualitätsabwehrende bzw. sexualitätsfeindliche Züge aufweisen. Die aufgezählten Zusammenhänge sind nur schwach ausgeprägt.

5.2.3.2 Familiäre Antezedentien der Angst vor "Auftritten"

Wie die Tabellen 5.11 bis 5.14 zeigen, besteht eine ganze Reihe signifikanter Zusammenhänge zwischen der Angst vor "Auftritten" und familiären Antezedentien. Die Charakterisierung der Eltern Hochängstlicher deckt sich teilweise mit dem Bild, das im vorangegangenen Abschnitt von den Eltern der Personen mit hoher Angst vor physischer Verletzung gezeichnet wurde. Auch hier werden sowohl die Väter als auch die Mütter relativ häufig als ängstlich-besorgte Erzieher beschrieben. Die Väter sind eher dysthymische Persönlichkeiten, die Mütter neigen zur Verwöhnung ihrer Kinder und klären diese selten über Sexualität auf. Der wichtigste Unterschied gegenüber den im vorangegangenen Abschnitt aufgeführten Ergebnissen betrifft die ablehnende und strafende Erziehungshaltung der Väter. In diesem Zusammenhang verdient es der Erwähnung, daß signifikant mehr Versuchspersonen mit hoher Angst vor "Auftritten" sich durch die Art ihrer Erziehung benachteiligt fühlen als Personen mit mittlerer und niedriger Angstneigung. Interessant im Zusammenhang mit einer erhöhten Angst vor "Auftritten" erscheint auch, daß sowohl die Väter als auch die Mütter ängstlicher Personen seltener Wert auf gute (Schul-)Leistungen legten.

Eine Gegenüberstellung mit der Gruppe der Neurotiker erbringt, daß sich die Väter neurotischer Patienten und die Väter von Personen mit hoher Angst vor "Auftritten" nicht signifikant unterscheiden. Bei den Müttern der Hochängstlichen springt ins Auge, daß sie häufig als liebevoll, verständnisvoll, ausgeglichen und gesund bezeichnet werden.

Zusammenfassend läßt sich die Hypothese aufstellen, daß eine Angst vor "Auftritten" durch ängstliche Eltern, die wenig Wert auf gute Leistungen ihrer Kinder legen, begünstigt wird. Die Väter erscheinen zusätzlich relativ neurotisch (im Sinne einer dysthymischen Neurose nach EYSENCK) und ablehnend. Die Mütter neigen zur Verwöhnung und klären eher selten über Sexualität auf. Ihr Erziehungsstil deckt sich weitge-

Tabelle 5.11: Prozentualer Anteil der Zustimmungen zu Aussagen zur *Erziehung des Vaters* von (normalen) Personen mit unterschiedlicher "Angst vor Auftritten" sowie von Neurotikern.

Aussagen zur Erziehung des Vaters	Angstneigung hoch	mittel	niedrig	Neurotiker	Signifikanz
Streng, an Grundsätzen orientiert	43	43	51	54	
Großzügig, drückte oft ein Auge zu	49	57	54	42	
Zeigte Verständnis für mich und meine Probleme	60	65	67	49	
Ängstlich-besorgt, daß mir nichts zustößt	53	44	30	41	.09
Liebevoll	62	67	68	53	
Inkonsequent, wechselte oft seine Haltung	25	19	19	30	
Verwöhnend. (Ich konnte fast alles bei ihm erreichen)	25	18	30	25	
Hat mir viele Vorschriften gemacht	40	29	24	39	
Ließ meine Meinung nicht gelten. Wußte alles besser	42	26	33	43	
Hat mir viele Freiheiten gelassen	57	60	64	50	
Ungeduldig und leicht gereizt	40	32	35	49	
Hat viel Wert auf gutes Benehmen gelegt	72	71	76	71	
Hat mich streng religiös erzogen	30	23	25	30	
Hat mich über sexuelle Dinge aufgeklärt	10	12	6	6	
Hat die Sexualität als etwas Schlechtes dargestellt	10	9	8	14	
Hat mich sehr selten bestraft	74	76	76	73	
Hat mich gegenüber Geschwistern benachteiligt	10	11	6	22	
Hat mich den Geschwistern vorgezogen	4	8	17	10	.10
Hat mich manchmal sehr hart bestraft	37	27	24	37	
Hat sehr viel Wert auf gute (Schul-)Leistungen gelegt	62	78	67	71	.05
Ließ mich spüren, daß er stolz auf mich ist	55	62	78	53	.08
Hat viel an mir herumkritisiert	32	19	22	37	
Hat sich wenig um meine Erziehung gekümmert	26	30	22	44	

Tabelle 5.12: Prozentualer Anteil der Zustimmungen zu Aussagen zur *Erziehung der Mutter* von (normalen) Personen mit unterschiedlicher "Angst vor Auftritten" sowie von Neurotikern.

Aussagen zur Erziehung der Mutter	Angstneigung hoch	mittel	niedrig	Neurotiker	Signifikanz
Streng, an Grundsätzen orientiert	42	39	44	41	
Großzügig, drückte oft ein Auge zu	70	68	58	63	
Zeigte Verständnis für mich und meine Probleme	77	77	75	61	
Ängstlich-besorgt, daß mir nichts zustößt	77	70	51	77	.02
Liebevoll	91	85	82	78	
Inkonsequent, wechselte oft ihre Haltung	19	21	37	33	.07
Verwöhnend. (Ich konnte fast alles bei ihr erreichen)	49	25	39	33	.001
Hat mir viele Vorschriften gemacht	35	29	32	36	
Ließ meine Meinung nicht gelten. Wußte alles besser	21	18	20	28	
Hat mir viele Freiheiten gelassen	72	67	76	62	
Ungeduldig und leicht gereizt	25	30	46	33	.05
Hat viel Wert auf gutes Benehmen gelegt	77	85	80	82	
Hat mich streng religiös erzogen	39	34	24	36	
Hat mich über sexuelle Dinge aufgeklärt	11	23	24	9	.09
Hat die Sexualität als etwas Schlechtes dargestellt	19	13	20	32	
Hat mich sehr selten bestraft	75	66	59	67	
Hat mich gegenüber Geschwistern benachteiligt	4	9	16	15	
Hat mich den Geschwistern vorgezogen	8	2	11	14	
Hat mich manchmal sehr hart bestraft	11	22	22	18	
Hat sehr viel Wert auf gute (Schul-)Leistungen gelegt	56	78	68	71	.003
Ließ mich spüren, daß sie stolz auf mich ist	67	66	66	54	
Hat viel an mir herumkritisiert	25	28	22	33	
Hat sich wenig um meine Erziehung gekümmert	7	11	10	18	

Tabelle 5.13: Prozentualer Anteil der Zustimmungen zu Aussagen zur *Persönlichkeit des Vaters* von (normalen) Personen mit unterschiedlicher "Angst vor Auftritten" sowie von Neurotikern.

Aussagen zur Persönlichkeit des Vaters	Angstneigung hoch	mittel	niedrig	Neurotiker	Signifikanz
Ruhig und ausgeglichen	55	64	62	51	
Gewissenhaft, verantwortungsbewußt	89	92	89	85	
Verschlossen, ließ keinen an sich heran	32	21	25	31	
Oberdurchschnittlich intelligent	40	28	44	40	.06
Nervös, gespannt, leicht reizbar	42	31	34	49	
Tonangebend in der Familie, gebieterisch	51	37	46	50	
Ängstlich, übervorsichtig	23	15	8	14	
Heiter, fröhlich, lebenslustig	49	63	62	49	
Phlegmatisch, bequem, träge	6	10	8	13	
Sonderling, eigenbrötlerisch	17	9	22	20	.04
Lebensuntüchtig	9	9	5	7	
Fleißig, strebsam	85	78	76	84	
Kränkelnd (oft krank)	9	14	5	16	
Oberflächlich	11	10	8	9	
Gesellig	62	70	78	63	
Schwermütig, deprimiert, sorgenvoll	17	10	8	17	
Nüchtern, sachlich, kühl	60	53	54	58	
Seelisch krank	12	4	8	10	

Tabelle 5.14: Prozentualer Anteil der Zustimmungen zu Aussagen zur *Persönlichkeit der Mutter* von (normalen) Personen mit unterschiedlicher "Angst vor Auftritten" sowie von Neurotikern.

Aussagen zur Persönlichkeit der Mutter	Angstneigung			Neuro-	Signifi-
	hoch	mittel	niedrig	tiker	kanz
Ruhig und ausgeglichen	71	66	51	55	.10
Gewissenhaft, verantwortungsbewußt	93	95	76	86	.01
Verschlossen, ließ keinen an sich heran	14	10	5	15	
Oberdurchschnittlich intelligent	19	20	15	24	
Nervös, gespannt, leicht reizbar	39	37	51	50	
Tonangebend in der Familie, gebieterisch	23	29	38	28	
Ängstlich, übervorsichtig	53	34	32	51	.02
Heiter, fröhlich, lebenslustig	63	68	56	56	
Phlegmatisch, bequem, träge	7	5	2	6	
Sonderling, eigenbrötlerisch	7	3	2	9	
Lebensuntüchtig	11	7	7	8	
Fleißig, strebsam	82	78	73	81	
Kränkelnd (oft krank)	18	17	22	31	
Oberflächlich	11	5	12	12	
Gesellig	61	74	68	64	
Schwermütig, deprimiert, sorgenvoll	26	21	22	39	
Nüchtern, sachlich, kühl	35	31	35	35	
Seelisch krank	18	12	13	24	

hend mit dem von BECKER (1964) beschriebenen Konzept der (ängstlichen) Nachgiebigkeit (indulgence) (vgl. Abschnitt 5.1.4 "mütterliche Überbehütung").

5.2.3.3 Familiäre Antezedentien der Angst vor Normüberschreitung

Legt man ein Signifikanzniveau von .10 zugrunde, so zeichnen sich lediglich bei drei Items Zusammenhänge zwischen der Erziehung der Mütter bzw. den Wertvorstellungen und Lebensanschauungen der Eltern sowie bereichsspezifischen Angstneigungen ihrer Kinder ab. Bei einer ganzen Reihe weiterer Items manifestieren sich jedoch Trends in bestimmten Richtungen (vgl. die Tabellen 5.15 bis 5.18). Angesichts dieser Befundlage werden die folgenden Aussagen mit großen Vorbehalten formuliert, und sie können nur als Hypothesen verstanden werden, die weiterer Abklärung bedürfen. Personen mit hoher Angst vor Normüberschreitung beschreiben ihre *Väter* recht positiv, nämlich als liebevoll und verständnisvoll, als ruhig und ausgeglichen sowie als kontaktfreudig und heiter. Die Väter haben ihren Kindern wenige Vorschriften gemacht und sie eher streng religiös erzogen. Dieses positive Vaterbild der Hochängstlichen tritt ganz deutlich in zahlreichen signifikanten Unterschieden gegenüber den Vätern der Neurotiker hervor (vgl. die Tabellen 5.15 bis 5.17).

Nach unseren Ergebnissen praktizierten die *Mütter* der Hochängstlichen eine eher strenge Erziehung: Sie waren weniger oft großzügig und verwöhnend, straften eher sehr hart und legten viel Wert auf gutes Benehmen ihrer Kinder. Fast alle Mütter (97%) aus dieser Gruppe werden als gewissenhaft beschrieben. Relativ viele (19%) scheinen unter seelischen Krankheiten gelitten zu haben. Aus der Gegenüberstellung mit der Gruppe der Neurotiker ergibt sich ein höherer Grad von Verständnis, eine repressionsfreiere Sexualerziehung und eine besonders große Gewissenhaftigkeit der Mütter von Personen mit hoher Angst vor Normüberschreitung.

Was die Werthaltungen und Lebensanschauungen der Eltern betrifft, so betonten sehr viele Eltern von Hochängstlichen (88%) die Bedeutung von Ehrlichkeit und Anständigkeit. Sie stimmten selten der Aussage "Der Klügere gibt nach" zu und waren offenbar recht prinzipienorientiert.

Tabelle 5.15: Prozentualer Anteil der Zustimmungen zu Aussagen zur *Erziehung des Vaters* (von (normalen) Personen mit unterschiedlicher "Angst vor Normüberschreitung" sowie von Neurotikern.

Aussagen zur Erziehung des Vaters	Angstneigung hoch	Angstneigung mittel	Angstneigung niedrig	Neurotiker	Signifikanz
Streng, an Grundsätzen orientiert	41	44	46	54	
Großzügig, drückte oft ein Auge zu	50	56	56	42	
Zeigte Verständnis für mich und meine Probleme	73	64	63	49	
Ängstlich-besorgt, daß mir nichts zustößt	35	44	48	41	
Liebevoll	79	64	70	53	
Inkonsequent, wechselte oft seine Haltung	12	21	22	30	
Verwöhnend. (Ich konnte fast alles bei ihm erreichen)	26	19	23	25	
Hat mir viele Vorschriften gemacht	21	29	40	39	
Ließ meine Meinung nicht gelten. Wußte alles besser	27	28	38	43	
Hat mir viele Freiheiten gelassen	67	60	57	50	
Ungeduldig und leicht gereizt	29	33	42	49	
Hat viel Wert auf gutes Benehmen gelegt	76	71	71	71	
Hat mich streng religiös erzogen	33	24	21	30	
Hat mich über sexuelle Dinge aufgeklärt	18	9	13	6	
Hat die Sexualität als etwas Schlechtes dargestellt	15	8	8	14	
Hat mich sehr selten bestraft	82	75	73	73	
Hat mich gegenüber Geschwistern benachteiligt	6	10	13	22	
Hat mich den Geschwistern vorgezogen	10	9	7	10	
Hat mich manchmal sehr hart bestraft	21	29	30	37	
Hat sehr viel Wert auf gute (Schul-)Leistungen gelegt	82	72	77	71	
Ließ mich spüren, daß er stolz auf mich ist	68	63	60	53	
Hat viel an mir herumkritisiert	18	22	23	37	
Hat sich wenig um meine Erziehung gekümmert	21	29	31	44	

Tabelle 5.16: Prozentualer Anteil der Zustimmungen zu Aussagen zur *Erziehung der Mutter* von (normalen) Personen mit unterschiedlicher "Angst vor Normüberschreitung" sowie von Neurotikern.

Aussagen zur Erziehung der Mutter	Angstneigung			Neurotiker	Signifikanz
	hoch	mittel	niedrig		
Streng, an Grundsätzen orientiert	45	39	40	41	
Großzügig, drückte oft ein Auge zu	54	69	69	63	
Zeigte Verständnis für mich und meine Probleme	79	77	75	61	
Ängstlich-besorgt, daß mir nichts zustößt	72	69	66	77	
Liebevoll	85	87	84	78	
Inkonsequent, wechselte oft ihre Haltung	23	21	29	33	
Verwöhnend. (Ich konnte fast alles bei ihr erreichen)	26	30	37	33	
Hat mir viele Vorschriften gemacht	31	29	35	36	
Ließ meine Meinung nicht gelten. Wußte alles besser	26	16	25	28	
Hat mir viele Freiheiten gelassen	64	72	57	62	.08
Ungeduldig und leicht gereizt	28	32	29	33	
Hat viel Wert auf gutes Benehmen gelegt	92	82	82	82	
Hat mich streng religiös erzogen	31	33	39	36	
Hat mich über sexuelle Dinge aufgeklärt	26	21	22	9	
Hat die Sexualität als etwas Schlechtes dargestellt	8	16	16	32	
Hat mich sehr selten bestraft	59	69	63	67	
Hat mich gegenüber Geschwistern benachteiligt	9	10	6	15	
Hat mich den Geschwistern vorgezogen	6	4	2	14	
Hat mich manchmal sehr hart bestraft	23	21	10	18	
Hat sehr viel Wert auf gute (Schul-)Leistungen gelegt	74	72	78	71	
Ließ mich spüren, daß sie stolz auf mich ist	69	67	61	54	
Hat viel an mir herumkritisiert	33	26	27	33	
Hat sich wenig um meine Erziehung gekümmert	10	10	8	18	

Tabelle 5.17: Prozentualer Anteil der Zustimmungen zu Aussagen zur *Persönlichkeit des Vaters* von (normalen) Personen mit unterschiedlicher "Angst vor Normüberschreitung" sowie von Neurotikern.

Aussagen zur Persönlichkeit des Vaters	Angstneigung hoch	mittel	niedrig	Neurotiker	Signifikanz
Ruhig und ausgeglichen	76	59	63	51	
Gewissenhaft, verantwortungsbewußt	94	90	96	85	
Verschlossen, ließ keinen an sich heran	18	25	21	31	
Oberdurchschnittlich intelligent	40	29	38	40	
Nervös, gespannt, leicht reizbar	29	32	41	49	
Tonangebend in der Familie, gebieterisch	37	39	49	50	
Ängstlich, übervorsichtig	18	14	20	14	
Heiter, fröhlich, lebenslustig	76	58	59	49	
Phlegmatisch, bequem, träge	3	11	4	13	
Sonderling, eigenbrötlerisch	6	13	12	20	
Lebensuntüchtig	6	8	12	7	
Fleißig, strebsam	83	79	78	84	
Kränkelnd (oft krank)	15	12	10	16	
Oberflächlich	6	12	4	9	
Gesellig	79	70	60	63	
Schwermütig, deprimiert, sorgenvoll	12	11	13	17	
Nüchtern, sachlich, kühl	46	54	61	58	
Seelisch krank	6	7	2	10	

Tabelle 5.18: Prozentualer Anteil der Zustimmungen zu Aussagen zur *Persönlichkeit der Mutter* von (normalen) Personen mit unterschiedlicher "Angst vor Normüberschreitung" sowie von Neurotikern.

Aussagen zur Persönlichkeit der Mutter	Angstneigung hoch	Angstneigung mittel	Angstneigung niedrig	Neurotiker	Signifikanz
Ruhig und ausgeglichen	67	64	69	55	
Gewissenhaft, verantwortungsbewußt	97	93	88	86	
Verschlossen, ließ keinen an sich heran	8	10	13	15	
Oberdurchschnittlich intelligent	13	20	23	24	
Nervös, gespannt, leicht reizbar	42	39	35	50	
Tonangebend in der Familie, gebieterisch	34	29	27	28	
Ängstlich, übervorsichtig	34	37	35	51	
Heiter, fröhlich, lebenslustig	63	65	69	56	
Phlegmatisch, bequem, träge	3	5	10	6	
Sonderling, eigenbrötlerisch	3	4	6	9	
Lebensuntüchtig	3	8	12	8	
Fleißig, strebsam	78	79	75	81	
Kränkelnd (oft krank)	21	19	12	31	
Oberflächlich	5	8	4	12	
Gesellig	68	71	73	64	
Schwermütig, deprimiert, sorgenvoll	28	22	17	39	
Nüchtern, sachlich, kühl	36	31	35	35	
Seelisch krank	19	13	8	24	

Mit den gebotenen Vorbehalten zeichnet sich also zusammenfassend folgendes Porträt der Eltern von Personen mit hoher Angst vor Normüberschreitung ab: Die Väter waren recht verständnisvolle und ausgeglichene Menschen. Sie werden sehr viel positiver charakterisiert als die Väter von Neurotikern. Die Mütter neigten zu strenger Erziehung und zu großer Gewissenhaftigkeit. In der Familie herrschte eine ausgeprägte Normorientierung vor.

5.2.3.4 Familiäre Antezedentien der Angst vor Erkrankungen und ärztlichen Maßnahmen

Wie die Tabellen 5.19 bis 5.22 zeigen, lassen sich aus unseren Ergebnissen - mit einer Ausnahme - lediglich bezüglich der Mütter, nicht jedoch bezüglich der Väter signifikante Unterschiede in den familiären Korrelaten der Angst vor Erkrankungen und ärztlichen Maßnahmen feststellen. Es werden in die weitere Darstellung ausschließlich die Mütter einbezogen.

Von den Müttern der Hochängstlichen entsteht folgendes Bild: Fast die Hälfte von ihnen (44%) wird als verwöhnend bezeichnet. Sie waren wenig streng in der Erziehung, kümmerten sich allerdings eher selten um die Erziehung ihrer Kinder. Ihre Persönlichkeit wird als ausgeglichen und seelisch gesund beschrieben. Bei der Gegenüberstellung mit den Müttern der Neurotiker zeigen sich mehrere signifikante Unterschiede. Diese lassen erkennen, daß die Mütter der Hochängstlichen relativ häufig als verständnisvoll, wertschätzend und permissiv sowie als ausgeglichen und seelisch gesund charakterisiert werden.

5.2.3.5 Familiäre Antezedentien der Angst vor Selbstbehauptung

Aus den Ergebnissen in den Tabellen 5.23 bis 5.26 geht hervor, daß zahlreiche signifikante Unterschiede in den familiären Antezedentien von Personen mit hoher, mittlerer und niedriger Angst vor Selbstbehauptung bestehen. Da die Zusammenhänge zum Teil nicht linear sind, ergibt sich die Notwendigkeit einer getrennten Darstellung der Korrelate hoher und niedriger Angstneigungen.

Zunächst wird auf die Gruppe mit *hoher* Angstneigung eingegangen. Die *Väter* dieser Personen werden wie folgt beschrieben: liebevoll, überdurchschnittlich

Tabelle 5.19: Prozentualer Anteil der Zustimmungen zu Aussagen zur *Erziehung des Vaters* von (normalen) Personen mit unterschiedlicher "Angst vor Erkrankungen und ärztlicher Behandlung" sowie von Neurotikern.

Aussagen zur Erziehung des Vaters	Angstneigung hoch	mittel	niedrig	Neurotiker	Signifikanz
Streng, an Grundsätzen orientiert	47	45	38	54	
Großzügig, drückte oft ein Auge zu	61	57	40	42	
Zeigte Verständnis für mich und meine Probleme	58	65	67	49	
Ängstlich-besorgt, daß mir nichts zustößt	47	45	39	41	
Liebevoll	62	66	71	53	
Inkonsequent, wechselte oft seine Haltung	15	23	14	30	
Verwöhnend. (Ich konnte fast alles bei ihm erreichen)	23	20	19	25	
Hat mir viele Vorschriften gemacht	36	29	28	39	
Ließ meine Meinung nicht gelten. Wußte alles besser	30	30	29	43	
Hat mir viele Freiheiten gelassen	53	61	64	50	
Ungeduldig und leicht gereizt	36	32	37	49	
Hat viel Wert auf gutes Benehmen gelegt	75	70	75	71	
Hat mich streng religiös erzogen	30	23	27	30	
Hat mich über sexuelle Dinge aufgeklärt	13	12	5	6	
Hat die Sexualität als etwas Schlechtes dargestellt	6	11	5	14	
Hat mich sehr selten bestraft	72	75	81	73	
Hat mich gegenüber Geschwistern benachteiligt	12	9	11	22	
Hat mich den Geschwistern vorgezogen	12	9	6	10	
Hat mich manchmal sehr hart bestraft	30	27	33	37	
Hat sehr viel Wert auf gute (Schul-)Leistungen gelegt	75	73	73	71	
Ließ mich spüren, daß er stolz auf mich ist	60	65	56	53	
Hat viel an mir herumkritisiert	25	23	14	37	
Hat sich wenig um meine Erziehung gekümmert	32	25	35	44	

Tabelle 5.20: Prozentualer Anteil der Zustimmungen zu Aussagen zur *Erziehung der Mutter* von (normalen) Personen mit unterschiedlicher "Angst vor Erkrankungen und ärztlicher Behandlung" sowie von Neurotikern.

Aussagen zur Erziehung der Mutter	Angstneigung hoch	Angstneigung mittel	Angstneigung niedrig	Neurotiker	Signifikanz
Streng, an Grundsätzen orientiert	30	39	50	41	.07
Großzügig, drückte oft ein Auge zu	77	67	59	63	.10
Zeigte Verständnis für mich und meine Probleme	82	77	71	61	
Ängstlich-besorgt, daß mir nichts zustößt	79	65	73	77	
Liebevoll	89	85	86	78	
Inkonsequent, wechselte oft ihre Haltung	21	24	19	33	
Verwöhnend. (Ich konnte fast alles bei ihr erreichen)	44	30	21	33	.02
Hat mir viele Vorschriften gemacht	23	30	38	36	
Ließ meine Meinung nicht gelten. Wußte alles besser	11	19	24	28	
Hat mir viele Freiheiten gelassen	77	69	60	62	
Ungeduldig und leicht gereizt	19	32	38	33	.07
Hat viel Wert auf gutes Benehmen gelegt	84	83	84	82	
Hat mich streng religiös erzogen	35	34	32	36	
Hat mich über sexuelle Dinge aufgeklärt	21	23	17	9	
Hat die Sexualität als etwas Schlechtes dargestellt	11	17	13	32	
Hat mich sehr selten bestraft	68	70	56	67	.10
Hat mich gegenüber Geschwistern benachteiligt	13	8	8	15	
Hat mich den Geschwistern vorgezogen	4	4	7	14	
Hat mich manchmal sehr hart bestraft	12	20	25	18	
Hat sehr viel Wert auf gute (Schul-)Leistungen gelegt	74	73	78	71	
Ließ mich spüren, daß sie stolz auf mich ist	75	66	62	54	
Hat viel an mir herumkritisiert	14	29	30	33	.07
Hat sich wenig um meine Erziehung gekümmert	20	7	10	18	.02

Tabelle 5.21: Prozentualer Anteil der Zustimmungen zu Aussagen zur *Persönlichkeit des Vaters* von (normalen) Personen mit unterschiedlicher "Angst vor Erkrankungen und ärztlicher Behandlung" sowie von Neurotikern.

Aussagen zur Persönlichkeit des Vaters	Angstneigung hoch	Angstneigung mittel	Angstneigung niedrig	Neurotiker	Signifikanz
Ruhig und ausgeglichen	57	61	70	51	
Gewissenhaft, verantwortungsbewußt	93	89	98	85	.08
Verschlossen, ließ keinen an sich heran	23	23	25	31	
Überdurchschnittlich intelligent	33	28	43	40	
Nervös, gespannt, leicht reizbar	37	31	35	49	
Tonangebend in der Familie, gebieterisch	47	38	41	50	
Ängstlich, übervorsichtig	13	17	13	14	
Heiter, fröhlich, lebenslustig	57	61	61	49	
Phlegmatisch, bequem, träge	13	8	9	13	
Sonderling, eigenbrötlerisch	13	10	19	20	
Lebensuntüchtig	9	10	4	7	
Fleißig, strebsam	80	78	82	84	
Kränkelnd (oft krank)	9	13	12	16	
Oberflächlich	15	11	5	9	
Gesellig	67	68	77	63	
Schwermütig, deprimiert, sorgenvoll	6	14	7	17	
Nüchtern, sachlich, kühl	46	55	61	58	
Seelisch krank	6	8	0	10	

Tabelle 5.22: Prozentualer Anteil der Zustimmungen zu Aussagen zur *Persönlichkeit der Mutter* von (normalen) Personen mit unterschiedlicher "Angst vor Erkrankungen und ärztlicher Behandlung" sowie von Neurotikern.

Aussagen zur Persönlichkeit der Mutter	Angstneigung			Neuro-tiker	Signifi-kanz
	hoch	mittel	niedrig		
Ruhig und ausgeglichen	67	65	67	55	
Gewissenhaft, verantwortungsbewußt	93	92	94	86	
Verschlossen, ließ keinen an sich heran	13	8	14	15	
Oberdurchschnittlich intelligent	21	19	19	24	
Nervös, gespannt, leicht reizbar	26	40	46	50	.07
Tonangebend in der Familie, gebieterisch	21	29	38	28	
Ängstlich, übervorsichtig	46	33	41	51	
Heiter, fröhlich, lebenslustig	72	64	63	56	
Phlegmatisch, bequem, träge	5	5	6	6	
Sonderling, eigenbrötlerisch	2	3	8	9	
Lebensuntüchtig	9	9	3	8	
Fleißig, strebsam	76	77	87	81	
Kränkelnd (oft krank)	19	16	22	31	
Oberflächlich	12	6	5	12	
Gesellig	77	70	66	64	
Schwermütig, deprimiert, sorgenvoll	16	21	27	39	
Nüchtern, sachlich, kühl	30	32	35	35	
Seelisch krank	11	11	21	24	

Tabelle 5.23: Prozentualer Anteil der Zustimmungen zu Aussagen zur *Erziehung des Vaters* von (normalen) Personen mit unterschiedlicher "Angst vor Selbstbehauptung" sowie von Neurotikern.

Aussagen zur Erziehung des Vaters	Angstneigung			Neurotiker	Signifikanz
	hoch	mittel	niedrig		
Streng, an Grundsätzen orientiert	40	44	49	54	
Großzügig, drückte oft ein Auge zu	61	57	40	42	
Zeigte Verständnis für mich und meine Probleme	65	67	46	49	.05
Ängstlich-besorgt, daß mir nichts zustößt	49	44	40	41	
Liebevoll	77	68	43	53	.004
Inkonsequent, wechselte oft seine Haltung	16	19	31	30	
Verwöhnend. (Ich konnte fast alles bei ihm erreichen)	29	19	20	25	
Hat mir viele Vorschriften gemacht	31	29	40	39	
Ließ meine Meinung nicht gelten. Wußte alles besser	26	27	54	43	.004
Hat mir viele Freiheiten gelassen	60	62	49	50	
Ungeduldig und leicht gereizt	31	32	49	49	
Hat viel Wert auf gutes Benehmen gelegt	78	73	54	71	.04
Hat mich streng religiös erzogen	35	24	17	30	
Hat mich über sexuelle Dinge aufgeklärt	9	11	15	6	
Hat die Sexualität als etwas Schlechtes dargestellt	11	9	9	14	
Hat mich sehr selten bestraft	71	76	77	73	
Hat mich gegenüber Geschwistern benachteiligt	10	8	25	22	.01
Hat mich den Geschwistern vorgezogen	13	9	3	10	
Hat mich manchmal sehr hart bestraft	31	27	34	37	
Hat sehr viel Wert auf gute (Schul-)Leistungen gelegt	73	75	66	71	
Ließ mich spüren, daß er stolz auf mich ist	67	64	47	53	
Hat viel an mir herumkritisiert	27	19	31	37	
Hat sich wenig um meine Erziehung gekümmert	20	28	40	44	

Tabelle 5.24: Prozentualer Anteil der Zustimmungen zu Aussagen zur *Erziehung der Mutter* von (normalen) Personen mit unterschiedlicher "Angst vor Selbstbehauptung" sowie von Neurotikern.

Aussagen zur Erziehung der Mutter	Angstneigung hoch	mittel	niedrig	Neurotiker	Signifikanz
Streng, an Grundsätzen orientiert	39	40	41	41	
Großzügig, drückte oft ein Auge zu	78	56	61	63	
Zeigte Verständnis für mich und meine Probleme	86	77	62	61	.03
Ängstlich-besorgt, daß mir nichts zustößt	70	68	75	77	
Liebevoll	86	88	71	78	.03
Inkonsequent, wechselte oft ihre Haltung	27	19	35	33	.06
Verwöhnend. (Ich konnte fast alles bei ihr erreichen)	37	28	43	33	.08
Hat mir viele Vorschriften gemacht	29	28	43	36	
Ließ meine Meinung nicht gelten. Wußte alles besser	20	17	25	28	
Hat mir viele Freiheiten gelassen	73	69	59	62	
Ungeduldig und leicht gereizt	31	26	57	33	.001
Hat viel Wert auf gutes Benehmen gelegt	86	84	76	82	
Hat mich streng religiös erzogen	39	34	27	36	
Hat mich über sexuelle Dinge aufgeklärt	16	22	27	9	
Hat die Sexualität als etwas Schlechtes dargestellt	12	15	19	32	
Hat mich sehr selten bestraft	65	70	49	67	.03
Hat mich gegenüber Geschwistern benachteiligt	4	9	16	15	
Hat mich den Geschwistern vorgezogen	6	4	0	14	
Hat mich manchmal sehr hart bestraft	18	20	19	18	
Hat sehr viel Wert auf gute (Schul-)Leistungen gelegt	67	77	62	71	.09
Ließ mich spüren, daß sie stolz auf mich ist	76	65	57	54	
Hat viel an mir herumkritisiert	28	26	32	33	
Hat sich wenig um meine Erziehung gekümmert	8	9	19	18	

Tabelle 5.25: Prozentualer Anteil der Zustimmungen zu Aussagen zur *Persönlichkeit des Vaters* von (normalen) Personen mit unterschiedlicher "Angst vor Selbstbehauptung" sowie von Neurotikern.

Aussagen zur Persönlichkeit des Vaters	Angstneigung hoch	mittel	niedrig	Neurotiker	Signifikanz
Ruhig und ausgeglichen	69	60	61	51	
Gewissenhaft, verantwortungsbewußt	94	92	83	85	
Verschlossen, ließ keinen an sich heran	21	21	37	31	
Oberdurchschnittlich intelligent	45	29	28	40	.09
Nervös, gespannt, leicht reizbar	29	34	36	49	
Tonangebend in der Familie, gebieterisch	44	40	39	50	
Ängstlich, übervorsichtig	27	13	14	14	.04
Heiter, fröhlich, lebenslustig	50	64	53	49	
Phlegmatisch, bequem, träge	6	9	11	13	
Sonderling, eigenbrötlerisch	10	11	19	20	
Lebensuntüchtig	11	7	14	7	
Fleißig, strebsam	92	77	69	84	.03
Kränkelnd (oft krank)	21	11	8	16	
Oberflächlich	4	11	17	9	
Gesellig	63	73	61	63	
Schwermütig, deprimiert, sorgenvoll	17	10	8	17	
Nüchtern, sachlich, kühl	56	55	44	58	
Seelisch krank	4	5	17	10	.05

Tabelle 5.26: Prozentualer Anteil der Zustimmungen zu Aussagen zur *Persönlichkeit der Mutter* von (normalen) Personen mit unterschiedlicher "Angst vor Selbstbehauptung" sowie von Neurotikern.

Aussagen zur Persönlichkeit der Mutter	Angstneigung hoch	Angstneigung mittel	Angstneigung niedrig	Neurotiker	Signifikanz
Ruhig und ausgeglichen	64	70	38	55	.001
Gewissenhaft, verantwortungsbewußt	94	93	84	86	
Verschlossen, ließ keinen an sich heran	6	11	11	15	
Überdurchschnittlich intelligent	26	19	16	24	
Nervös, gespannt, leicht reizbar	40	36	55	50	.07
Tonangebend in der Familie, gebieterisch	24	28	37	28	
Ängstlich, übervorsichtig	44	35	39	51	
Heiter, fröhlich, lebenslustig	70	64	71	56	
Phlegmatisch, bequem, träge	6	5	5	6	
Sonderling, eigenbrötlerisch	0	5	3	9	
Lebensuntüchtig	6	8	11	8	
Fleißig, strebsam	76	79	76	81	
Kränkelnd (oft krank)	16	16	32	31	.05
Oberflächlich	10	5	11	12	
Gesellig	69	72	66	64	
Schwermütig, deprimiert, sorgenvoll	18	20	37	39	.05
Nüchtern, sachlich, kühl	31	34	21	35	
Seelisch krank	10	10	32	24	.001

intelligent, ängstlich-übervorsichtig, fleißig und strebsam. Es wird auch eine gewisse Tendenz zum "Kränkeln" registriert. Im Vergleich zu den Vätern der Neurotiker springen folgende Merkmale ins Auge:

liebevoll, großzügig, ließen die Meinung ihrer Kinder gelten, ruhig und ausgeglichen und ängstlich-übervorsichtig.

Die *Mütter* der Personen mit hoher Angst vor Selbstbehauptung waren offenbar recht verständnisvoll, großzügig und wertschätzend. Bei der Gegenüberstellung mit den Müttern der Neurotiker werden die eben geschilderten Merkmale deutlich, und es treten folgende neue hinzu: die Mütter der Hochängstlichen werden seltener als kränkelnd, schwermütig oder seelisch krank bezeichnet.

Die anschließenden Ausführungen beziehen sich auf die Gruppe mit *niedriger* Angst vor Selbstbehauptung. Die *Väter* dieser Personen erhalten eine recht negative Charakterisierung: wenig verständnisvoll, wenig liebevoll, ließen die Meinung ihrer Kinder nicht gelten, benachteiligten diese gegenüber den Geschwistern, waren eher inkonsequent oder kümmerten sich wenig um die Erziehung. Ferner werden sie relativ häufig als seelisch krank eingestuft.

Das Bild der *Mütter* der Niedrigängstlichen entspricht weitgehend dem eben geschilderten der Väter: wenig verständnisvoll, wenig liebevoll sowie inkonsequent. Es treten als weitere Merkmale recht ausgeprägte neurotische Züge der Mütter hinzu: nervös, unausgeglichen, kränkelnd, schwermütig und seelisch krank.

Für das Verständnis der Entstehung einer hohen oder niedrigen Angst vor Selbstbehauptung ist auch folgendes Ergebnis von Interesse. Sehr viel mehr Eltern von Hochängstlichen als von Niedrigängstlichen vertraten die Auffassung "Man muß Respekt haben vor älteren Leuten und Vorgesetzten".

Zusammenfassend und etwas vereinfachend lassen sich folgende Zusammenhänge festhalten: Eine hohe Angst vor Selbstbehauptung wird durch verständnisvolle und wertschätzende Väter und Mütter, die Respekt von ihren Kindern fordern, begünstigt. Eine niedrige Angst vor Selbstbehauptung steht mit einer wenig verständnisvollen und wenig liebevollen Haltung der Väter und Mütter sowie der neurotischen Persönlichkeit der Mütter in Beziehung.

Tabelle 5.27: Prozentualer Anteil der Zustimmungen zu Aussagen zur *Erziehung des Vaters* von (normalen) Personen mit unterschiedlicher "Angst vor Abwertung und Unterlegenheit" sowie von Neurotikern.

Aussagen zur Erziehung des Vaters	Angstneigung hoch	mittel	niedrig	Neurotiker	Signifikanz
Streng, an Grundsätzen orientiert	43	45	40	54	
Großzügig, drückte oft ein Auge zu	50	56	60	42	
Zeigte Verständnis für mich und meine Probleme	61	65	68	49	
Ängstlich-besorgt, daß mir nichts zustößt	42	45	43	41	
Liebevoll	57	68	69	53	
Inkonsequent, wechselte oft seine Haltung	14	21	21	30	
Verwöhnend. (Ich konnte fast alles bei ihm erreichen)	20	20	28	25	
Hat mir viele Vorschriften gemacht	36	29	28	39	
Ließ meine Meinung nicht gelten. Wußte alles besser	36	28	28	43	
Hat mir viele Freiheiten gelassen	45	63	68	50	.04
Ungeduldig und leicht gereizt	45	31	30	49	
Hat viel Wert auf gutes Benehmen gelegt	73	73	62	71	
Hat mich streng religiös erzogen	31	23	20	30	
Hat mich über sexuelle Dinge aufgeklärt	10	13	3	6	
Hat die Sexualität als etwas Schlechtes dargestellt	12	8	5	14	
Hat mich sehr selten bestraft	80	74	83	73	
Hat mich gegenüber Geschwistern benachteiligt	12	9	11	22	
Hat mich den Geschwistern vorgezogen	8	8	11	10	
Hat mich manchmal sehr hart bestraft	32	27	30	37	
Hat sehr viel Wert auf gute (Schul-)Leistungen gelegt	67	75	73	71	
Ließ mich spüren, daß er stolz auf mich ist	53	67	50	53	.04
Hat viel an mir herumkritisiert	22	23	15	37	
Hat sich wenig um meine Erziehung gekümmert	31	28	28	44	

Tabelle 5.28: Prozentualer Anteil der Zustimmungen zu Aussagen zur *Erziehung der Mutter* von (normalen) Personen mit unterschiedlicher "Angst vor Abwertung und Unterlegenheit" sowie von Neurotikern.

Aussagen zur Erziehung der Mutter	Angstneigung hoch	mittel	niedrig	Neurotiker	Signifikanz
Streng, an Grundsätzen orientiert	36	40	42	41	
Großzügig, drückte oft ein Auge zu	70	69	60	63	
Zeigte Verständnis für mich und meine Probleme	73	78	75	61	
Ängstlich-besorgt, daß mir nichts zustößt	68	70	64	77	
Liebevoll	82	87	88	78	
Inkonsequent, wechselte oft ihre Haltung	16	24	23	33	
Verwöhnend. (Ich konnte fast alles bei ihr erreichen)	37	29	31	33	
Hat mir viele Vorschriften gemacht	32	28	38	36	
Ließ meine Meinung nicht gelten. Wußte alles besser	18	18	21	28	
Hat mir viele Freiheiten gelassen	67	71	63	62	
Ungeduldig und leicht gereizt	30	31	31	33	
Hat viel Wert auf gutes Benehmen gelegt	81	84	83	82	
Hat mich streng religiös erzogen	35	35	25	36	
Hat mich über sexuelle Dinge aufgeklärt	18	23	19	9	
Hat die Sexualität als etwas Schlechtes dargestellt	25	14	9	32	.05
Hat mich sehr selten bestraft	68	67	64	67	
Hat mich gegenüber Geschwistern benachteiligt	9	8	12	15	
Hat mich den Geschwistern vorgezogen	7	4	2	14	
Hat mich manchmal sehr hart bestraft	19	20	21	18	
Hat sehr viel Wert auf gute (Schul-)Leistungen gelegt	67	74	79	71	
Ließ mich spüren, daß sie stolz auf mich ist	65	68	60	54	
Hat viel an mir herumkritisiert	28	27	23	33	
Hat sich wenig um meine Erziehung gekümmert	13	10	8	18	

Tabelle 5.29: Prozentualer Anteil der Zustimmungen zu Aussagen zur *Persönlichkeit des Vaters* von (normalen) Personen mit unterschiedlicher "Angst vor Abwertung und Unterlegenheit" sowie von Neurotikern.

Aussagen zur Persönlichkeit des Vaters	Angstneigung			Neurotiker	Signifikanz
	hoch	mittel	niedrig		
Ruhig und ausgeglichen	54	61	76	51	.09
Gewissenhaft, verantwortungsbewußt	85	92	98	85	.09
Verschlossen, ließ keinen an sich heran	25	23	23	31	
Oberdurchschnittlich intelligent	25	32	38	40	
Nervös, gespannt, leicht reizbar	35	33	27	49	
Tonangebend in der Familie, gebieterisch	40	41	34	50	
Ängstlich, übervorsichtig	19	14	17	14	
Heiter, fröhlich, lebenslustig	58	61	63	49	
Phlegmatisch, bequem, träge	12	8	7	13	
Sonderling, eigenbrötlerisch	13	10	20	20	
Lebensuntüchtig	8	8	12	7	
Fleißig, strebsam	71	81	73	84	
Kränkelnd (oft krank)	12	12	15	16	
Oberflächlich	15	10	5	9	
Gesellig	56	73	70	63	.05
Schwermütig, deprimiert, sorgenvoll	10	10	15	17	
Nüchtern, sachlich, kühl	44	58	49	58	
Seelisch krank	12	5	3	10	

Tabelle 5.30: Prozentualer Anteil der Zustimmungen zu Aussagen zur *Persönlichkeit der Mutter* von (normalen) Personen mit unterschiedlicher "Angst vor Abwertung und Unterlegenheit" sowie von Neurotikern.

Aussagen zur Persönlichkeit der Mutter	Angstneigung			Neurotiker	Signifikanz
	hoch	mittel	niedrig		
Ruhig und ausgeglichen	61	65	69	55	
Gewissenhaft, verantwortungsbewußt	91	93	92	86	
Verschlossen, ließ keinen an sich heran	11	11	8	15	
Oberdurchschnittlich intelligent	20	19	21	24	
Nervös, gespannt, leicht reizbar	42	40	31	50	
Tonangebend in der Familie, gebieterisch	26	28	37	28	
Ängstlich, übervorsichtig	49	37	24	51	.03
Heiter, fröhlich, lebenslustig	61	68	60	56	
Phlegmatisch, bequem, träge	7	5	6	6	
Sonderling, eigenbrötlerisch	9	5	2	9	
Lebensuntüchtig	5	9	4	8	
Fleißig, strebsam	79	79	75	81	
Kränkelnd (oft krank)	16	18	16	31	
Oberflächlich	4	8	6	12	
Gesellig	63	72	73	64	
Schwermütig, deprimiert, sorgenvoll	20	22	22	39	
Nüchtern, sachlich, kühl	30	34	29	35	
Seelisch krank	16	12	13	24	

5.2.3.6 Familiäre Antezedentien der Angst vor Abwertung und Unterlegenheit

Die Tabellen 5.27 bis 5.30 geben einige Hinweise auf mögliche familiäre Korrelate einer hohen Angst vor Abwertung und Unterlegenheit. Da nur wenige Zusammenhänge das .10-Signifikanzniveau erreichten, wurden - unter methodischen Vorbehalten - einige zusätzliche Items berücksichtigt, die nur knapp das Signifikanzniveau verfehlten.

Welches Bild ihrer *Väter* wird von den Hochängstlichen entworfen? Im Vergleich mit den Vätern der Niedrigängstlichen befanden sich in ihren Reihen sehr wenige, die ihren Kindern viele Freiheiten ließen und sich in der Erziehung großzügig, liebevoll und geduldig verhielten. Ihre Persönlichkeit wird auch weniger häufig als ruhig und ausgeglichen, gesellig, gewissenhaft oder überdurchschnittlich intelligent eingestuft. Das insgesamt eher ungünstige Vaterbild der Hochängstlichen findet auch in der Tatsache eine gewisse Bestätigung, daß sich - bis auf eine Ausnahme - keine signifikanten Unterschiede zur Gruppe der Neurotikerväter zeigen. Diese Ausnahme besagt, daß weniger Väter von Hochängstlichen als von Neurotikern als inkonsequent eingestuft werden.

Von den *Müttern* der Personen mit hoher Angst vor Abwertung und Unterlegenheit wird relativ häufig ausgesagt, daß sie die Sexualität als etwas Schlechtes darstellten, eher wenig Wert auf gute Leistungen ihrer Kinder legten und ängstlich-übervorsichtig waren. Im Vergleich zu den Müttern der Neurotiker waren sie weniger oft inkonsequent, kränkelnd, schwermütig und Sonderlinge.

5.2.4 Diskussion der Ergebnisse

Zur besseren Übersicht werden die im vorangegangenen Abschnitt dargestellten Ergebnisse in der Tabelle 5.31 zusammengefaßt. Die Anordnung der Angstbereiche in der Tabelle erfolgt dabei nach zwei Gesichtspunkten: (1) Übergang von recht positiver Charakterisierung der Eltern Hochängstlicher (im Falle der Angst vor Selbstbehauptung) zu einer eher negativen Personenbeschreibung (im Falle der Angst vor Abwertung und Unterlegenheit); (2) daraus ergibt sich zwangsläufig eine enge Nachbarschaft von Angstneigungen, bei denen ähnliche familiäre Antezedentien ermittelt wurden.

Tabelle 5.31: Zusammenfassende, verkürzte Darstellung der familiären Antezedentien hoher bereichsspezifischer Angstneigungen.

Bereichsspezifische Angstneigung	Erziehungs- und Persönlichkeitsmerkmale der Väter	Erziehungs- und Persönlichkeitsmerkmale der Mütter	Werthaltungen und Lebensanschauungen beider Eltern
Angst vor Selbstbehauptung	liebevoll, verständnisvoll, ängstlich, intelligent, fleißig	liebevoll, verständnisvoll, großzügig, wertschätzend, psychisch gesund	Man muß Respekt haben
Angst vor Normüberschreitung	liebevoll, verständnisvoll, ausgeglichen, wenige Vorschriften, erzog streng religiös	wenig großzügig, streng, gewissenhaft	Ehrlichkeit, Anständigkeit, Festhalten an Prinzipien
Angst vor Erkrankungen und ärztlicher Behandlung	keine Aussagen möglich; keine Besonderheiten	verwöhnend, wenig streng, kümmerte sich wenig um die Erziehung, ausgeglichen	
Angst vor physischer Verletzung	ängstlich, verständnisvoll, wenig lenkend, dysthym	ängstlich, verwöhnend, wenig lenkend, legte wenig Wert auf Leistung, stellte Sexualität als schlecht dar	
Angst vor "Auftritten"	ängstlich, ablehnend, legte wenig Wert auf Leistung, neurotisch	ängstlich, verwöhnend, legte wenig Wert auf Leistung, keine Sexualaufklärung	
Angst vor Abwertung und Unterlegenheit	kontrollierend, wenig liebevoll, wenig wertschätzend, unausgeglichen, ungesellig, weniger oft besonders intelligent	ängstlich, legte wenig Wert auf Leistung, stellte Sexualität als schlecht dar	

Unsere Ergebnisse belegen sehr eindringlich die Berechtigung und Notwendigkeit einer differenzierten Analyse von Angstneigungen und von familiären Antezedensbedingungen. Bei unterschiedlichen Arten von Angstneigungen variieren im allgemeinen die Erziehungs- und Persönlichkeitsmerkmale und teilweise auch die Werthaltungen und Lebensanschauungen der Eltern Hochängstlicher. Die angstbegünstigenden Merkmale der Väter decken sich nicht immer mit den angstfördernden Merkmalen der Mütter.

Einige Erziehungsmerkmale stehen in einer positiven Beziehung mit einer Angstneigung A und in einer negativen Beziehung zu einer Angstneigung B. Hierfür seien nur drei Beispiele angeführt. Wenn ein Vater die Meinung seines Kindes nicht gelten läßt, so wächst die Wahrscheinlichkeit für eine erhöhte Angst vor "Auftritten", während die Wahrscheinlichkeit einer hohen Angst vor Selbstbehauptung sich verringert. Ein Vater, der seinem Kind viele Vorschriften macht, fördert dessen Angst vor "Auftritten", verringert jedoch eher die Angst vor Normüberschreitung. Bei Personen mit einer hohen Angst vor Selbstbehauptung wird der Vater häufig als liebevoll bezeichnet. Personen mit hoher Angst vor Abwertung und Unterlegenheit charakterisieren ihren Vater hingegen eher selten als liebevoll.

Diese Befundlage macht es erforderlich, für jede bereichsspezifische Angstneigung gesondert zu berücksichtigen, ob ein bestimmtes Erziehungs- oder Persönlichkeitsmerkmal der Väter oder Mütter angstfördernd ist. Nur bei wenigen der von uns verwendeten Items zeigt sich ein gewisser einheitlicher Trend. Bei den Vätern steht lediglich das Merkmal "Ängstlichkeit" in einem positiven (oder nicht negativen) Zusammenhang mit den verschiedenen Angstbereichen. Bei den Müttern erweist sich eine Reihe von Merkmalen in mehreren Bereichen als angstfördernd: ängstlich, vorwöhnend, legte wenig Wert auf gute (Schul-)Leistungen, stellte die Sexualität als etwas Schlechtes dar. Dieses Erziehungsmuster deckt sich teilweise mit dem Konzept der "mütterlichen Überbehütung" bzw. (ängstlichen) "Nachgiebigkeit" (vgl. Abschnitt 5.1.4).

Es folgt eine Gegenüberstellung unserer Ergebnisse mit den im Abschnitt 5.1 geschilderten Hypothesen und empirischen Befunden. Zunächst wird auf die Hypothese von der angstfördernden Bedeutung einer *strengen Erziehung* eingegangen. Dabei ist zu berücksichtigen, daß unsere Untersuchung - im Gegensatz zu den im Abschnitt 5.1 herangezogenen Arbeiten - die *Langzeiteffekte* einer strengen Erziehung zu erfassen sucht. Als Indikatoren für Strenge dienten folgende Items: "streng, an Grundsätzen orientiert", "hat mir viele Vorschriften gemacht", "hat mich manchmal sehr hart bestraft". Geringe Strenge wurde durch Zustimmung zu folgenden Items angezeigt: "großzügig", "drückte oft ein Auge zu", "verwöhnend", "hat mir viele Freiheiten gelassen", "hat mich sehr selten bestraft".

Bei den Vätern stellt man für keinen der sechs unterschiedenen Angstbereiche konsistente Zusammenhänge zwischen Strenge und Angstneigungen fest. Die wenigen, meist nicht signifikanten Tendenzen lassen sich am besten mit der Nullhypothese einer fehlenden Beziehung in Einklang bringen. Bei den Müttern weisen die Befunde in vier Angstbereichen recht übereinstimmend in Richtung eines *negativen* Zusammenhanges zwischen Strenge und Angstneigung. *Geringe* mütterliche Strenge korreliert mit hoher "Angst vor physischer Verletzung", "Angst vor Auftritten", "Angst vor Erkrankungen und ärztlicher Behandlung" und "Angst vor Selbstbehauptung". Im Bereich der "Angst vor Normüberschreitung" bestehen genau entgegengesetzte nicht signifikante Tendenzen, während die "Angst vor Abwertung und Unterlegenheit" in keinem Zusammenhang mit der mütterlichen Strenge steht.

In ihrer Gesamtheit betrachtet lassen sich diese Ergebnisse nicht mit der Hypothese in Einklang bringen, daß väterliche oder mütterliche Strenge *langfristig* gesehen erhöhte Angstneigungen der Erzogenen hervorruft. Die Resultate befinden sich damit im Widerspruch zu einigen an jüngeren Kindern gewonnenen Daten, die eher Aufschluß über kurzfristige Auswirkungen elterlicher Strenge geben. Wie lassen sich diese teilweise widersprechenden Befunde erklären? Es sind mehrere Möglichkeiten denkbar:

Elterliche Strenge kann in Gestalt kontrollierender und bestrafender Maßnahmen kurzfristig Ängste bei dem Erzogenen auslösen. Hier sei auf die oben zitierten Ausführungen von STAPF et al. (1972) verwiesen. Strenge Eltern vermitteln andererseits durch Verhaltensvorschriften und das Setzen von Verhaltenskonsequenzen ein System von Regeln, das dem Erzogenen einen Orientierungsrahmen und damit Sicherheit bieten kann (vgl. COOPERSMITH 1967; INNERHOFER 1974). Dieser Aspekt dürfte - langfristig betrachtet - eher angstreduzierend wirken. Strenge Eltern üben einen erheblichen Sozialisations- und Anpassungsdruck auf ihre Kinder aus. Sofern Kinder diesem Druck nachgeben und sich an die betreffenden Umweltforderungen anpassen, laufen sie weniger Gefahr, von anderen Personen mit ähnlichen Wert- und Normvorstellungen bestraft oder abgelehnt zu werden, als weniger gut angepaßte Außenseiter. Auch dieser Prozeß dürfte Ängste abschwächen.

Denkbar ist auch, daß strenge Eltern bei ihren Kindern - vor allem, wenn diese schon älter sind - Protestreaktionen, Selbstbehauptungstendenzen oder Aggressionen hervorrufen und damit Angstneigungen abbauen. Weiterhin ist folgende Möglichkeit in Betracht zu ziehen: Strenge Mütter dürften eher angstfreie als ängstliche Modelle für ihre Kinder repräsentieren. So demonstriert eine strenge Mutter in Gestalt ihrer eigenen Selbstbehauptungstendenz gegenüber ihrem Kind und ihrer Bereitschaft, Strafen zu verhängen, ein wenig ängstliches Verhalten, das von ihrem Kind später nachgeahmt werden kann. Schließlich ist nicht auszuschließen, daß permissive Mütter, die vor körperlichen Bestrafungsmaßnahmen zurückschrecken, ihren Kindern zwar diese Art von unangenehmer Erfahrung ersparen, zugleich aber unbeabsichtigt die Angst vor einer vergleichbaren Erfahrung (körperlichem Schmerz) vergrößern. Diese Hypothese basiert auf der Annahme, daß unvertraute Situationen oder Erlebnisse in ihren negativen Aspekten und Konsequenzen leicht subjektiv überschätzt werden.

Wie steht es nun um die Berechtigung der Hypothese eines Zusammenhanges zwischen *elterlicher Ablehnung* und späteren Angstneigungen ihrer Kinder? Elterliche Ablehnung wurde in unserer Arbeit mittels folgender Items erfaßt: "ließ meine Meinung nicht gelten; wußte alles besser", "ungeduldig und leicht gereizt", "hat mich gegenüber den Geschwistern benachteiligt", "hat viel an mir herumkritisiert". Indikatoren für elterliche Akzeptierung waren: "zeigte Verständnis für mich und meine Probleme", "liebevoll", "verwöhnend", "hat mich den Geschwistern vorgezogen", "ließ mich spüren, daß er (sie) stolz auf mich ist".

Es zeigt sich, daß eine globale Hypothese des Inhalts "Ablehnende Erziehung begünstigt das Auftreten von Angstneigungen im Erwachsenenalter" mit unseren Daten nicht in Einklang zu bringen ist. Bei den Vätern besteht lediglich im Bereich der "Angst vor Auftritten" eine einigermaßen konsistente Beziehung zwischen hoher Angstneigung und väterlicher Ablehnung.

Daneben manifestiert sich ein schwacher hypothesenkonformer Trend im Bereich der "Angst vor Abwertung und Unterlegenheit". Alle sonstigen Zusammenhänge widersprechen entweder der Ablehnungshypothese oder begründen die Nullhypothese. Die Väter von Personen mit hoher "Angst vor Selbstbehauptung" sowie mit hoher "Angst vor Normüberschreitung" werden gehäuft als akzeptierend beschrieben. Auch unter den Müttern von Personen mit hohen Werten in den Bereichen "Angst vor Auftritten", "Angst vor Erkrankungen und ärztlicher Behandlung" sowie "Angst vor Selbstbehauptung" häufen sich diejenigen, denen eine akzeptierende und wertschätzende Erziehungshaltung von ihren Kindern bescheinigt wird. Welche Interpretationen bieten sich für diese Befunde an?

Sich vom Vater abgelehnt zu fühlen, scheint nicht nur während der Kindheit, sondern auch noch im Erwachsenenalter zu einer Selbstwertbeeinträchtigung zu führen. Dieses geschwächte Selbstwertgefühl macht sich vor allem in Situationen bemerkbar, in denen man sich der Beurteilung durch andere Personen ausgesetzt weiß, also in "Auftrittssituationen" sowie bei Gelegenheiten, in denen man sich unterlegen oder abgewertet erlebt. Überraschenderweise zeigt sich dieses Zusammenhangsmuster lediglich bei den Vätern, nicht jedoch bei den Müttern. Es wäre denkbar, daß das Selbstwertgefühl eines Menschen in stärkerem Maße durch die Bewertungsreaktionen seines Vaters als seiner Mutter beeinflußt wird. Diese ad hoc-Hypothese bedarf der empirischen Überprüfung in weiterführenden Untersuchungen.

In den Bereichen "Angst vor Normüberschreitung" und "Angst vor Selbstbehauptung" tritt ein positiver Zusammenhang zwischen hoher Angstneigung und Akzeptierung durch den Vater zutage. Zur Erklärung dieses Befundes kann auf die soziale Lerntheorie zurückgegriffen werden. Die Akzeptierung durch den Vater ist eine günstige Voraussetzung für die Internalisierung von Normen der Eltern sowie der Gesellschaft und damit für eine erhöhte Angst vor Normüberschreitung. Sich von seinen Eltern akzeptiert und verstanden zu fühlen und damit wichtige zwischenmenschliche Bedürfnisse - ohne besondere Auseinandersetzungen und Kämpfe - befriedigen zu können, macht es überflüssig, Selbstbehauptungstendenzen zu entwickeln und häufig zum Einsatz zu bringen. Da man eine kämpferische Selbstbehauptung nicht zu erlernen brauchte, ist man darin nicht geübt und fürchtet sich vor entsprechenden Auseinandersetzungen. Demgegenüber mußten Kinder, die sich von Vater und/oder Mutter abgelehnt und beispielsweise gegenüber den Geschwistern benachteiligt vorkamen, aktiv für ihre Interessen streiten. Diese Erfahrung kann sich im Erwachsenenalter als geringe "Angst vor Selbstbehauptung" auswirken.

In recht konsistenter Weise zeigt sich eine positive Korrelation zwischen mütterlicher Akzeptierung und "Angst vor Erkrankungen und ärztlicher Behandlung". Dieses Ergebnis ist nur schwer zu interpretieren. Eine Denkmöglichkeit beinhaltet, daß eine sehr akzeptierende und verwöhnende ("überbehütende"?) Mutter enge Bindungen und Abhängigkeiten zwischen sich und ihrem Kind erzeugt. Diese könnten generalisierte Trennungsängste begünstigen (vgl. Abschnitt 5.1.4). Derartige Trennungsängste werden innerhalb der Skala "Angst vor Erkrankungen und ärztlicher Behandlung" angesprochen, da die meisten Items dieser Skala einen Krankenhausaufenthalt - und damit eine vorübergehende Trennung von den Angehörigen - implizieren (z.B. "Wie unangenehm wäre es Ihnen, für mehrere Tage zur stationären Behandlung in ein Krankenhaus zu müssen?"). Ferner wäre die Hypothese zu prüfen, daß besonders akzeptierende und verwöhnende Mütter ihre Kinder eher etwas "verzärteln" und ihnen jeden Schmerz zu ersparen suchen. Auch diese Erfahrung im Elternhaus könnte möglicherweise eine erhöhte Angst vor zum Teil mit Schmerzen verbundenen Erkrankungen und ärztlichen Behandlungen hervorrufen.

Die Hypothese eines Zusammenhanges zwischen *elterlicher Überbehütung* und den Angstneigungen ihrer erwachsenen Kinder läßt sich anhand der von uns erhobenen Daten lediglich bedingt überprüfen. Dabei ist zu berücksichtigen, daß "Überbehütung" ein wenig einheitlich definiertes Konzept darstellt. Der Fragebogenteil zum Erziehungsverhalten enthält nur ein eindeutig relevantes Item ("ängstlich besorgt, daß mir nichts zustößt"). Mit dieser Formulierung soll ein ängstliches Überbehüten erfaßt werden.

Legt man die Beantwortung dieses Items zugrunde, so ergibt sich folgendes Bild: Sowohl bei den Vätern als auch bei den Müttern besteht eine signifikante oder knapp signifikante Beziehung sowohl zur "Angst vor physischer Verletzung" als auch zur "Angst vor Auftritten". Die weiteren Zusammenhänge sind so schwach ausgeprägt, daß die Nullhypothese beibehalten wird. Es bestätigt sich mithin auch im Falle des ängstlichen Überbehütens die Notwendigkeit einer bereichsspezifischen Analyse.

Die Interpretation des Zusammenhanges zwischen hoher "Angst vor physischer Verletzung" und ängstlicher Überbehütung bereitet wenig Schwierigkeiten. Ängstlich überbehütende Eltern zeichnen sich dadurch aus, daß sie ihre Kinder besonders häufig vor möglichen Verletzungsgefahren warnen und damit eine Vielzahl von Situationen als gefahrenträchtig bezeichnen. Offenbar lernen ihre Kinder auf diesem Weg, eine solche Situation zu fürchten, und sie entwickeln eine erhöhte "Angst vor physischer Verletzung". Diese ängstliche Haltung scheint bei den Erzogenen bis ins Erwachsenenalter bestehen zu bleiben.

Wieso wirkt sich ein ängstliches Überbehüten auch auf die "Angst vor Auftritten" aus? Zur versuchsweisen Beantwortung dieser Frage soll zunächst ein Ergebnis vorweggenommen werden: Die Väter und Mütter von Personen mit hoher "Angst vor Auftritten" werden nicht nur in ihrer Erziehung als ängstlich-besorgt eingestuft, sondern auch bezüglich ihrer Persönlichkeit als ängstliche, übervorsichtige Menschen charakterisiert. Möglicherweise ist das ängstliche Überbehüten häufig mit einer "Angst vor Auftritten" und Selbstunsicherheit von Eltern gekoppelt. Dann wäre - unter Bezugnahme auf die Transmissionshypothese - damit zu rechnen, daß auch ihre Kinder "Auftrittssituationen" fürchten, in denen sie den Blicken und Bewertungen anderer Menschen ausgesetzt sind.

Eine weitere Interpretationshypothese lautet wie folgt: Wenn die Versuchspersonen bei der Beantwortung des Items "ängstlich besorgt, daß mir nichts zustößt" auch vor Augen hatten, daß ihre Eltern sie vor "bösen" Kindern oder unbekannten Erwachsenen warnten, dann wäre es verständlich, daß derartige Warnungen die Kontaktaufnahme mit (unbekannten) Menschen als risikoreich erscheinen ließen und bei den Kindern Ängste vor bestimmten Sozialkontakten erzeugten.

Als dritte Möglichkeit wäre in Betracht zu ziehen, daß ängstlich-besorgte Eltern die Abhängigkeit ihrer Kinder und enge innerfamiliäre Bindungen - gewollt oder ungewollt - förderten. In diesem Kontext sei u.a. auf LEVY (1966) und RICHTER (1970) verwiesen. Die Abhängigkeit von den Eltern, die innerfamiliäre Geborgenheit und die Warnung vor den Gefahren der Außenwelt könnten dazu beigetragen haben, daß die Kinder die Umwelt in ihren sozialen und nicht sozialen Aspekten als bedrohlich einzuschätzen lernten.

Abschließend sei zu der Überbehütungs-Hypothese festgehalten, daß nach unseren Ergebnissen nicht nur ein ängstliches Überbehüten seitens der Mütter, sondern auch seitens der Väter für das Verständnis bestimmter Angstneigungen ihrer Kinder berücksichtigt werden müssen. Dieser Zusammenhang sollte in künftigen Untersuchungen eine verstärkte Beachtung finden.

Zur Abklärung einer weiteren in Abschnitt 5.1 formulierten Hypothese soll im folgenden anhand unserer Daten die *elterliche Ängstlichkeit* mit den Angstneigungen der Erzogenen in Beziehung gesetzt werden. Infolge inhaltlicher Überschneidungen läßt sich die anschließende Diskussion nur teilweise gegenüber der Argumentation im Zusammenhang mit der Überbehütungs-Hypothese abgrenzen. Zur Erfassung der elterlichen Ängstlichkeit wurde das Item "ängstlich, übervorsichtig", das sich auf die Persönlichkeitsmerkmale - im Gegensatz zu den Erziehungsmerkmalen - des Vaters bzw. der Mutter bezieht, herangezogen.

Bei den Vätern bestehen signifikante oder knapp signifikante positive Zusammenhänge zur "Angst vor Auftritten" sowie zur "Angst vor Selbstbehauptung", bei den Müttern zur "Angst vor physischer Verletzung", zur "Angst vor Auftritten" sowie zur "Angst vor Abwertung und Unterlegenheit". Diese Beziehungen können im Sinne einer Transmission von Angstneigungen der Eltern auf ihre Kinder interpretiert werden. Sie stehen mit den in Abschnitt 5.1.5 angeführten Untersuchungsergebnissen im Einklang. Allerdings läßt sich die Transmissionshypothese durch unsere Daten nur in einer sehr globalen Weise stützen, da der von uns verwendete Fragebogen lediglich ein Item zur Angstneigung des Vaters bzw. der Mutter enthielt und mithin keine bereichsspezifischen Angsteinschätzungen erlaubte.

Bezieht man sowohl das Item "ängstlich, übervorsichtig" als auch das Item "ängstlich besorgt, daß mir nichts zustößt" in die Überprüfung der Hypothese von der Bedeutung elterlicher Ängstlichkeit ein, so belegen unsere Ergebnisse recht überzeugend den Einfluß ängstlicher Eltern auf die Angstneigung ihrer Kinder. In Verbindung mit den in Abschnitt 5.1.5 geschilderten Resultaten empirischer Studien besteht kaum ein Zweifel daran, daß ängstliche Eltern Angstneigungen ihrer Kinder fördern, und dies nicht nur kurzfristig während der Kindheit, sondern offenbar auch langfristig bis hinein ins Erwachsenenalter. Dabei muß eingeräumt werden, daß die vorliegenden Befunde korrelativer Natur sind und folglich die Frage nicht beantworten, zu welchen Anteilen die Transmission über Anlage- oder Umwelteinwirkungen erfolgt.

Die Einbeziehung einer Vergleichsgruppe neurotischer Patienten gestattet es, kurz auf die Frage einzugehen, in welcher Hinsicht sich die angstfördernden von den neurosefördernden familiären Bedingungen unterscheiden. Um die Darstellung trotz der Fülle von Einzelergebnissen übersichtlich zu gestalten, wird wie folgt vorgegangen: Es werden die Tabellen 5.7 bis 5.30 zugrunde gelegt und jene Items herausgegriffen, in denen die Beantwortungen der Neurotiker von den Beantwortungen der Hochängstlichen signifikant und in konsistenter Weise bei mehreren Angstbereichen abweichen.

Die Väter der Neurotiker werden in Vergleich zu den Vätern der Hochängstlichen als weniger liebevoll, inkonsequenter, ungeduldiger und häufiger als kritisierend beschrieben. In ihren Persönlichkeitszügen erscheinen sie nervöser bzw. weniger oft ruhig und ausgeglichen. Bei den Müttern der Neurotiker ergibt sich folgendes Bild: Sie zeigten weniger Verständnis, klärten seltener über Sexualität auf, stellten die Sexualität häufiger als etwas Schlechtes dar, ließen ihre Kinder seltener spüren, daß sie stolz auf sie waren, benachteiligten sie gegenüber Geschwistern und kümmerten sich weniger um die Erziehung. Bezüglich ihrer Persönlichkeit werden sie häufiger als seelisch krank, als schwermütig, deprimiert, sorgenvoll, kränkelnd und als Sonderlinge charakterisiert.

Zusammenfassend zeigt sich, daß sowohl die Väter als auch die Mütter von Neurotikern insbesondere weniger verständnisvoll und weniger liebevoll sowie stärker psychisch gestört sind als die Eltern von Hochängstlichen. Auch dieses Ergebnis spricht dafür - in Übereinstimmung mit den Befunden des Kapitels 4 -, daß Neurotiker in ihrer Gesamtheit nicht in erster Linie oder ausschließlich als hochängstliche Menschen zu betrachten sind, sondern daß sie spezifische innerfamiliäre ungünstige Bedingungen antrafen, die das spätere Auftreten neurotischer Störungen fördern. Eine besondere Rolle scheinen dabei die psychische Gestörtheit sowie die geringe Wertschätzung und Zuwendung der Eltern zu spielen[1].

---

1 Die vorliegende Untersuchung kann nur als hypothesengenerierende Pilotstudie betrachtet werden. Weiterführende Arbeiten sollten unter anderem die Alters- und Geschlechtsvariablen der Vpn berücksichtigen sowie die retrospektive Perspektive um eine prospektive erweitern.

6 Studien zur Angst vor einer Prüfung

6.1 Das Phänomen der Prüfungsangst

In den letzten Jahren hat das wissenschaftliche Interesse am Phänomen der Prüfungsangst sprunghaft zugenommen. Dieser Trend hat seinen Niederschlag nicht nur in einer Flut von einschlägigen Artikeln, sondern auch in mehreren Monographien gefunden, die seit kurzem auf dem deutschen Büchermarkt offeriert werden (vgl. GÄRTNER-HARNACH 1972; SCHEER & ZENZ 1973; ZENZ 1975; FLORIN & von ROSENSTIEL 1976; KROHNE 1976b; PRAHL 1977; WALTER 1977; JACOBS & STRITTMATTER 1979; SPANDL 1979). In diesen Publikationen werden vor allem folgende Fragen behandelt: die Auswirkungen der Prüfungsangst auf das Leistungsverhalten, die Entstehung der Prüfungsangst, die Messung der Prüfungsangst, die Therapie und die Prävention der Prüfungsangst.

Die verstärkte wissenschaftliche Beschäftigung mit der Schul- und Prüfungsangst steht unseres Erachtens mit folgenden Tendenzen im Zusammenhang: (1) Auf zahlreiche gegenwärtige westliche (und östliche) Gesellschaften läßt sich das Attribut "Leistungsgesellschaften" anwenden; nicht nur im Bereich der Schule, sondern auch im Beruf müssen immer mehr Menschen immer mehr Prüfungen ablegen, um ihren Leistungsstand unter Beweis zu stellen. (2) Viele Beobachtungen sprechen dafür, daß der durchschnittliche Leistungsdruck auf Schüler zugenommen hat und daß im Gefolge dieses erhöhten Leistungsdruckes die Zahl derjenigen Personen angestiegen ist, die unter Prüfungsangst leiden. Bei einzelnen Schülern führt die Angst vor Prüfungen oder die Unlust gegenüber der Schule zu unregelmäßigem Schulbesuch (vgl. HILDESCHMIDT et al. 1979).

ZIOLKO (1969) berichtete, daß in psychologischen Beratungsstellen für Studierende Leistungsstörungen und Prüfungsängste die am häufigsten genannten Probleme der Ratsuchenden darstellen. SCHEER & ZENZ (1973), die 99 Studierende 14 Tage vor und unmittelbar nach einer Zwischenprüfung befragten, fanden: "Nach unserer Erhebung haben zwei von drei Studenten vor der bevorstehenden Prüfung Angst, jeder zweite Student befürchtet, in der Prüfung fertiggemacht zu werden, und fühlt sich in der Prüfung der Situation ausgeliefert" (S. 49). JANISSE & PALYS (1976) baten 1097 Studenten, drei Situationen zu benennen, die ihnen Angst machten. Die drei von männlichen und weiblichen Studierenden übereinstimmend am häufigsten aufgezählten Situationen waren: (1) Prüfungen schreiben, (2) in der Klasse oder in der Öffentlichkeit reden und (3) sich kurz vor einer Prüfung befinden. ABRAMS (1965) versuchte, einen Einblick in das Bedürfnissystem von Studenten zu gewinnen, indem er sie nach ihren Tagträumen befragte. Interessanterweise standen Tagträume im Vordergrund, die sich auf Leistungssituationen bezogen. Wenn gute Leistungen eine derartig hohe Valenz besitzen, überrascht es nicht, daß Ängste vor dem Versagen in Prüfungssituationen recht verbreitet sind. Auf der anderen Seite wäre es verfehlt, wollte man unterstellen, daß alle Studenten vor allen Prüfungen starke Angst empfinden. So fand HEINERTH (1972), daß von 105 Studentinnen einer Pädagogischen Hochschule 20 Minuten vor einer Prüfung "nur" 39 Prozent von sich sagten, sie hätten Angst.

Wovor haben Studenten im Zusammenhang mit Prüfungen eigentlich Angst? BUCHHOLZ (1974, S. 34) stellte folgende Inhalte der Prüfungsangst zusammen:

1. Real begründete Ängste, z.B.:
   - Angst, noch lange von den Eltern abhängig zu sein,
   - Angst, den Anschluß zu verpassen,
   - Angst vor dem Weiterbestehen der schwierigen finanziellen Lage,
   - Angst, daß man eine untergeordnete Stelle annehmen muß.
2. Angst vor Blamage, z.B.:
   - Angst, sein Image zu verlieren,
   - Angst, daß andere mehr können,
   - Angst, daß man das Nichtwissen aufdecken könnte,
   - Angst, den anderen nicht ebenbürtig zu sein,
   - Angst, daß ein Schritt falsch sein könnte.
3. Angst, den Erwartungen irgendwelcher Beziehungspersonen nicht zu entsprechen, z.B.:

- Angst, den elterlichen Erwartungen nicht zu entsprechen,
- Angst vor Autoritäten,
- Angst vor den Forderungen der Studienstiftung,
- Angst, die Bewährungsprobe vor der Familie nicht zu bestehen,
- Angst, die Verpflichtungen der Frau und den Eltern gegenüber nicht zu erfüllen,
- Angst, selbst ein Urteil abzugeben.

4. Angst vor der Zukunft, Existenzangst, z.B.:
   - Angst, den Forderungen der Zukunft nicht gewachsen zu sein,
   - Angst vor der Verantwortung,
   - Angst, auf allen Gebieten zu scheitern,
   - Angst vor dem Alleinsein,
   - Angst vor der Leere,
   - Angst vor dem Unbekannten,
   - Angst, den sozialen Aufstieg nicht zu schaffen,
   - Angst vor dem, was man tun muß,
   - Angst, wie der Vater zu scheitern.

Offensichtlich kann die Prüfungsangst mit mehreren Bedürfnissystemen - nicht nur mit dem Leistungsmotiv - in Beziehung stehen. Wahrscheinlich treten in frühen Phasen des Studiums andere Angstinhalte als beim Studienabschluß in den Vordergrund. VOLLMER (1976) befragte 47 weibliche und 39 männliche Studierende drei Wochen vor einer Prüfung danach, wie wichtig es für sie sei, in der Prüfung gut abzuschneiden. Dabei sollten die Prüflinge die Wichtigkeit bezüglich folgender Aspekte getrennt einstufen: (1) Wichtigkeit für das eigene Selbstwertgefühl, (2) Wichtigkeit für den zukünftigen Beruf, (3) Wichtigkeit für das Vermeiden von Enttäuschung der Eltern oder anderer Personen und (4) Wichtigkeit für das Vermeiden eines Verlustes von Ansehen und Beliebtheit bei Freunden. Männliche und weibliche Studierende stimmten darin überein, daß das gute Abschneiden in Prüfungen in erster Linie für die eigene Karriere und das Selbstwertgefühl von Bedeutung sei. Nach den faktorenanalytischen Studien von BECKER (1975) und BECKER et al. (1975) (siehe Kapitel 2 und 3) handelt es sich bei der Prüfung um ein typisches Beispiel für eine Situation, in der die bereichsspezifische Neigung zu "Angst vor Auftritten" bzw. zu "Angst vor Bewährungssituationen" angeregt wird.

Aus obigen Ausführungen geht deutlich hervor, daß Studierende in der Regel großen Wert darauf legen, in

Prüfungen gut abzuschneiden, und daß zahlreiche Prüflinge unter verschieden motivierter Angst leiden.

Es ist notwendig, zwei Arten von Prüfungsängsten zu unterscheiden: die Angst, die *während* einer Prüfung auftritt und mehr oder weniger starke Leistungsbeeinträchtigungen hervorrufen kann (vgl. HECKHAUSEN 1980; JACOBS 1980), und die Angst, die bereits (längere Zeit) *vor* der eigentlichen Prüfung wirksam wird. Im folgenden soll der zuletzt angesprochene Aspekt der Angst vor einer Prüfung in den Mittelpunkt der Überlegungen gerückt werden.

6.2 Untersuchungen zum zeitlichen Verlauf der Angst vor einer Prüfung

6.2.1 Die Bedeutung solcher Untersuchungen

Untersuchungen zum zeitlichen Verlauf der Angst vor einer Prüfung können aus mehreren Gründen eine wichtige theoretische und praktische Bedeutung erlangen. Die weitaus meisten Studien, die sich mit der Frage befaßten, unter welchen Bedingungen vor einem bedrohlichen Ereignis Angstreaktionen auftreten und wie sich die Stärke der Angstreaktion bei Annäherung an eine Gefahrensituation in Abhängigkeit von verschiedenen situationalen und personalen Bedingungen verändert, fanden unter recht artifiziellen Experimentalbedingungen statt und waren auf kurze Beobachtungszeiträume beschränkt (vgl. u.a. LAZARUS & AVERILL 1972).

Studien in einer persönlich bedeutsamen Lebenssituation (z.B. an Prüfungskandidaten, Fallschirmspringern oder Patienten vor einer Operation) bilden eine notwendige Ergänzung zu diesen Experimenten. Sie können einerseits dazu dienen, Deduktionen aus Theorien über die Entstehung von Angstreaktionen überprüfen: Stehen die beobachteten Angstverläufe besser mit den Erwartungen aufgrund der Angsttheorie A oder der Theorie B in Einklang? Andererseits können sie den Anlaß zur Neukonzeptualisierung von Angsttheorien bieten. Als Beleg für diese Behauptung sei auf die Untersuchungen von EPSTEIN und Mitarbeitern an Fallschirmspringern verwiesen (siehe Kapitel 7), die EPSTEIN (1973) als wesentliche Grundlage für seinen "Versuch einer Theorie der Angst" benutzte.

Besonders aufschlußreich sind solche Studien an Prüfungskandidaten, in denen nicht nur der Angstverlauf, sondern auch die studentischen Strategien zur Angstkontrolle Beachtung finden. Nicht zuletzt bilden Untersuchungen zur Angst vor einer Prüfung eine relevante Erkenntnisbasis für die Planung von Maßnahmen zur Therapie und Prävention der Prüfungsangst.

6.2.2 Die Untersuchung von MECHANIC (1962)

MECHANIC untersuchte 22 Studenten, von denen sich 20 vor einer Prüfung zur Erlangung des akademischen Grades eines Dr. phil. und zwei vor einer Magisterprüfung befanden. Der Beobachtungszeitraum erstreckte sich auf das Intervall von drei Monaten vor bis zu einem Monat nach den Prüfungen. Die Arbeit zielte weniger auf die Abklärung von Hypothesen als auf die Hypothesenbildung ab. Sie bediente sich einer Methodik, die primär aus der sorgfältigen Befragung und Beobachtung der einzelnen Studenten bestand und durch andere Vorgehensweisen - wie die Befragung von Mitgliedern des Lehrkörpers sowie der Ehepartner der Prüfungskandidaten, gelegentlich erhobene soziometrische Daten und Fragebogendaten (vier Wochen vor und nach den Prüfungen) - ergänzt wurde.

MECHANICs theoretisches Interesse richtete sich in erster Linie auf den Prozeß der Anpassung an Angst- und Streßbedingungen im Kontext von Gruppenbeziehungen. Er unterschied dabei zwischen Bewältigungsversuchen *("coping")*, die auf eine Verringerung der von der Prüfung ausgehenden Gefahr abzielen (z.B. verstärkte Vorbereitungen), und Abwehrmechanismen *("defense")*, die auf eine Reduktion von Angst- und Streßreaktionen gerichtet sind (vgl. eine ähnliche Unterscheidung bei LEVENTHAL 1970).

Aus der Vielzahl von Ergebnissen seien einige in unserem Zusammenhang besonders interessante herausgegriffen. "Als die Prüfungen näher rückten und die Angst der Studenten anstieg, traten verschiedene Veränderungen im Verhalten auf. Es wurden mehr Scherze ("joking") gemacht, und obwohl sie nach wie vor soziale Unterstützung suchten und viel über die Prüfungen sprachen, begannen die Studenten gezielt, den Kontakt mit einzelnen Personen zu meiden, die ihre Angst erregten. Es wurde allgemein über Magenschmerzen, Asthma und Erschöpfung geklagt, und es traten andere psychosomatische Symptome auf. Der Konsum von

Beruhigungs- und Schlafmitteln nahm zu. ... Eine Reihe von Studenten klagte auch über ein Unvermögen, sich bei ihren Studien zu konzentrieren" (MECHANIC, S. 142). "Als die Prüfungen kurz vor der Tür standen, war die Angst sehr hoch, selbst bei denjenigen, die als wenig ängstliche Personen eingestuft wurden, obwohl die Studenten andererseits zwischen Vertrauen und Angst schwankten" (MECHANIC, S. 144). "Einige Studenten wurden immer pessimistischer; andere wurden - wie sie es nannten - 'manisch' angesichts des Eindrucks, den Stoff zu beherrschen" (MECHANIC, S. 98).

Betrachtet man diese Ergebnisse, so wird folgendes deutlich: Bei zeitlicher Annäherung an die Prüfung - präzisere Angaben fehlen leider bei MECHANIC! - scheint die Angst der meisten Studenten anzusteigen. Es treten jedoch offensichtlich Schwankungen im Angstniveau auf, und bei einzelnen, sich gut vorbereitet fühlenden Studenten scheinen sogar "manische" bzw. "euphorische" Gefühle zu dominieren.

MECHANIC sammelte eine Reihe weiterer Beobachtungen: Mit dem Näherrücken des Prüfungstermins stieg nicht nur das Angstniveau vieler Studenten, sondern auch deren feindselige Haltung gegenüber ihren Prüfern. Offensichtlich versuchten die Prüflinge, auch auf extrapunitivem Weg ihre Spannungen zu bewältigen. Im Zusammenhang mit der Frage der Bewältigungsstrategien sind folgende Ergebnisse von Interesse: Viele Studenten senkten ihr Anspruchs- bzw. Erwartungsniveau (nach dem Motto: Hauptsache ist, die Prüfung zu bestehen. Die Note spielt keine Rolle.). Die Versuchspersonen sahen effizientes Studieren und Arbeiten für die Prüfung als eine der Hauptmöglichkeiten an, ihre Prüfungsangst auf ein erträgliches Maß zu senken. Ein häufig benutzter Abwehrmechanismus waren die von MECHANIC so genannten "beruhigenden Kognitionen" ("comforting cognitions"), mit denen sich die Studenten Mut machten und ihren Pessimismus zurückdrängten (z.B. sagten sie sich, daß sie genau so begabt seien wie Kandidaten, die in der Vergangenheit die Prüfung erfolgreich abgelegt hatten).

SCHNEIDER (1974) verwies zu Recht auf folgende Kritikpunkte an der Arbeit von MECHANIC:

(1) Bezüglich des Datenniveaus: Ein Großteil der Ergebnisse wurde aus Interviewdaten gewonnen (die von einzelnen Individuen auch in Auszügen abgedruckt sind). Es besteht auf seiten des Intervie-

wers die Gefahr selektiver Wahrnehmungen und subjektiver Interpretationen.

(2) Bezüglich des statistischen Niveaus: Die gesamte Arbeit enthält keine einzige Signifikanzprüfung. Die Ergebnisse wurden lediglich in Prozenttabellen dargestellt, wobei diese auf einer Gesamtheit von 19 Personen beruhen.

(3) Es wurden keine aus der Literatur abgeleiteten Erwartungen formuliert. Allerdings betonte der Autor, daß seine Untersuchung zum Ziel hatte, Hypothesen zu bilden, und nicht, Hypothesen zu überprüfen.

(4) Der genaue Zeitverlauf des Verhaltens - insbesondere der Angst - wurde nicht dargestellt. So läßt sich der Arbeit z.B. nicht entnehmen, wie sich das Niveau der Angst innerhalb der letzten vier Wochen veränderte.

(5) Es wurde nur relativ oberflächlich auf interindividuelle Unterschiede eingegangen. Die Pbn wurden nach Selbst- und Fremdratings in drei Gruppen unterschiedlicher Angstausprägung eingeteilt, aber diese Gruppen wurden nicht systematisch verfolgt.

MECHANICs Untersuchung kann nur als Erkundungsstudie angesehen werden.

6.2.3 Die Untersuchung von FISCH (1970)

FISCH führte eine sehr interessante Untersuchung an drei Gruppen von Studenten zu verschiedenen Zeitpunk-

Tabelle 6.1: Versuchsplan der Untersuchung von FISCH (1970), aus dem hervorgeht, welche Gruppe zu welchen Zeitpunkten untersucht wurde.

	Untersuchungszeitpunkt	
Gruppe	1. Versuch	2. Versuch
Experimentalgruppe 1 (N = 9)	Am Prüfungstag, kurz vor der Prüfung	3 Wochen nach der Prüfung
Experimentalgruppe 2 (N = 9)	3 Wochen vor der Prüfung	Am Prüfungstag, kurz vor der Prüfung
Kontrollgruppe (N = 18)	Etwa 1 Jahr vor der Prüfung	3 Wochen nach dem 1. Versuch

ten vor und nach einer Prüfung durch. Der zeitliche Versuchsablauf ist in Tabelle 6.1 beschrieben.
FISCH ging von der theoretischen Grundvorstellung aus, daß sich Studenten vor einer Prüfung in einem Meiden-Aufsuchen-Konflikt befinden, wie er in den Theorien von LEWIN (1938), MILLER (1951) und EPSTEIN (1962) formuliert wurde (vgl. auch GRUNWALD 1976).
Das ursprünglich zweidimensionale Zielgradientenmodell erweiterte FISCH in Anlehnung an MURRAY & BERKUN (1955), indem er zwei Aspekte der psychischen Distanz zum Zielereignis (Prüfung) unterschied: die zeitliche Distanz und die Ähnlichkeit zwischen dem antizipierten und dem realen Zielereignis. Dieses Modell basiert auf der Annahme, daß bei jeder der beiden Arten von Zielannäherung sowohl die Aufsuchen- als auch die Meiden-Tendenz ansteigen, wobei der Anstieg der Meiden-Tendenz steiler sein soll als der der Aufsuchen-Tendenz (vgl. Abbildung 6.1).

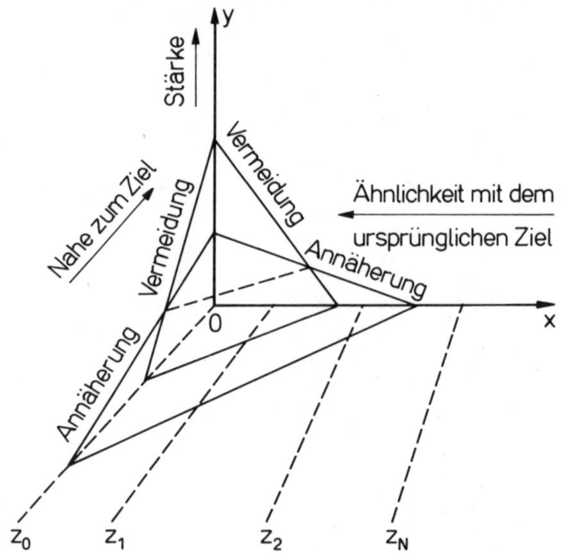

Abbildung 6.1: Die Stärke der Annäherungs- und Vermeidungstendenzen als Funktion der Nähe zum Ziel sowie der Ähnlichkeit von Zielen (aus Murray & Berkun 1955, S. 49).

Zur Überprüfung des Modells verwendete FISCH zahlreiche Indikatoren sowohl für die Richtung der resultierenden Motivation als auch für die Stärke der Aktivierung: physiologische Maße, TAT-Maße der Leistungsmotivation, Assoziationskennwerte sowie Leistungsdaten. Auf die Vielzahl von Befunden, die nur teilweise mit den Modellannahmen im Einklang stehen, soll in unserem Zusammenhang nicht näher eingegangen werden. Es sei lediglich ein Ergebnis herausgegriffen, das sich auf die Selbsteinschätzung der Aufsuchen- und Meiden-Tendenzen bezieht: "Um eine Information zu bekommen, ob und wie stark Aufsuchen und Meiden des Examens im Erleben von Prüflingen repräsentiert ist, schätzten sieben Vpn der Gruppe E-2 ... noch am Prüfungstag in Einzelversuchen den Grad ihres 'Examen machen Wollens' (Aufsuchen) und 'nicht Examen machen Wollens' (Meiden) auf einer 10-Punkte-Skala ein für verschiedene Zeitpunkte bei der Annäherung ans Examen. Die Zeitpunkte sind aus der Befunddarstellung ersichtlich. - Die Vpn hatten zunächst die beiden Zeitpunkte auszuwählen, an denen ihr Wunsch, Examen machen zu wollen, am höchsten und am niedrigsten war; diese erhielten die Skalenpunkte 10 und 1. Die übrigen Zeitpunkte wurden unter möglicher Benutzung aller Skalenwerte hinsichtlich 'Examen machen Wollen' bewertet. In einem zweiten Durchgang wurde dann der Wunsch, 'nicht Examen machen zu wollen' in gleichartiger Weise skaliert" (FISCH 1970, S. 30).

Die Ergebnisse dieses Einschätzungsversuches sind in der Abbildung 6.2 wiedergegeben. Es zeigte sich, daß die Aufsuchen- und Meidenkurven nahezu spiegelsymmetrisch verlaufen. Offensichtlich gelang es den Vpn nicht, die beiden Tendenzen unabhängig voneinander zu erfassen und zu skalieren. Die Meiden-Tendenz nimmt zunächst im Zeitabschnitt von drei Wochen bis zu einer Woche vor der Prüfung zu. Dieser Verlauf entspricht der Erwartung aufgrund des Konfliktgradientenmodells. Erstaunlicherweise verringert sich jedoch das Meiden anschließend bei weiterer Annäherung an den Prüfungstermin, und die Aufsuchen-Tendenz steigt an und dominiert klar über das Meiden. Dieses Ergebnis steht im Widerspruch zum Modell. FISCH bemerkte hierzu: "Theoretisch bedeutsam könnte sein, daß es bei der zeitlichen Annäherung an ein Examen unter Umständen keinen, wie bisher angenommen, monotonen Anstieg der Aufsuchen- und Meiden-Tendenzen gibt. Die Ursache hierfür könnte darin liegen, daß die subjektive Wahrscheinlichkeit, das Examen zu bestehen, je nach Einsicht in und Rück-

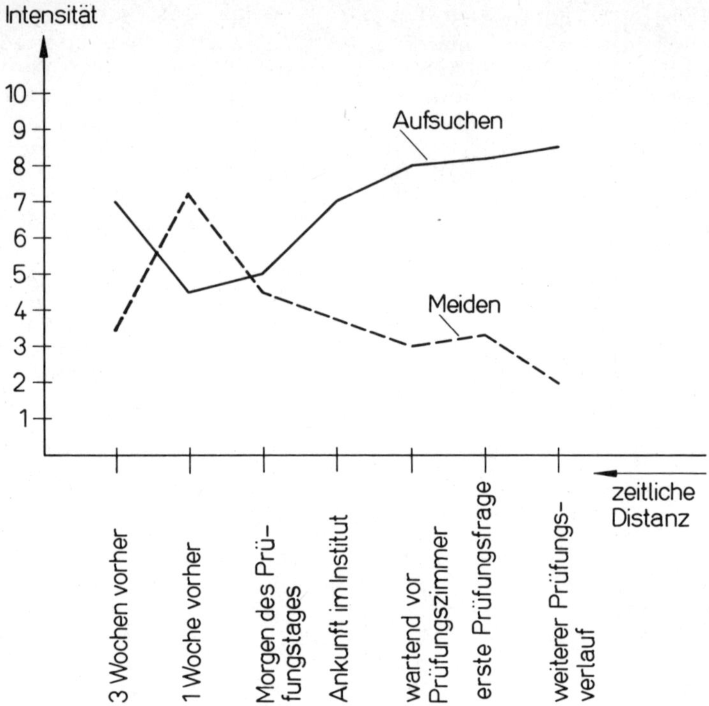

Abbildung 6.2: Durchschnittliche Punktwerte für Aufsuchen und Meiden bei verschiedenen Zeitdistanzen vor dem Examen. Von der dreiwöchigen bis zur einwöchigen Distanz nimmt Aufsuchen signifikant ab und Meiden signifikant zu. Von da an nimmt Aufsuchen trendhaft wieder zu, Meiden trendhaft ab (aus Fisch 1970, S. 61).

meldung über die Beherrschung des Stoffs während der Vorbereitungsphase in gewissen Grenzen schwankt. Daraus resultieren, wie in der Einleitung zu dieser Arbeit zu zeigen versucht wurde, in gewissen Bereichen der subjektiven Erfolgswahrscheinlichkeit Zu- oder Abnahmen der Aufsuchen-Tendenz... Für die Therapie der Prüfungsängstlichkeit ergäbe sich z.B. die Konsequenz, vor allem dann einzugreifen, wenn Netto-Aufsuchen jeweils abnimmt" (FISCH 1970, S. 87).

Betrachtet man die Meiden-Tendenz vor einer Prüfung als einen Indikator für die Stärke der Prüfungsangst, so ist der Befund von FISCH insofern sehr bedeutsam, als er den Beobachtungen MECHANICs (1962) und weit verbreiteten Vorstellungen widerspricht, wonach bei einer Annäherung an eine Prüfung die Angst generelll ansteige.

Es wäre allerdings voreilig, wollte man diesem Ergebnis aus der Arbeit von FISCH ein allzu großes Gewicht verleihen. Zunächst einmal basiert es auf einer sehr kleinen Personenstichprobe (N = 7). Weiterhin handelte es sich um eine - offenbar nicht sehr schwere - Prüfung im ersten Studienabschnitt, die von allen Prüflingen bestanden wurde. Die Einstufungen der Aufsuchen- und Meiden-Tendenzen erfolgten retrospektiv am Tag der Prüfung. Die Art der Skalierung erlaubt keine Beurteilung der absoluten Höhe der Meiden-Tendenz. Es bedarf näherer Überprüfung, ob die Meiden-Tendenz ohne weiteres mit der Prüfungsangst gleichgesetzt werden kann.

6.2.4 Die Untersuchung von MARTIN (1971)

MARTINs Dissertation hat "Die Entstehung von Angst bei Personen, die ein sehr belastendes Ereignis vor sich haben" zum Gegenstand. Der Autor untersuchte insgesamt drei Gruppen von Studenten, die jeweils eine andere Prüfung abzulegen hatten. Zwei der Gruppen befanden sich vor einer sehr schweren und wichtigen Prüfung, die über ihre Zulassung zu einem mit der Promotion abschließenden Studienabschnitt entschied. Die größere der beiden Gruppen (N = 12) wurde von MARTIN als "Core-Gruppe", die kleinere (N = 6) als "Qual-Gruppe" bezeichnet. Zusätzlich wurde das Verhalten einer Gruppe von 13 Studenten erfaßt, die eine relativ leichte Prüfung (Abschlußklausur in einem Semesterkurs) ablegen mußte (= Klausurgruppe).

Es wurden folgende Meßverfahren verwendet: das STAI von SPIELBERGER et al. (1970) (siehe Kapitel 3, Abschnitt 3.2) zur Erfassung der Angst als Zustand und der Angst als Eigenschaft, eine 7-Punkte-Skala zur Einstufung der Angst vor der Prüfung, ein Wort-Assoziationstest und ein Fragebogen, auf dem der Student angeben sollte, wie viele Stunden er zu bestimmten Zeitpunkten für die Prüfung gearbeitet hatte. Im Vergleich zu den Arbeiten von MECHANIC (1962) und FISCH (1970) legte MARTIN großen Wert auf die Messung verschiedener Aspekte der Angst zu verschiedenen Zeitpunkten.

Ausgehend von den Befunden von BIXENSTEIN (1955), JANIS (1958) und EPSTEIN & FENZ (1962) formulierte MARTIN folgende beiden Hypothesen:

(H1): Im Zeitraum vor einer Prüfung treten umgekehrt U-förmige Angstverläufe auf; d.h. das Angstmaximum liegt mehrere Tage vor der Prüfung. Diese Hypothese leitete MARTIN nicht stringent aus bestimmten theoretischen Grundannahmen ab, sondern er zog im wesentlichen Analogieschlüsse zu den von EPSTEIN & FENZ (1962) an Fallschirmspringern ermittelten Befunden (siehe Abschnitt 6.3).

(H2): Studenten, die zu einem frühen Zeitpunkt innerhalb des Intervalls vor der Prüfung ihr Angstmaximum erreichen, schneiden in der Prüfung besser ab als solche mit einem späteren Angstgipfel. Für diese Hypothese bot MARTIN zwei Begründungen an:
   (a) Studenten, deren Angstmaximum in relativ großer zeitlicher Distanz von der Prüfung liegt, reduzieren ihre Angst mittels rechtzeitiger Prüfungsvorbereitung und schneiden demgemäß gut ab.
   (b) Wenn die Angst kurz vor der Prüfung abnimmt, können die betreffenden Studenten sich besser konzentrieren und effizienter studieren und erreichen aus diesem Grunde bessere Noten als diejenigen, die unter stärkerer Angst leiden.

Zur Hypothese H1 ermittelte MARTIN folgende Ergebnisse:

(1) Befunde mittels retrospektiver Angstmessung an der "Core-Gruppe".

Einen Tag vor der Prüfung sollten die Studenten rückblickend auf einer 7-Punkte-Skala einstufen, wieviel Angst vor der Prüfung sie zu verschiedenen Zeitpunkten innerhalb der vergangenen zwei Monate erlebt hatten. Dabei sollten sie zunächst dem Tag mit der stärksten Angst den Skalenwert 7 und dem mit der geringsten Angst den Skalenwert 1 zuordnen und die übrigen Tage unter Bezugnahme auf diesen Maßstab einordnen. Die Ergebnisse dieser sicher nicht unproblematischen Form der Angstmessung sind in der Abbildung 6.3 dargestellt.

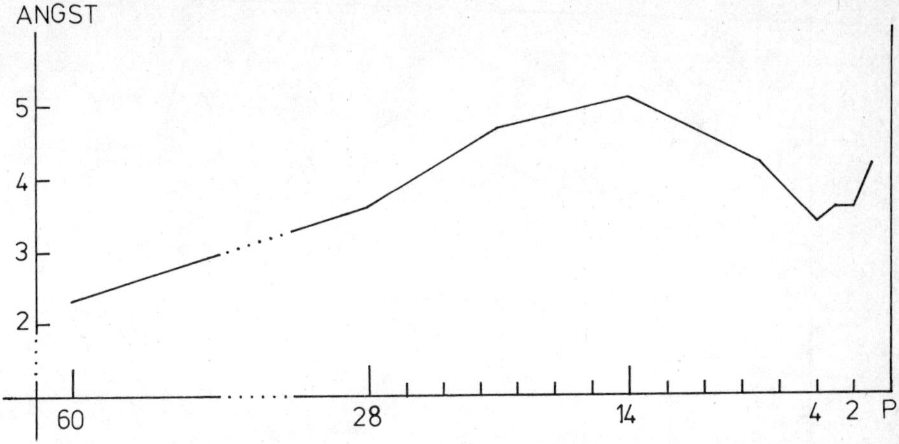

Abbildung 6.3: Der von einer Gruppe von Prüflingen retrospektiv eingestufte Grad an Angst zu verschiedenen Tagen vor der Prüfung P (aus Martin 1971, S. 45).

Eine varianzanalytische Trendanalyse bestätigte, daß es sich um einen umgekehrt U-förmigen Verlauf handelt (quadratischer Trend; $p < .05$). Der Zeitpunkt maximaler Prüfungsangst lag etwa zwei Wochen vor dem Prüfungstermin. Allerdings unterschieden sich die Prüflinge sehr stark bezüglich ihres individuellen Angstgipfels (von 42 Tagen bis zu einem Tag vor der Prüfung). Der umgekehrt U-förmige Verlauf steht mit der Hypothese H1 im Einklang.

(2) Befunde basierend auf der unmittelbaren (nicht retrospektiven) Angsteinstufung auf einer Rating-Skala bei drei verschiedenen Gruppen.

Zur Angsteinstufung wurde eine 7-Punkte-Skala herangezogen, die wie folgt verankert war: 1 = "nicht ängstlich", 4 = "mäßig ängstlich", 7 = "sehr ängstlich". Die Ergebnisse sind in der Abbildung 6.4 dargestellt.

Bei den zwei Gruppen von Studenten, die eine sehr schwere Prüfung vor sich hatten, traten die Angstmaxima mehrere Tage vor der Prüfung auf, und es zeigte

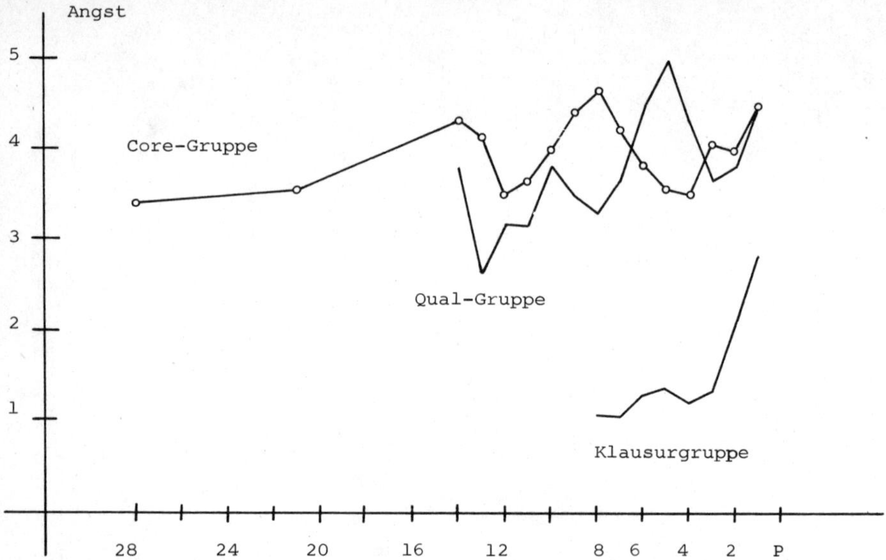

Abbildung 6.4: Mittelwerte der Angsteinstufungen dreier Gruppen von Prüflingen zu verschiedenen Tagen vor der Prüfung P. Die 'Core'-Gruppe und die 'Qual'-Gruppe hatten eine schwere, die Klausurgruppe eine leichte Prüfung vor sich (aus Martin 1971, S. 51).

sich ein umgekehrt U-förmiger Trend, der jedoch durch kurzfristige phasische Schwankungen überlagert wurde. Solche Schwankungen waren bereits von MECHANIC (1962) beobachtet worden. Sie könnten unter anderem damit zusammenhängen, daß sich im Vorbereitungsintervall auch Feiertage befinden, an denen die Studenten möglicherweise "abzuschalten" versuchten. Hierzu findet man bei MARTIN keine Angaben. Es bleibt aber festzuhalten, daß es in den letzten drei Tagen vor der Prüfung zu einem erneuten Angstanstieg zu kommen schien. Weder diese Mittelwertsunterschiede noch die zwischen den anderen Zeitpunkten erreichten jedoch das Signifikanzniveau. Offensichtlich geben die Mittelwertkurven die individuellen Angstverlaufskurven nur sehr unzureichend wieder.

Die dritte Gruppe, die eine verhältnismäßig leichte Klausur zu schreiben hatte, war etwa eine Woche vor dem Prüfungstermin praktisch angstfrei. Erst in den letzten beiden Tagen vor der Prüfung stieg die Angst (auf niedrige bis mittlere Werte) an. Dieses Ergebnis verdeutlicht, daß Aussagen über den Zeitverlauf der Angst vor einer Prüfung den Schwierigkeitsgrad der Prüfung und die Länge des Vorbereitungsintervalls mitberücksichtigen müssen.

(3) Befunde mittels der State-Anxiety-Skala des STAI an der "Core-Gruppe".

Die Ergebnisse sind in der Tabelle 6.2 dargestellt.

Tabelle 6.2: Mittelwerte und Standardabweichungen der Angstwerte der "Core"-Gruppe in der State-Anxiety-Skala des STAI zu verschiedenen Zeitpunkten vor der Prüfung (aus MARTIN 1971, S. 47).

	Zeit vor der Prüfung					unmittelbar
	4 Wo	3 Wo	2 Wo	1 Wo	1 Tag	danach
Mittelwerte	40,33	41,67	47,67	48,75	48,92	47,33
Standardabweichungen	11,11	14,00	13,07	13,70	15,19	16,36

Im Gegensatz zu den mit anderen Verfahren bei dieser Prüfungsgruppe gewonnenen Befunden ergab sich in der STAI-Skala ein signifikanter monotoner Anstieg der Zustandsangst im Intervall von vier Wochen vor der Prüfung bis zum Prüfungstag. Die Ergebnisse sind allerdings insofern nicht ganz mit den in den Abbildungen 6.3 und 6.4 behandelten vergleichbar, als keine Daten an mehreren Tagen innerhalb der letzten Woche erhoben wurden. Es läßt sich nicht ausschließen, daß eventuell in diesem Zeitraum ein vorübergehendes Absinken der Angst zu verzeichnen gewesen wäre.

Betrachtet man die oben geschilderten Ergebnisse in ihrer Gesamtheit, so erbrachten sie nur eine partielle Stützung der Hypothese H1. Folgende Beobachtungen verdienen festgehalten zu werden:

- Welche Angstverlaufskurven man erhält, hängt von der Art der Angstmessung ab.
- Unter konstanten äußeren Prüfungsbedingungen scheinen verschiedene Studenten sehr unterschiedliche Angstverlaufskurven zu besitzen. Mittelwertkurven über Personengruppen geben die individuellen Verlaufsprofile nur ungenau wieder.
- Es erfolgt keineswegs bei allen Studenten ein Anstieg der Angstreaktionen bei Annäherung an eine Prüfung. Das Angstmaximum kann in unterschiedlich großer zeitlicher Distanz zum Prüfungstermin liegen. Zumindest einige Prüflinge scheinen die aus der Untersuchung von FISCH (1970) bekannten umgekehrt U-förmigen Kurvenverläufe aufzuweisen.
- Die Prüfungsbedingungen (insbesondere der Schwierigkeitsgrad der Prüfung) sowie die Länge der Vorbereitungsphase beeinflussen die Angstverlaufskurven.

Auf die Hypothese H2 von MARTIN soll hier nur kurz eingegangen werden. Es bestätigte sich, daß Studenten, die zu einem früheren Zeitpunkt ihr Angstmaximum erreichten, in der Prüfung besser abschnitten als solche mit einem später gelegenen Angstgipfel. MARTIN betrachtete diesen Befund als den wichtigsten seiner Studie.

Gegenüber der Arbeit von MARTIN können unter anderem folgende Kritikpunkte vorgebracht werden:

- Die Untersuchung basiert auf sehr kleinen Personengruppen.
- MARTIN verfügt nicht über eine genügend präzise Theorie der Prüfungsangst, aus der er ableiten könnte, welche Angstverlaufskurven unter welchen Umständen zu erwarten sind. Er bezieht sich vielmehr an verschiedenen Stellen auf unterschiedliche Theorien und überträgt mittels Analogieschlüssen Befunde, die in anderen Angstsituationen gewonnen wurden, auf die Prüfungsangstsituation.
- Der Autor geht nicht ausführlich genug auf die interindividuellen Unterschiede in den Angstverlaufskurven ein.

6.2.5 Weitere Untersuchungen zur Angst vor einer Prüfung

Die folgenden Arbeiten werden deshalb in einem eigenen Abschnitt zusammenfassend behandelt, weil sie sich jeweils nur auf zwei Untersuchungszeitpunkte vor einer Prüfung beschränken.

6.2.5.1 Die Untersuchung von SARNOFF et al. (1959)

SARNOFF et al. (1959) verwendeten in ihrer Untersuchung die "Test Anxiety Scale for Children" (TASC), ein Verfahren, das die bereichsspezifische Neigung zur Testangst bzw. Prüfungsangst erfassen soll. Exemplarisch seien drei Items der Skala herausgegriffen:

- Beunruhigt es Dich, wenn der Lehrer sagt, daß er Dir einige Fragen stellen möchte, um herauszufinden, wieviel Du weißt?
- Träumst Du manchmal nachts davon, daß Du in der Schule bist und die Fragen des Lehrers nicht beantworten kannst?
- Zittert die Hand, mit der Du schreibst, ein wenig, wenn Du eine Klassenarbeit schreibst?

Eine der beiden Hypothesen der Autoren lautete: "Es ist anzunehmen, daß die Höhe der Angst eines Kindes vor prüfungsähnlichen Situationen zunimmt, wenn das Kind sich einer aktuellen Prüfung gegenüber sieht. Wenn diese Annahme zutrifft, sollte ein valides Verfahren zur Messung von Prüfungsangst den Angstanstieg widerspiegeln, der auftritt, wenn das Kind sich einer konkreten und belastenden Prüfung zeitlich nähert" (SARNOFF et al. 1959, S. 11).

Zur Überprüfung dieser Hypothese wurden Jungen und Mädchen zu zwei Zeitpunkten vor der schwierigen "Eleven Plus"-Prüfung mit der TASC untersucht. Der erste Testzeitpunkt lag im Juni 1956, etwa ein Dreivierteljahr vor der Prüfung, als sich die Schüler in der vierten Klasse befanden. Die zweite Messung der "Prüfungsangst" erfolgte im Februar 1957, eine Woche vor der schwierigen Prüfung. Die Ergebnisse sind in der Tabelle 6.3 dargestellt.

Zu ihrer Überraschung fanden SARNOFF et al., daß die TASC-Scores kurz vor der Prüfung signifikant *niedriger* lagen als bei größerer zeitlicher Distanz. Für diesen Befund boten die Autoren nachträglich mehrere Erklärungsalternativen an, von denen lediglich folgende erwähnt sei: "Unabhängig vom Land, Geschlecht oder Alter sinken die mittleren TASC-Scores aller - englischen und amerikanischen - Gruppen von der Ersttestung zur Retestung ab" (SARNOFF et al. 1959, S. 12).

Tabelle 6.3: Ein Vergleich der TASC-Scores einer Zufallsstichprobe von 24 Jungen und 24 Mädchen aus zwei englischen Grundschulen zu zwei Testzeitpunkten (aus SARNOFF et al. 1959, S. 12).

	Mittelwerte bei der Erst-testung 1956	Mittelwerte bei der Zweit-testung 1957	t	p
Jungen	9,67	7,33	8,69	.oo1
Mädchen	12,33	9,38	12,93	.oo1

Gegen diese Untersuchung können unter anderem folgende Einwände erhoben werden:

- Zur Erfassung von Veränderungen im augenblicklichen Grad der Angst vor einer Prüfung sollten Zustandsmaße der Angst ("state anxiety") und nicht "Trait-Maße" der Neigung zur Prüfungsangst Verwendung finden.
- Um den reinen Effekt der Wiederholungsmessung zu kontrollieren, wäre es erforderlich gewesen, einen anderen Versuchsplan unter Hinzuziehung einer Kontrollgruppe zu benutzen.

Aus der Arbeit von SARNOFF et al. lassen sich keine eindeutigen Schlüsse bezüglich des zeitlichen Verlaufs der Angst vor einer Prüfung ziehen.

6.2.5.2 Die Untersuchung von CATTELL & SCHEIER (196O)

In der multivariaten experimentellen Studie von CATTELL & SCHEIER wurden 86 Studenten zu je zwei Zeitpunkten in drei belastenden Situationen mittels einer Vielzahl von objektiven und subjektiven Persönlichkeitsvariablen untersucht. Eine der Situationen war eine akademische Prüfung. Die Vpn wurden zunächst etwa vier Wochen vor den Prüfungen und dann unmittelbar vor (oder mitten während) den Prüfungsabschnitten getestet. Die Autoren gewannen aus den Differenzwerten der Scores zu je zwei Untersuchungszeitpunkten auf faktorenanalytischem Weg unter anderem ein Maß für die "Angst als Zustand", das im übrigen weitgehend mit dem bekannten Faktor UI 24 (Angstneigung) übereinstimmte (vgl. Kapitel 1 und 3). Am höchsten auf diesem Angstmaß luden folgende Variablen (in Klammern die Höhe der Faktorladung):

- Mehr Symptome der Angst und Spannung (aufgrund der Selbstbeurteilung) (.41),
- Q4 (+): größere Triebspannung (.40),
- geringeres Vertrauen in die eigene Fähigkeit bei unbekannten Aufgaben (.35).

CATTELL & SCHEIER ermittelten eine signifikante negative Korrelation von -.25 zwischen den Veränderungen in dem Angstmaß und der Veränderung der Zeitpunkte vor der Prüfung, d.h. bei Annäherung an die Prüfung *verringerte* sich die Angst. Die Autoren bemerkten zu diesem Ergebnis, daß es der "naiven Erwartung" widerspreche.

Auch die Arbeit von CATTELL & SCHEIER besitzt aus folgenden Gründen keine große Aussagekraft für die Frage nach dem Zeitverlauf der Prüfungsangst:

- Das verwendete Angstmaß kann nicht als valider Indikator für Prüfungsangst betrachtet werden. Es fehlt in den Markiervariablen des Angstfaktors der direkte Bezug auf die Prüfungssituation.
- Auch in dieser Untersuchung wurde - wie bei SARNOFF et al. (1959) - das Problem des Effektes der Wiederholungsmessung nicht adäquat berücksichtigt.
- Soweit man aus den nicht sehr präzisen Angaben der Autoren entnehmen kann, wurden einzelne Studenten entweder "unmittelbar vor" oder während den Prüfungsabschnitten zum zweiten Mal getestet. Folglich herrschten keine vergleichbaren Versuchsbedingungen, und es bleibt offen, ob das Absinken der Angst bereits vor oder erst während den Prüfungen erfolgte.
- Der beobachtete Effekt der Angstabnahme ist zwar signifikant, jedoch praktisch weitgehend bedeutungslos.

6.2.5.3 Die Untersuchung von SPIEGLER et al. (1968)

Die Untersuchung von SPIEGLER et al. (1968) basiert auf einer vorangehenden Arbeit von LIEBERT & MORRIS (1967). LIEBERT & MORRIS hatten auf faktorenanalytischem Weg festgestellt, daß der "Test Anxiety Questionnaire" (TAQ) von MANDLER & SARASON (1952) zwei Komponenten der Prüfungsangst erfaßt, eine "Besorgnis" ("worry")- und eine "Emotionalitäts-" ("emotionality")Komponente. Besorgnis bezieht sich auf Unsicherheiten und Selbstzweifel und Emotionalität auf physiologische (autonome) Angstreaktionen. Zur Messung der beiden Prüfungsangstkomponenten entwickelten LIEBERT & MORRIS - ausgehend von Items des TAQ - zwei Kurzskalen, in denen der Betreffende angeben soll, wie er sich in diesem Augenblick mit Bezugnahme auf die Prüfung fühlt. In beiden genannten Arbeiten zeigte sich, daß Besorgnis, nicht jedoch Emotionalität mit der Erwartung signifikant negativ korreliert, daß man in der Prüfung so gut abschneiden wird, wie man es erhofft.

SPIEGLER et al. (1968) führten zwei Studien an Prüfungskandidaten durch, von denen eine in unserem Kontext von Interesse ist. Sie untersuchten 21 Studenten fünf Tage vor, unmittelbar vor und unmittelbar nach einer Prüfung. Die Ergebnisse sind in der Tabelle 6.4 dargestellt.

Tabelle 6.4: Die Veränderung der zwei Komponenten der Prüfungsangst "Besorgnis" und "Emotionalität" zu drei Untersuchungszeitpunkten vor und nach einer Prüfung (N = 21) (nach SPIEGLER et al. 1968).

	5 Tage vor der Prüfung		unmittelbar vor der Prüfung		unmittelbar nach der Prüfung	
	MW	S	MW	S	MW	S
Emotionalität	7,76	2,23	9,67	3,72	7,90	3,30
Besorgnis	13,81	2,87	13,14	3,74	12,52	4,15

Aus der Tabelle geht hervor, daß die beiden Prüfungsangstkomponenten im Beobachtungszeitraum vor der Prüfung einen unterschiedlichen Verlauf nahmen. Es wuchs zwar die Emotionalität, nicht jedoch die Besorgnis. SPIEGLER et al. zogen aus ihren Befunden den Schluß, daß es notwendig sei, die beiden Komponenten der Prüfungsangst getrennt zu betrachten, und daß ein Teil der Inkonsistenzen in Ergebnissen zur Prüfungsangst darauf zurückzuführen sei, daß die entsprechenden Untersucher diese Unterscheidung nicht vorgenommen hätten.

Wenngleich die Arbeit von SPIEGLER et al. eine Reihe methodischer Schwächen aufweist - z.B. die Vernachlässigung interindividueller Differenzen, die Beschränkung auf einen kurzen Beobachtungszeitraum oder das Fehlen einer Kontrollgruppe -, so verdient sie dennoch Beachtung. Möglicherweise neigt die Mehrzahl der Kandidaten unmittelbar vor einer Prüfung zwar zu verstärkten physiologischen Erregungszuständen ("Emotionalität"), die als Aufgeregtheit oder Nervosität zu bezeichnen wären; jedoch ist sie nicht unbedingt stärker besorgt als mehrere Tage oder Wochen vor der Prüfung. Diese Hypothese stünde mit den Befunden von HEINERTH (1972) in Einklang, der bei 105 Studentinnen kurz vor einer Prüfung ermittelte, daß 76 Prozent von ihnen ihren momentanen Gefühlszustand als Lampenfieber, 74 Prozent als Nervosität, jedoch nur 39 Prozent als Angst charakterisierten.

6.2.5.4 Die Untersuchung von BECKER & SCHNEIDER (1976)

BECKER & SCHNEIDER (1976) führten eine Untersuchung an einer Gruppe von 154 männlichen Studierenden der Wirtschaftswissenschaften durch. Diese Studentengruppe beabsichtigte, in Kürze eine schwere Vordiplomprüfung in Mathematik mit in der Vergangenheit relativ hohen Durchfallquoten (20 bis 50%) abzulegen. Es wurden zu zwei Zeitpunkten - nämlich vier Wochen und zwei Wochen vor dem Prüfungstermin - mit Hilfe von Fragebogen Informationen zu folgenden Verhaltens- und Erlebensaspekten erhoben:

- Arbeitsverhalten vor der Prüfung,
- Einstellung zur Prüfung und zu den Prüfern,
- Subjektive Einschätzung der Schwierigkeit der Prüfung,
- Einschätzung der eigenen prüfungsrelevanten Kompetenz,
- Stimmungen, emotionale Reaktionen und Grad der emotionalen Belastung,
- Psychosomatische Symptome,
- Sozialverhalten,
- Freizeitverhalten,
- Zigaretten-, Alkohol- und Medikamentenkonsum.

Die Untersuchung diente der Überprüfung einer Reihe von Hypothesen, die auf zwei Grundannahmen basierten:

(1) Bei zeitlicher Annäherung an eine Prüfung erfolgt in dem betrachteten Zeitintervall von vier Wochen bis zwei Wochen vor der Prüfung kein genereller Anstieg von Angst- und Streßreaktionen.
(2) Emotional stabile und emotional labile sowie kontrollierte und impulsive Studenten unterscheiden sich in bestimmten Aspekten ihres Verhaltens und Erlebens vor der Prüfung.

(Auf eine genauere Darlegung der von BECKER & SCHNEIDER formulierten Hypothesen wird an dieser Stelle verzichtet, und es wird auf die Originalarbeit verwiesen.)

Die Auswertung der erhobenen Untersuchungsdaten erfolgte in einem ersten Schritt nach der faktorenanalytischen Methode der "incremental R-Technik" (vgl. CATTELL 1963), bei der von Differenzscores zwischen den beiden Meßzeitpunkten ausgegangen wird. Die sechs extrahierten Faktoren erhielten folgende Interpretationen:

(1) "Ängstlich-depressive Stimmung vor der Prüfung",
(2) "Intensives Arbeiten für die Prüfung",
(3) "Prüfungsbezogene Treffen mit Kommilitonen",
(4) "Überhöhte Aktivation mit Schlafstörungen und Angst",
(5) "Arbeitsstörungen",
(6) "Neurotische Kontaktstörung".

Aus den Markiervariablen dieser Faktoren wurden sechs Skalen konstruiert, die um drei weitere rational-inhaltlich entwickelte Skalen ergänzt wurden. Diese drei Zusatzskalen erfaßten:

(7) "Psychosomatische Symptome",
(8) "Kritik an Prüfung und Prüfern",
(9) "Ausweichverhalten".

In einem zweiten Schritt wurden in einem varianzanalytischen Design die Scores emotional stabiler und emotional labiler sowie kontrollierter und impulsiver Studenten in den neun Skalen sowie in einzelnen Items zu den beiden Untersuchungszeitpunkten vor der Prüfung ausgewertet. Aus der Vielzahl von Ergebnissen seien an dieser Stelle folgende herausgegriffen:

- In keiner der Skalen 1 (Ängstlich-depressive Stimmung vor der Prüfung), 4 (Überhöhte Aktivation mit Schlafstörungen und Angst), 5 (Arbeitsstörungen), 6 (Neurotische Kontaktstörung) und 7 (Psychosomatische Symptome) erfolgte im Untersuchungsintervall eine signifikante Veränderung. Es kommt also bei zeitlicher Annäherung an eine Prüfung nicht zu einem generellen Anstieg von Angst- und Streßreaktionen.
- "Emotional Labile" zeigen mehr symptomatische Reaktionen und mehr Abwehrverhalten als "emotional Stabile".
- Kontrollierte Studenten unterscheiden sich in ihren Bewältigungsstrategien von impulsiven Studenten.

Von BECKER & SCHNEIDER (1976) wurde auf die methodischen Schwächen und Begrenztheiten der Aussagekraft dieser Untersuchung eingegangen. Im Zusammenhang mit dem zeitlichen Verlauf der Angst vor einer Prüfung läßt diese Untersuchung die Frage offen, ob nicht im Intervall der letzten vierzehn Tage vor der Prüfung eventuell ein genereller Angstanstieg zu verzeichnen ist.

6.3 Schlußfolgerungen aus den Untersuchungen zur Angst vor einer Prüfung

Betrachtet man die Ergebnisse der geschilderten Untersuchungen in ihrer Gesamtheit, so entsteht kein klares Bild vom zeitlichen Verlauf der Angst vor einer Prüfung. Es wurden umgekehrt U-förmige, monoton ansteigende, horizontale und sogar abfallende Verlaufsprofile ermittelt. Die widersprüchlichen Befunde lassen sich unter anderem darauf zurückführen, daß die Arbeiten bezüglich einer Reihe wichtiger Faktoren nicht vergleichbar sind und daß sie zum Teil erhebliche methodische Unzulänglichkeiten aufweisen.

Eine große Rolle spielt, welches Verfahren zur Messung der Prüfungsangst verwendet wird. Je weniger das Verfahren auf die eigentliche Prüfung Bezug nimmt und je mehr es den "Trait"-Aspekt anstelle des "State"-Aspektes der Angst berücksichtigt, desto weniger ist es für die vorliegende Fragestellung geeignet. Unmittelbare Messungen der Prüfungsangst sind methodisch den retrospektiven Datenerhebungen überlegen.

Welchen Angstkurvenverlauf man erhält, hängt sicher auch stark davon ab, innerhalb welchen Intervalles vor der Prüfung man Daten erhebt. Um eine adäquate Vorstellung vom Angstverlauf zu erhalten, ist es erforderlich, mehrere Messungen in einem mehrwöchigen Intervall vor der Prüfung vorzunehmen.

Auch der Schwierigkeitsgrad und die Wichtigkeit der Prüfung verdienen Beachtung. Nach den Befunden von MARTIN (1971) trifft die vorwissenschaftlich sehr einleuchtende Annahme zu, daß eine schwere und wichtige Prüfung mehr und früher Angst auslöst als eine leichte Prüfung.

Mehrere Arbeiten lieferten Hinweise darauf, daß große interindividuelle Unterschiede in den (Angst-) Reaktionen auf eine Prüfungssituation bestehen. Diesen interindividuellen Differenzen wurde nicht die gebührende Aufmerksamkeit gewidmet. Da in den genannten Studien meist mit kleinen oder sehr kleinen Stichproben gearbeitet wurde, kann die zufällige Gruppenzusammensetzung die erhaltene Mittelwertskurve stark beeinflußt haben und zu Widersprüchen mit den Ergebnissen anderer Studien beigetragen haben.

Eine besonders große Schwäche aller oben angeführten Untersuchungen zur Angst vor einer Prüfung besteht darin, daß sie von keiner ausreichend expliziten und präzise formulierten Theorie der Prüfungsangst, die Verhaltensvorhersagen und die Berücksichtigung interindividueller Differenzen gestattet, ausgehen.

7 Eine eigene Untersuchung zur Angst vor einer Prüfung

Die Untersuchung, über die im folgenden berichtet wird, baut auf den im Kapitel 6 geschilderten Erkenntnissen auf. Dort hatte sich als großer Nachteil herausgestellt, daß bisher keine Theorie der Angst vor einer Prüfung vorliegt. Vor der Inangriffnahme einer weiteren Studie erschien es daher notwendig, nach Konzepten Ausschau zu halten, die sich als Baselemente einer Prüfungsangsttheorie eignen könnten.

7.1 Einige relevante Konzepte für eine Theorie der Angst vor einer Prüfung

7.1.1 Von EPSTEIN (1972) vorgeschlagene Konzepte

EPSTEIN (1972) gelangte in seinem Beitrag über das Wesen der Angst nach einer zusammenfassenden Betrachtung verschiedener Angsttheorien zu folgenden drei Grundkonzepten:

(1) *Primäre Überstimulation.* Darunter wird in erster Linie eine Art Reizüberflutung des Organismus verstanden, die dieser nicht bewältigen kann und die ihn in einen Zustand der Angst versetzt.

(2) *Kognitive Inkongruenz.* Dieser von EPSTEIN nicht sehr klar formulierte Begriff beinhaltet eine Art Unvermögen des Individuums, eine komplexe Situation zu strukturieren bzw. Konsistenz zwischen verschiedenen kognitiven Elementen herzustellen. "Es erscheint eine vertretbare Verallgemeinerung zu sein, daß Menschen ein Bedürfnis haben, die Informationen über die Welt in ein konsistentes und integratives Vorhersagemodell zu ordnen. Störun-

gen und ein hohes Erregungsniveau resultieren, wenn das System oder seine Elemente, die Hypothesen entsprechen, nicht bestätigt werden oder als miteinander unvereinbar erkannt werden" (EPSTEIN 1972, S. 304).

(3) *Fehlen geeigneter Reaktionen* ("response unavailability"). "Das Fehlen geeigneter Reaktionen wird in einem weiten Sinn verwendet und umfaßt alle Bedingungen, unter denen Reaktionstendenzen nicht zum Ausdruck gebracht werden können. Eine solche Bedingung kann auftreten, weil das den Erregungszustand hervorrufende Objekt unbekannt ist, weil eine Warteperiode erforderlich ist, bevor eine Reaktion ausgeführt werden kann, weil ein Konflikt zwischen einander entgegengesetzten Reaktionstendenzen besteht oder weil das als erforderlich erkannte Verhalten nicht im Repertoire des Individuums vorhanden ist. ... Der mit dem Fehlen geeigneter Reaktionen verbundene vorherrschende subjektive Gefühlszustand ist die Hilflosigkeit" (EPSTEIN 1972, S. 305).

Wenngleich die von EPSTEIN vorgenommene Dreiteilung der in verschiedenen Angsttheorien dominierenden Konzepte einen wichtigen Beitrag zur Problemstrukturierung darstellt, erscheint sie für das angeschnittene Thema der Erklärung und Vorhersage der Angst vor einer Prüfung - mit Ausnahme des Aspektes (3) "Fehlen geeigneter Reaktionen" - von geringem Nutzen. Im folgenden werden fünf andere Konzepte diskutiert, zu denen eine Reihe von Untersuchungen vorliegt und die das Verständnis der Angst vor einer Prüfung fördern.

7.1.2 Die Konzepte der mangelnden (Handlungs-)Kompetenz bzw. der ungenügenden persönlichen Kontrolle

In mehreren bekannten Angsttheorien nehmen die Konzepte der mangelnden (Handlungs-)Kompetenz bzw. der ungenügenden persönlichen Kontrolle eines Individuums über ein ablaufendes oder erwartetes Geschehen eine zentrale Stellung ein. MANDLER & WATSON (1966) und MANDLER (1972) rückten das Konzept der Unterbrechung einer organisierten Verhaltenssequenz in den Mittelpunkt ihrer Angsttheorie. "Mit anderen Worten, Angst sollte auftreten, wenn der Organismus mitten in einer wohl organisierten Verhaltenssequenz oder bei der Ausführung eines wohl entwickelten Planes unterbrochen wird und kein alternatives Verhalten zur Verfügung hat. Das Unvermögen, eine Sequenz zu vollenden, und das Fehlen alternativer zum Ziel führender Sequenzen rufen Hilflosigkeit hervor ...; der Organismus 'weiß' nicht, was er tun soll. Das Fehlen adäquater Sequenzen und ... sinnvollen Verhaltens kennzeichnen einen desorganisierten Organismus. Hilflosigkeit und Desorganisation *sind* Angst" (MANDLER & WATSON 1966, S. 265).

AVERILL (1973), LEFCOURT (1973) und TUNNER (1978) stellten eine Vielzahl von Untersuchungen dar, aus denen hervorgeht, daß die tatsächlich vorhandene und erlebte, aber auch die nur subjektiv wahrgenommene Kontrolle über ein den Organismus belastendes oder für ihn gefährliches Geschehen das Ausmaß an Streß und Angst reduzieren können (vgl. auch SELIGMAN 1975; PRYSTAV 1979).

EPSTEIN und FENZ führten eine Serie von inzwischen sehr bekannt gewordenen Untersuchungen an Fallschirmspringern durch (vgl. EPSTEIN & FENZ 1962, 1965; FENZ 1971, 1975; FENZ & JONES 1972; EPSTEIN 1972, 1973), die auch von KROHNE (1976a) ausführlich diskutiert wurde. Die beiden Autoren studierten sehr differenziert mit Hilfe unterschiedlicher Methoden das Verhalten erfahrener und unerfahrener Fallschirmspringer zu verschiedenen Zeitpunkten vor dem eigentlichen Absprung. Ihr wichtigstes Ergebnis besagt, daß erfahrene Springer sowohl in retrospektiven Selbsteinstufungen der Angst als auch in physiologischen Indikatoren für Erregung bzw. "Angst" die höchsten Werte zu Zeitpunkten erreichen, die deutlich vor dem Absprung liegen, während bei unerfahrenen Springern die Angst- und Erregungsmaße bis zum Sprung oder bis kurz davor ansteigen.

Für die bei erfahrenen Springern umgekehrt U-förmig verlaufenden und bei Anfängern eher monoton ansteigenden Angstkurven wurden von EPSTEIN (1973) und FENZ (1975) etwas unterschiedliche Interpretationen angeboten. EPSTEIN betonte eher den Aspekt der Angstkontrolle, FENZ den der Gefahrenkontrolle (vgl. LEVENTHAL 1970). EPSTEIN nahm an, daß erfahrene Fallschirmspringer aufgrund ihrer größeren Übung im Umgang mit Gefahrenreizen und Ängsten gelernt haben, ihre Emotionen zu kontrollieren. Dazu verwenden sie nach EPSTEIN unter anderem folgende Methoden: (1) Vermeidung furchterregender Hinweisreize, (2) Ablenkung und Konzentration auf mit Angst unvereinbare Inhalte, (3) Betonung der positiven Aspekte der Zielhandlung. Unerfahrene Springer sind zu solchen "modulierten" Kontrollmaßnahmen noch nicht in der Lage und erleben daher - vor allem unmittelbar vor dem Sprung - starke Angst.

Gegen diese Interpretation von EPSTEIN spricht, daß viele erfahrene Fallschirmspringer mitteilen, vor einem Sprung praktisch völlig angstfrei zu sein. Erst wenn sie im Rahmen einer von den Untersuchern verlangten retrospektiven Angstskalierung gezwungen werden, den Zeitpunkt ihrer *relativ* größten Angst anzugeben, nennen sie sehr frühe Zeitpunkte, und es entsteht der irreführende Eindruck, als erlebten sie längere Zeit vor dem Sprung so viel Angst wie unerfahrene Springer kurz vor dem Sprung.

FENZ (1975) stellte fest, daß nicht die Erfahrung eines Springers - ausgedrückt in der Zahl seiner bisherigen Sprünge - der einzige oder wichtigste Faktor ist, der das Angstausmaß und den Angstverlauf mitdeterminiert, sondern daß die *Kompetenz* des Springers beachtet werden muß: "Sportfallschirmspringen besitzt auch einige sehr spezifische Charakteristika: Es wird freiwillig ausgeübt, und der Springer ist ein aktiver Teilnehmer. Außerdem beeinflußt das Können eines Springers sein Resultat, indem Kompetenz die Gefahr verringert. In dieser Hinsicht unterscheidet sich Sportfallschirmspringen von Aktivitäten wie dem militärischen Springen, wo starker Druck auf den Einzelnen ausgeübt wird, weiterhin zu springen, oder von Erfahrungen wie einer Operation, wo das Schicksal eines Menschen vom Geschick anderer abhängt" (FENZ 1975, S. 334).

In diesem Zusammenhang ist die Untersuchung von WALK (1956) an Fallschirmrekruten von Interesse. Während der Fallschirmjägerausbildung müssen die Rekruten unter anderem lernen, von einem zehn Meter hohen Turm zu springen, wobei der Fall erst kurz vor dem Boden durch Riemen gebremst wird. WALK stellte unter anderem fest, daß mit zunehmender Erfahrung die selbsteingestufte Angst vor dem Springen abnahm und daß ein Zusammenhang zwischen Sprungkompetenz und Angst bestand: "Als Schlußfolgerung zeigt diese Untersuchung eine recht enge inverse Beziehung zwischen einer Selbsteinstufung der Angst und der Angemessenheit der Leistung in einer furchteinflößenden Situation. Diejenigen mit guter Leistung stufen sich als wenig, diejenigen mit schlechter Leistung als sehr ängstlich ein" (WALK 1956, S. 173). Dieser Zusammenhang läßt natürlich wenigstens zwei Interpretationen zu: (1) Das Erleben der eigenen Inkompetenz bzw. der eigenen Schwierigkeiten bei der Bewältigung der Aufgabe löst Angst aus. (2) Wer Angst vor dem Sprung hat, wird durch diese Angst in seinem Leistungsvermögen beeinträchtigt.

Von unmittelbarer Relevanz für das Verständnis der Bedeutung der Kompetenz für die Prüfungsangst sind die Studien von BROWN & v. GELDER (1938), MECHANIC (1962), BECKER & SCHNEIDER (1976) und GROFFMANN (1977), in denen übereinstimmend festgestellt wurde, daß das Ausmaß der Angst vor einer Prüfung unter anderem mit der subjektiven Kompetenz der Prüflinge in Beziehung steht. Wie MECHANIC (1962) und MARTIN (1971) und - vom Trend her - auch BECKER & SCHNEIDER (1976) fanden, steigt beim Näherrücken des Prüfungstermins die Vorbereitungsintensität der Prüflinge an. Diese Aktivitätssteigerung kann als Bemühen um eine Erhöhung der Kompetenz aufgefaßt werden, das nach MECHANICs Befunden als wichtigstes Mittel zur Angstreduktion dient. GROFFMANN (1977), der eine Untersuchung an prüfungsängstlichen Studenten durchführte, äußerte sich wie folgt zur Bedeutsamkeit der Kompetenzvariablen: "Doch in sehr vielen Fällen läßt sich durch das diagnostische Gespräch aufdecken, daß es zu einfach wäre, Prüfungsangst nur als konditionierte Reaktion aufgrund negativer Erfahrungen aufzufassen. Eine für die Prüfungen wesentliche Klasse von Antworthandlungen, deren Auftreten jede Angst überflüssig macht, darf nicht übersehen werden, nämlich die wissenschaftliche Kompetenz. Bei Universitätsprüfungen geht es um wissenschaftliches Denken und wissenschaftliches Wissen. Auch ein Defizit an Kompetenz mag in der Prüfungssituation erscheinen und kann zur Angststeigerung und zur Steigerung von Vermeidungstendenzen beitragen, wenn es zusammen mit anderen Angstauslösern antizipiert wird" (GROFFMANN 1977, S. 5).

Es wäre allerdings verfehlt, wollte man alle Formen von Prüfungsangst auf die objektive oder subjektive Inkompetenz von Prüflingen zurückführen. Gegen eine solche vereinfachende Annahme spricht unter anderem folgende von vielen Prüfern bestätigte Beobachtung: Es gibt kompetente, aber dennoch prüfungsängstliche, und inkompetente, aber dennoch wenig ängstliche Prüfungskandidaten. Offensichtlich müssen weitere Konzepte für das Verständnis der Prüfungsangst herangezogen werden.

7.1.3 Das Konzept der Erwartung

ROTTER (1954) formulierte eine "soziale Lerntheorie der Persönlichkeit", die eine breite Anwendung in verschiedenen Bereichen der Psychologie fand (vgl. ROTTER et al. 1972). ROTTER und insbesondere PHARES (1966, 1968, 1972) übertrugen diesen Ansatz auf die Analyse von Angstphänomenen.

ROTTERs soziale Lerntheorie kann als Versuch einer Synthese aus der HULLschen Lerntheorie sowie der kognitiven Handlungstheorie LEWINs betrachtet werden. Eine zentrale verhaltensdeterminierende Funktion wird den beiden Variablen "Erwartung" und "Verstärkungswert" zugesprochen. Unter "Erwartung" versteht ROTTER die Wahrscheinlichkeit, mit der ein Individuum damit rechnet, daß eine bestimmte Belohnung bzw. Bestrafung in Abhängigkeit von einem spezifischen Verhalten in einer spezifischen Situation auftreten wird. Der "Verstärkungswert" einer von verschiedenen externen Konsequenzen bezeichnet den Grad der Vorliebe der Person für diese Verstärkung gegenüber anderen, sofern die Auftretenswahrscheinlichkeiten aller in Frage kommenden Verstärkungen identisch sind. Verkürzt dargestellt, wird ein Individuum dasjenige Verhalten in einer spezifischen Situation zeigen, das mit der größten Wahrscheinlichkeit (Erwartung) zur größten Belohnung führt bzw. am besten geeignet erscheint, Bestrafungen zu vermeiden. ROTTERs Theorie zählt zu den Erwartung x Nutzen-Theorien (vgl. ATKINSON 1964; KRAAK 1976).

Auf das Phänomen der Prüfungsangst übertragen, sollte nach ROTTER bzw. PHARES Angst dann auftreten, wenn der Prüfling einerseits eine niedrige Erwartung für Erfolg (bzw. eine hohe Erwartung für Mißerfolg) hegt und andererseits das Bestehen der Prüfung oder das gute Abschneiden einen hohen Verstärkungswert für ihn besitzen.

Es liegen drei Untersuchungen vor, die auf diesen speziellen Aspekt der ROTTERschen Theorie Bezug nehmen. RYCHLAK & LERNER (1965) überprüften, ob ein Zusammenhang zwischen der Angstneigung - gemessen mittels "Manifest Anxiety Scale" - und der generalisierten Wahrscheinlichkeit, eine bestimmte Geschicklichkeitsaufgabe erfolgreich bewältigen zu können, besteht. Sie fanden, daß sich ängstliche und nicht ängstliche Vpn nicht signifikant in ihren Ausgangserwartungen unterschieden. Wohl hingegen reagierten die beiden Gruppen unterschiedlich auf experimentell herbeigeführte erwartungswidrige Erfolge oder Mißerfolge. Die ängstlichen Vpn veränderten ihre generelle Erwartung nach einem einzelnen Erfolgserlebnis, das sich einer Serie von Mißerfolgen anschloß, stärker als nicht ängstliche Vpn. Diese größere Instabilität der generellen Erwartungen ängstlicher Vpn könnte entweder einen Hinweis auf ein stärkeres Herbeiwünschen von Erfolgen oder auf ein wenig gefestigtes Bild der eigenen Kompetenz liefern.

Im Gegensatz zu RYCHLAK & LERNER (1965) verwendete PHARES (1966) den "Test Anxiety Questionnaire" zur Messung der (Prüfungs-)Angstneigung. Er ermittelte mit diesem Verfahren, daß ängstliche Vpn vor Beginn einer Aufgabe niedrigere Erfolgserwartungen hegen als nicht ängstliche. In einer späteren Arbeit konnte PHARES (1968) diesen Befund replizieren. Allerdings war der Unterschied zwischen den hoch- bzw. niedrigängstlichen Vpn nur bei einseitiger Fragestellung auf dem .03-Niveau signifikant. Darüber hinaus fand PHARES (1968), daß Prüfungsängstliche nach einem Mißerfolg ihre (Erfolgs-)Erwartungen stärker senkten als nicht Ängstliche.

Betrachtet man obige Untersuchungen in ihrer Gesamtheit, so lassen sie keine eindeutigen Schlußfolgerungen zu. Es bleibt offen, ob sich (prüfungs-) ängstliche Vpn von nicht ängstlichen in nennenswertem Maße in ihren (Erfolgs-)Erwartungen vor einer Leistungssituation unterscheiden. Wahrscheinlich muß mit großen interindividuellen Differenzen gerechnet werden.

ATKINSON (1964) lieferte einen wichtigen Beitrag zur Theorie der Leistungsmotivation, indem er zwei Komponenten der Leistungsmotivation unterschied, eine "Tendenz, Erfolg zu erzielen" sowie eine "Tendenz, Mißerfolg zu vermeiden". Diese zuletzt genannte Tendenz steht mit der Prüfungsangst in Beziehung. "Wenn diese Disposition in einer Person angeregt wird, wie es der Fall ist, wenn eine Person erkennt, daß ihre Leistung bewertet wird und eine konkrete Möglichkeit eines Mißerfolges besteht, wird Angst und eine Tendenz, die Situation zu vermeiden, resultieren" (ATKINSON 1964, S. 244).

Die Stärke der "Tendenz, Mißerfolg zu vermeiden" hängt nach ATKINSON unter anderem mit der Erwartung eines Mißerfolges zusammen. Aus den - hier nicht näher dargestellten - Annahmen ATKINSONs folgt, daß die "Tendenz, Mißerfolg zu vermeiden" bzw. die damit weitgehend gleichgesetzte (Mißerfolgs-)Angst dann am größten sein sollte, wenn die Wahrscheinlichkeit eines Mißerfolges .50 beträgt. Situationen mit sehr geringen oder extrem hohen Mißerfolgswahrscheinlichkeiten sollten hingegen weniger ängstigen. Diese Annahme widerspricht teilweise derjenigen ROTTERs, der von einer monotonen Zunahme der Angst bei steigender Mißerfolgserwartung auszugehen scheint. Nach Wissen des Verfassers wurde diese Hypothese ATKINSONs bisher nicht direkt überprüft. Im Rahmen einer Untersuchung zur Angst vor einer Prüfung wäre es also sicherlich reizvoll, neben der Angst auch Einschätzungen von Erwartungen zu erheben.

7.1.4 Das Konzept der Wichtigkeit

Sowohl in der bereits erwähnten Theorie von ROTTER als auch in derjenigen von ATKINSON haben Konzepte einen hohen Stellenwert, die sich auf die Wichtigkeit eines bestimmten Objektes oder Ereignisses für ein Individuum beziehen. ROTTER spricht vom "Verstärkungswert" und ATKINSON vom "Anreizwert" ("incentive value"). Beide Theoretiker stimmen darin überein, daß - unter sonst vergleichbaren Bedingungen - mehr Angst ausgelöst wird angesichts einer für das Individuum sehr wichtigen (Bewährungs-)Situation als angesichts einer vergleichbar unwichtigen Situation. Nach ROTTER (1954, 1972) hängt die Wichtigkeit entscheidend von dem Bedürfnissystem des Individuums ab. ATKINSON (1964) postulierte eine inverse Beziehung zwischen dem "Anreizwert" und der Leichtigkeit der Aufgabe bzw. der Erfolgswahrscheinlichkeit.

Daß die Wichtigkeit - wie aufgrund vorwissenschaftlicher Ansichten zu erwarten - mit der Angst in Beziehung steht, konnte in einigen Arbeiten nachgewiesen werden. MANDLER & WATSON (1966) unterteilten mit Hilfe des "Test Anxiety Questionnaire" Studenten in eine Gruppe mit hoher und eine mit niedriger Prüfungsangstneigung. Eine der Aufgaben der Studenten bestand darin, zwei Intelligenztests zu beantworten. Im Anschluß an die Testdurchführung sollten die Vpn auf einer 10-Punkte-Skala einstufen, "wie wichtig es für sie persönlich gewesen sei, in den beiden Tests gut abzuschneiden". Der Mittelwert der Einstufungen der Wenigängstlichen betrug 3,45, der der Hochängstlichen 6,45. Dieser Unterschied ist auf dem .005-Niveau signifikant. Er besagt, daß Studenten mit einer Neigung zu hoher Prüfungsangst es für wichtiger halten, gut abzuschneiden, als solche mit geringerer Angst.

SELLS et al. (1957) untersuchten die Korrelate der Angst bei Flugschülern. Sie stellten fest, daß hohe Angst zu Beginn des Ausbildungskurses auf verschiedenen Wegen zustandekommen kann. Bei einer Gruppe ist sie eher Ausdruck einer Mißerfolgsorientierung und eines niedrigen Anspruchsniveaus. Bei einer anderen Gruppe spiegelt sie die hohe Wichtigkeit wider, die diese ehrgeizigen Studenten dem guten Abschneiden beimessen. Diese zuletzt genannte Studentengruppe verlor im Verlaufe der Ausbildung zunehmend ihre Angst.

Die in Kapitel 6 näher beschriebene Untersuchung zum Prüfungsangstverlauf von MARTIN (1971) erbrachte klare Hinweise darauf, daß eine wichtigere (und schwierigere) Prüfung mehr Angst auslöst als eine weniger wichtige. SARASON (1958) konnte zeigen, daß außer der Wichtigkeit der Prüfung auch das Persönlichkeitsmerkmal "Prüfungsangstneigung" beachtet werden muß, da eine Wechselwirkung zwischen beiden besteht. Bei prüfungsängstlichen Vpn schien eine vor einer verbalen Lernaufgabe gegebene Anweisung, die die Wichtigkeit der Aufgabe und des guten Abschneidens herunterspielte, zu einer Angstreduktion geführt zu haben, wie aufgrund der guten Leistungsergebnisse vermutet werden kann (vgl. auch SARASON 1972).

7.1.5 Das Konzept des Anspruchsniveaus

Bereits in der oben erwähnten Untersuchung von SELLS et al. (1957) wurde deutlich, daß das Anspruchsniveau eines Prüflings mit der Angst vor einer Prüfung in Verbindung steht. MECHANIC (1962) machte die Beobachtung, daß zahlreiche der von ihm befragten Studenten, die eine schwere Promotionsprüfung vor sich hatten, in den letzten Tagen vor dem Prüfungstermin ihr Anspruchsniveau senkten. Nach ihren eigenen Aussagen verfolgten sie nicht mehr das Ziel einer guten Note, sondern das reine Bestehen der Prüfung. Eine solche Senkung des Anspruchsniveaus scheint eine Angstreduktion zu bewirken. Dies läßt sich unter Bezugnahme auf die Theorie von ROTTER (1954, 1972) und PHARES (1972) damit erklären, daß bei einem niedrigeren Anspruchsniveau sowohl die Erwartung eines Erfolges wächst als auch der "Verstärkungswert" abnimmt, wodurch die Diskrepanz zwischen beiden, die nach ROTTER Angst erzeugt, verringert wird.

In diesem Zusammenhang gewinnt ein im Rahmen der Leistungsmotivationsforschung häufig - aber nicht immer - replizierter Befund an Bedeutung, daß nämlich mißerfolgsängstliche Personen, um einen echten Mißerfolg zu vermeiden, entweder ein sehr niedriges oder ein extrem hohes Anspruchsniveau wählen (vgl. u.a. HECKHAUSEN 1955, 1963, 1965; ATKINSON 1964; SCHMALT & MEYER 1976). Auf eine Prüfungssituation übertragen, ist es wahrscheinlich, daß Studenten mit hoher Angst vor einem Mißerfolg (mit hoher Prüfungsangst?) ein niedriges Anspruchsniveau wählen oder im Falle eines extrem hohen Anspruchsniveaus vor der Prüfung zurücktreten. Andererseits erscheint es plausibel, daß Studenten mit einem (sehr) hohen Anspruchsniveau relativ viel Angst erleben dürften, vor allem, wenn sie ihre Kompetenz eher gering veranschlagen (vgl. SELLS et al. 1957).

Für diese Annahme spricht auch eine Erfahrung aus Studentenberatungsstellen: Ein nicht seltener Typ von Studenten mit hoher Prüfungsangst ist dadurch gekennzeichnet, daß die Betreffenden bisher immer recht gut in Prüfungen abschnitten und nun angesichts einer schwierigen und sehr wichtigen Prüfung ein sehr hohes Anspruchsniveau an ihre Leistung aufrechterhalten. Sie wollen gewissermaßen um jeden Preis (sehr) gut abschneiden und setzen sich selbst mit dieser Forderung unter extremen Leistungsdruck.

7.2 Überlegungen zum Verhalten von Studenten vor einer Prüfung und zur Auswahl der Untersuchungsvariablen

7.2.1 Der theoretische Bezugsrahmen

Eine Untersuchung, die einen Beitrag zum Verständnis der Angst vor einer Prüfung leisten soll, darf diese Variable nicht isoliert betrachten, sondern muß sie im Kontext des Gesamtverhaltens von Studenten vor einer Prüfung analysieren. Die Berechtigung der Forderung nach einer "ganzheitlichen" Sichtweise läßt sich besonders leicht nachvollziehen, wenn es sich darum handelt, den individuellen zeitlichen Verlauf der Prüfungsangst zu erklären oder zu prognostizieren. Es erscheint nach den in Abschnitt 7.1 und Kapitel 6 dargestellten Untersuchungsergebnissen und

Theorien sowie nach Beobachtungen an Prüfungskandidaten evident, daß eine Vielzahl von Bedingungen auf seiten der Umwelt sowie auf seiten des Prüfungskandidaten darüber entscheidet, wieviel Angst zu einem bestimmten Zeitpunkt vor der Prüfung erlebt wird. Zwei besonders wichtige mit der Angst vor einer Prüfung in Beziehung stehende Klassen von Verhaltensweisen eines Prüflings sind dessen Bemühungen und Strategien zur "Kontrolle der Angstemotion" sowie zur "Kontrolle der Gefahr" (vgl. MECHANIC 1962; LEVENTHAL 1970; BECKER & SCHNEIDER 1976).

Im folgenden soll zunächst der theoretische Bezugsrahmen expliziert werden, innerhalb dessen das Verhalten und Erleben von Studenten vor einer Prüfung analysiert wird. Er läßt sich in Kurzform als kognitiv, handlungstheoretisch und interaktionistisch bezeichnen. Dieser Bezugsrahmen spiegelt die in vorangegangenen Kapiteln geschilderten Erkenntnisse zum Angstphänomen wider. Er kann in Gestalt einer "Verhaltensgleichung" dargestellt werden, die eine Extension einer auf LEWIN zurückgehenden, sehr bekannten Gleichung ist:

(Gl. 1) $V_i(T) = f\,[U_i(T),\ P_i(T),\ (P_i \times U_i)\ (T)]$

Diese Gleichung soll nicht im strengen Sinn einer mathematischen Relation verstanden werden, sondern lediglich die Hauptbestimmungsstücke der Theorie miteinander in Beziehung setzen. Darin bedeuten:

$V_i(T)$: Das Verhalten und Erleben eines Individuums i zum Zeitpunkt T.

$U_i(T)$: Merkmale der "objektiven" Umwelt des Individuums i zum Zeitpunkt T.

$P_i(T)$: Relativ stabile Merkmale des Individuums i zum Zeitpunkt T. Darunter fallen in erster Linie Persönlichkeitsmerkmale bzw. "Traits".

$(P_i \times U_i)(T)$: Die Interaktion von relativ stabilen Persönlichkeitsmerkmalen des Individuums i und der "objektiven" Umwelt zum Zeitpunkt T. Dieser Ausdruck soll einmal beinhalten, daß verschiedene Individuen die "objektiv" gleiche Umwelt unterschiedlich wahrnehmen und daß sie andererseits auch die eigenen Personmerkmale subjektiv beurteilen bzw. wahrnehmen. Als Kurzformel für diesen

Terminus eignet sich der Begriff der "psychologischen Situation" des Individuums i zum Zeitpunkt T.

Anstelle der Gleichung (Gl. 1) kann auch die Abbildung 7.1 zur Verdeutlichung der hier vertretenen theoretischen Grundposition herangezogen werden.

Übertragen auf die Thematik des Verhaltens und Erlebens von Studenten vor einer Prüfung folgt aus diesem Ansatz, daß folgende Bestimmungsstücke näher aufgeschlüsselt werden müssen: (1) die "objektiven" Umweltbedingungen vor einer Prüfung, (2) die Persönlichkeitsmerkmale der Studenten, soweit sie für bestimmte Verhaltensaspekte von Bedeutung sind, (3) die "psychologische Situation" der Studenten sowie (4) der Zeitpunkt T bzw. die zeitliche "Nähe der Prüfung".

7.2.2 Die "objektive" Umweltsituation, insbesondere die "objektiven" Merkmale der Prüfung

Es ist keine Frage, daß sehr viele "objektive" Merkmale der Umweltsituation das Verhalten und Erleben eines Studenten zu einem bestimmten Zeitpunkt vor einer Prüfung beeinflussen. So kann die äußere Lebenssituation beispielsweise die adäquate Vorbereitung auf eine Prüfung fördern oder behindern und damit auch über das Ausmaß der erlebten Prüfungsangst mitentscheiden (vgl. etwa MECHANIC 1962; TRUDEWIND 1975). Auf diese Vielfalt im individuellen Fall wirksamer Umweltbedingungen wird im folgenden nicht näher eingegangen. Statt dessen erfolgt eine Beschränkung auf objektive Merkmale der Prüfung sowie der Prüfungsvorbereitungsphase, da diese Bedingungen für alle Studenten konstant und vergleichbar sind. Besonders wichtig erscheinen folgende Determinanten:

(1) Objektive Merkmale der Prüfung:
   - der Gegenstand der Prüfung (Stoffgebiet),
   - der Schwierigkeitsgrad der Prüfung, gemessen z.B. über die in der Vergangenheit registrierte Durchfallquote,
   - die Prüfungsform: schriftliche oder mündliche, Einzel- oder Gruppenprüfung etc.,

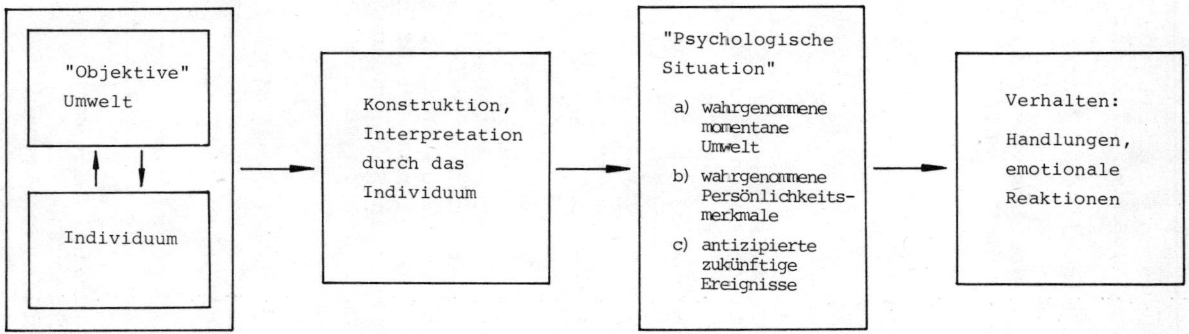

Abbildung 7.1: Das Verhalten eines Individuums als Funktion der Interaktion zwischen Individuum und Umwelt.

- die Wichtigkeit der Prüfung,
- die Art der Benotung der Prüfungsleistung (bestanden/nicht bestanden oder differenzierte Notenskala),
- die Wiederholbarkeit der Prüfung im Falle eines Nichtbestehens,
- der Umfang und der Bekanntheitsgrad des Prüfungsstoffes, z.B. Vorhandensein oder Fehlen von Fragenkatalogen und prüfungsrelevanten Literaturlisten,
- die Persönlichkeit und der Prüfungsstil des entsprechenden Prüfers.

(2) Objektive Merkmale der Vorbereitungsphase:
- Länge der Phase, die explizit (und ausschließlich) zur Vorbereitung auf die Prüfung zur Verfügung steht,
- Möglichkeiten, sich während der Vorbereitungsphase über seinen momentanen Kenntnisstand Rückmeldungen zu verschaffen, z.B. in Gestalt einer Probeklausur,
- gute oder schlechte Zugangsmöglichkeiten zur prüfungsrelevanten Literatur.

7.2.3 Persönlichkeitsmerkmale

Wahrscheinlich steht eine große Anzahl von Persönlichkeitseigenschaften mit dem Verhalten und Erleben von Studenten vor einer Prüfung in einer mehr oder weniger engen Beziehung. Ohne Anspruch auf Vollständigkeit seien einige von ihnen aufgezählt, deren Relevanz entweder bereits in Untersuchungen nachgewiesen werden konnte oder die es verdienen, näher überprüft zu werden:

- Generelle Angstneigung,
- Prüfungsangst- bzw. Testangstneigung,
- Neigung zu "Angst vor Bewährungssituationen",
- "Emotionale Labilität" gegen "Emotionale Stabilität",
- "Kontrolliertheit" gegen "Impulsivität",
- Internale gegen externale Kausalattribuierung,
- "Hoffnung auf Erfolg" und "Furcht vor Mißerfolg",
- Stärke des (Gesamt-)Leistungsmotivs,
- Allgemeine Intelligenz,
- Spezifische Intelligenzfaktoren,
- "Repression" gegen "Sensitization".

Bereits diese unvollständige Auflistung verdeutlicht,

daß es im Rahmen einer einzelnen Untersuchung nicht möglich ist, alle diese Persönlichkeitseigenschaften zu erfassen. In der Studie von BECKER & SCHNEIDER (1976) hatte sich gezeigt, daß die beiden Persönlichkeitseigenschaften "Emotionale Labilität" gegen "Emotionale Stabilität" und "Kontrolliertheit" gegen "Impulsivität" mehrere Aspekte des Verhaltens von Studenten vor einer Prüfung beeinflussen. Diese Variablen sollten aus diesem Grund und zwecks Überprüfung der Replizierbarkeit der früheren Befunde in der unten näher beschriebenen Untersuchung beibehalten werden.

7.2.4 Die "psychologische Situation"

Nach Abbildung 7.1 umfaßt die "psychologische Situation" des einzelnen Studenten drei Aspekte: (1) die Wahrnehmung der momentanen Umwelt, (2) die Wahrnehmung der momentanen persönlichen Merkmale und (3) die Antizipation zukünftiger Ereignisse.

Aus der Vielzahl wahrgenommener *Umweltmerkmale* werden folgende herausgegriffen:

- die Wahrnehmung der Länge der noch zur Verfügung stehenden Vorbereitungszeit,
- die Wahrnehmung der Schwierigkeit der Prüfung, ausgedrückt als wahrgenommene Durchfallquote,
- die Wahrnehmung der Wichtigkeit der Prüfung (des Bestehens der Prüfung bzw. des Erreichens einer bestimmten Note),
- die Wahrnehmung des momentanen Leistungsstandes der anderen Prüfungskandidaten,
- die Wahrnehmung derjenigen Faktoren - wie z.B. die Objektivität des Prüfers oder die Validität der Prüfung -, die über den Erfolg oder Mißerfolg bei der Prüfung mitentscheiden.

Zu den wichtigsten wahrgenommenen *eigenen Merkmalen* gehören:

- die Wahrnehmung der eigenen Kompetenz in dem prüfungsrelevanten Stoffgebiet, vor allem in Relation zur Kompetenz der anderen Prüflinge,
- die Wahrnehmung des eigenen Anspruchsniveaus, d.h. derjenigen Note, die wirklich befriedigen würde,
- die Wahrnehmung der eigenen Intelligenz sowie des Leistungsvermögens (Lernvermögens) in dem betreffenden Stoffgebiet,

- die Wahrnehmung des eigenen physischen und psychischen Wohlbefindens.

Aus den verhaltenswirksamen *Antizipationen* werden herausgegriffen:

- die Erwartung (subjektive Wahrscheinlichkeit) des Bestehens oder Nichtbestehens der Prüfung,
- die Erwartung (subjektive Wahrscheinlichkeit) des Erreichens einer bestimmten Note, die man sich als Ziel gesetzt hat.

7.2.5 Die zeitliche Nähe der Prüfung

Nach den in Kapitel 6 geschilderten Untersuchungsergebnissen beeinflußt die zeitliche Nähe der Prüfung das Verhalten und Erleben von Studenten maßgeblich. Zu den gut gesicherten Erkenntnissen gehört, daß die Mehrzahl der Studenten beim Näherrücken des Prüfungstermins ihre Vorbereitungsintensität steigert. Hingegen ist recht unklar, unter welchen Umständen welche Art von Angstverlauf vor einer Prüfung zu erwarten ist. Hierzu sind präzisere theoretische Voranname als die bisher verwendeten erforderlich.

7.3 Ein erstes Modell zur Angst vor einer Prüfung

Ziel dieses Modellentwurfes sollte es sein, mit einer möglichst geringen Anzahl von Prädiktoren zu einer ersten approximativen Erklärung bzw. Vorhersage der Intensität der Prüfungsangst zu verschiedenen Zeitpunkten vor einer Prüfung zu gelangen. Um den Einfluß einer wichtigen Determinante der Prüfungsangst, nämlich der "objektiven" Merkmale der Prüfungs- sowie Vorbereitungssituation, zu kontrollieren, wurde davon ausgegangen, daß alle zu untersuchenden Prüflinge dieselbe schriftliche Prüfung ablegen würden. Unter diesen Restriktionen basiert das Modell auf folgender Grundannahme:

Die zu einem bestimmten Zeitpunkt T auftretende Prüfungsangst hängt von der Größe eines subjektiven Kompetenzdefizits und der (psychischen) Nähe der Prüfung ab.

Vor einer präziseren Formulierung sei diese Grundannahme näher erläutert. Die Angst vor einer Prüfung resultiert (im wesentlichen) aus einer Unsicherheit darüber, ob es einem gelingen wird, ein gestecktes Ziel in der Prüfung zu erreichen. Es ist also wichtig, die Höhe des gesteckten Zieles (das "Anspruchsniveau") sowie die momentane subjektive Kompetenz zu kennen. Je niedriger die momentane subjektive Kompetenz und je höher das anvisierte Ziel ist, eine umso größere Diskrepanz besteht zwischen beiden. Diese Diskrepanz wird als *subjektives "Kompetenzdefizit"* bezeichnet. Ein hohes subjektives Kompetenzdefizit erzeugt besonders große Unsicherheit und Angst.

Bei der Annäherung an die Prüfung laufen im wesentlichen folgende Prozesse ab: Einerseits erhöht sich die subjektive (und objektive) Kompetenz infolge der verstärkten Prüfungsvorbereitungen. Andererseits verringert sich die noch zur Verfügung stehende Vorbereitungszeit, und es wächst damit die Unsicherheit, ob es gelingen wird, das noch vorhandene "Kompetenzdefizit" zu reduzieren oder zu beseitigen. Da die beiden parallel verlaufenden Prozesse genau entgegengesetzte Auswirkungen auf das Niveau der Prüfungsangst haben, läßt sich nicht ohne präzise Zusatzannahmen vorhersagen, wie sich die Prüfungsangst beim Heranrücken des Prüfungstermins verändern wird. Im folgenden sollen diese Präzisierungen erfolgen.

(Gl. 2) $A(T) = N(T) \times D(T)$

Darin bedeuten:

A(T) = Angst vor der Prüfung zum Zeitpunkt T,
N(T) = Psychische Nähe der Prüfung zum Zeitpunkt T,
D(T) = Subjektives Kompetenzdefizit zum Zeitpunkt T.

Zwischen N(T) und D(T) wird eine multiplikative Verknüpfung vermutet. Die Begründung dafür lautet, daß die Angst vor einer Prüfung A(T) den Wert Null erreichen sollte, wenn entweder die psychische Nähe der Prüfung N(T) den Wert Null besitzt (d.h. die Prüfung in "unendlicher" Ferne liegt) oder kein subjektives Kompetenzdefizit D(T) besteht. (Gl. 2) besagt:

Ein Prüfling erlebt umso mehr Angst vor einer Prüfung zum Zeitpunkt T, je größer sein subjektives Kompetenzdefizit ist und je näher der Zeitpunkt T beim Prüfungstermin liegt.

Das "Kompetenzdefizit" ist wie folgt definiert:

(Gl. 3) $D(T) = P(G) - K(T)$

P(G) = Subjektive Einschätzung der Kompetenz, die erforderlich ist, um eine Note G, die man anstrebt, zu erreichen.
K(T) = Subjektive Einschätzung der zum Zeitpunkt T vorhandenen Kompetenz.

Um zu einer Vorhersage des zeitlichen Verlaufs der Angst vor einer Prüfung zu gelangen, muß eine Beziehung zwischen K(T) und N(T) hergestellt werden. Wie verändert sich die subjektive Kompetenz bei Annäherung an die Prüfung? Hierzu lassen sich keine für alle Studenten gültigen Aussagen machen. Sicherlich spielt es eine Rolle, wie intensiv und regelmäßig der betreffende Student sich vorbereitet, wie konzentriert er arbeiten und wie schnell er die wissenschaftlichen Zusammenhänge begreifen kann und auf welchem Kompetenzniveau er sich gerade befindet. Die folgende Annahme stellt demgemäß eine Vereinfachung dar, und sie bedarf der empirischen Überprüfung. Die Annahme besagt, daß während der Vorbereitungsphase die subjektive Kompetenz *linear* - wenn auch mit interindividuell unterschiedlicher Steigung - zunimmt (vgl. Abbildung 7.2).

In der Abbildung 7.2 wird davon ausgegangen, daß es eine (mehrwöchige) Vorbereitungsphase auf die Prüfung gibt. Die Länge dieser Phase wird mit L bezeichnet. Die Annahme einer für alle Studenten fest umrissenen Vorbereitungsphase der Länge L stellt eine wesentliche Restriktion des Modells dar. Erfahrungsgemäß beginnen nicht alle Prüflinge zum frühestmöglichen Termin mit ihren Vorbereitungen, sondern erst zu einem späteren Zeitpunkt B, der mehr oder weniger in der Nähe des Prüfungstermins liegen kann. Dieser allgemeine Fall ist in der Abbildung 7.3 dargestellt.

Der verspätete Beginn der Vorbereitungen hat zur Folge, daß K(T) zunächst konstant bleibt [K(T) = K(O)] - sieht man von Vergessensprozessen ab - und erst ab dem Zeitpunkt B anwächst. Unter Bezugnahme auf die in Abbildung 7.4 erläuterten Abkürzungen können folgende Gleichungen aufgestellt werden, die sich jeweils ausschließlich auf die Vorbereitungsphase der Länge L beziehen:

(Gl. 4) $K(T) = K(O)$; falls $T \leq B$;
$K(T) = w_2 T + C_2$; falls $T > B$;

(Gl. 5) $D(T) = P(G) - K(O)$; falls $T \leq B$;
$D(T) = P(G) - w_2 T - C_2$; falls $T > B$;

(Gl. 6) $C_2 = K(O) - B\, w_2$.

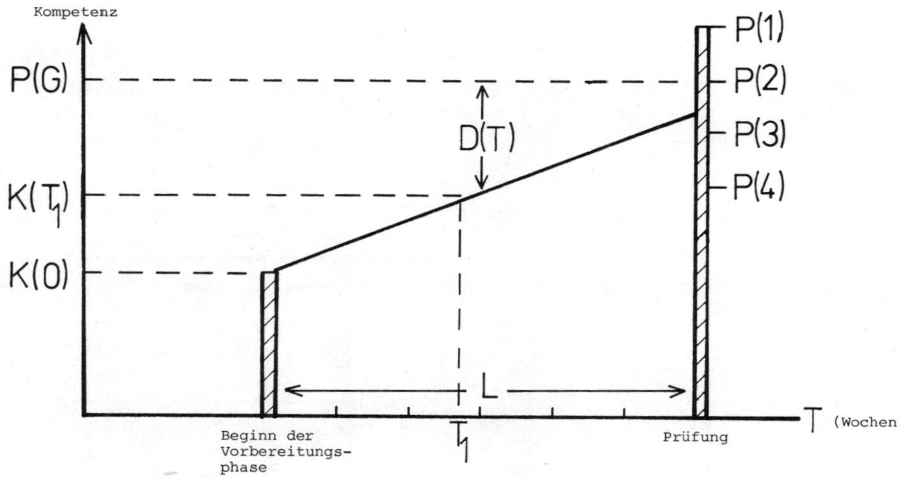

Abbildung 7.2: Der postulierte lineare Zusammenhang zwischen der subjektiven Kompetenz K(T) und der Zeit T. K(O) = Subjektive Kompetenz bei Beginn der Vorbereitungsphase. P(G) = Subjektive Einschätzung der Kompetenz, die zum Erreichen der Note G erforderlich ist: P(3) bezieht sich beispielsweise auf das Erreichen der Note "3". D(T) = Kompetenzdefizit. L = Länge der Vorbereitungsphase.

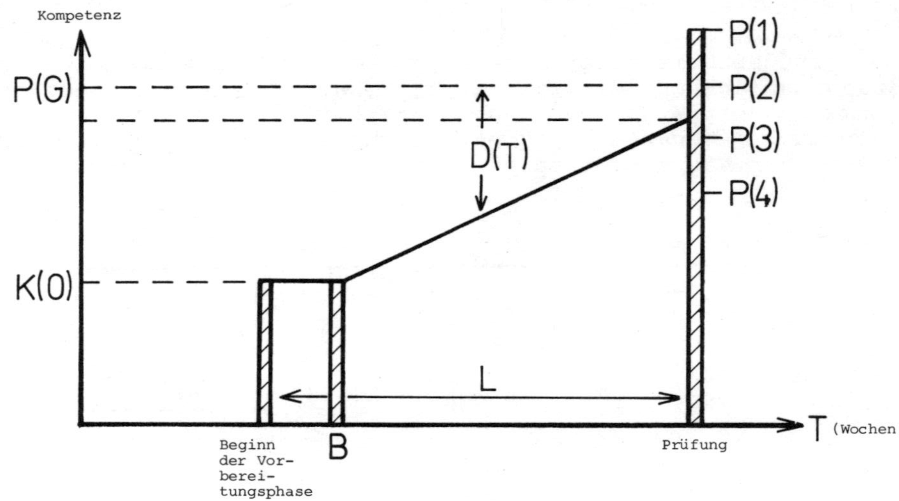

Abbildung 7.3: Der postulierte Zusammenhang zwischen der subjektiven Kompetenz K(T) und der Zeit T bei verspätetem Beginn der tatsächlichen Vorbereitung B. K(T) = K(O), falls T $\leq$ B. (Die weiteren Symbole wurden in der Legende zur Abbildung 7.2 erläutert.)

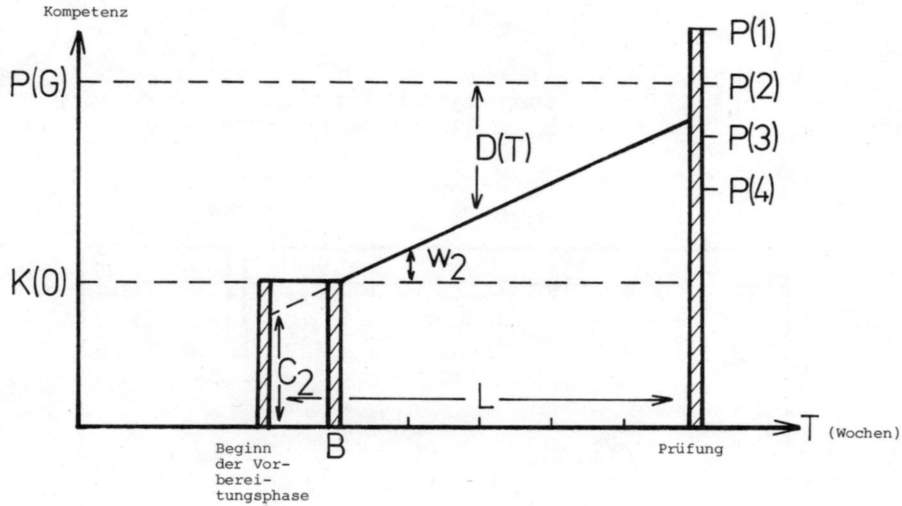

Abbildung 7.4: Der postulierte Zusammenhang zwischen der subjektiven Kompetenz K(T) und der Zeit T bei verspätetem Beginn der tatsächlichen Vorbereitung B. C_2 ist eine Hilfsgröße. w_2 ist ein Maß für das Lerntempo. L = Länge der Vorbereitungsphase. D(T) = Kompetenzdefizit. (Die weiteren Symbole wurden in der Legende zur Abbildung 7.2 erläutert.)

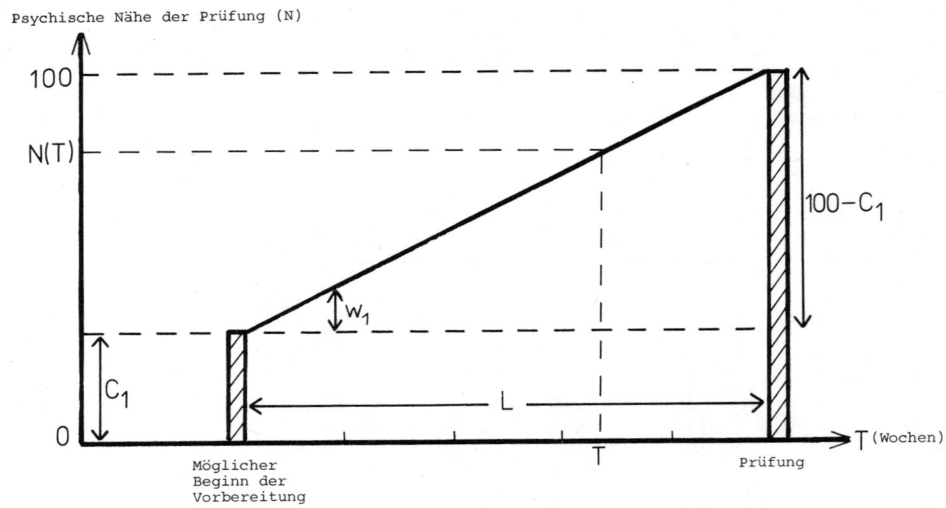

Abbildung 7.5: Der postulierte Zusammenhang zwischen der "psychischen Nähe" der Prüfung N(T) und der zeitlichen Nähe der Prüfung T. Die "psychische Nähe" zum möglichen Beginn der Vorbereitung beträgt C_1; zum Prüfungstermin beträgt sie 100.

Die Abbildung 7.5 veranschaulicht einen postulierten linearen positiven Zusammenhang zwischen der "psychischen Nähe" N(T) und der chronologischen Nähe der Prüfung.
Die *"psychische Nähe" N(T)* repräsentiert die vom Prüfling subjektiv wahrgenommene zeitliche Nähe der Prüfung. Sie erreicht zum eigentlichen Prüfungstermin den Wert 100 (in Anlehnung an 100%) und hat zu Beginn der Vorbereitungsphase den individuellen Ausgangswert C_1, wobei folgende Beziehung gilt: $0 < C_1 < 100$. Es wird davon ausgegangen, daß die "psychische Nähe" im wesentlichen mit der zeitlichen Nähe übereinstimmt, d.h. daß Studenten die Nähe der Prüfung weitgehend realistisch beurteilen und erleben. Unter Bezugnahme auf die in Abbildung 7.5 erläuterte Größe L (= Länge der Vorbereitungsphase) und die Hilfsgröße w_1 gelten folgende Beziehungen:

(Gl. 7) $N(T) = w_1 T + C_1;$

(Gl. 8) $w_1 = \frac{(100-C_1)}{L};$

Auch diese Gleichungen - wie auch die folgenden - beziehen sich lediglich auf die Vorbereitungsphase. Durch Einsetzen der Gleichungen (Gl. 5) bis (Gl. 8) in die Grundgleichung (Gl. 2) erhält man die Gleichung (Gl. 9), die den zeitlichen Verlauf der Angst vor einer Prüfung beschreibt. Diese Gleichung ergibt sich als mathematische Ableitung aus den oben geschilderten Grundannahmen. Im folgenden wird eine Reihe weiterer Ableitungen diskutiert:

(Gl. 9)
$$A(T) = -\frac{(100-C_1)}{L} w_2 T^2 + \left[\frac{(100-C_1)}{L} (P(G) - K(O) + B w_2) - w_2 C_1\right] T + C_1 (P(G) - K(O) + B w_2); \text{ falls } T > B$$

$$A(T) = \left[\frac{(100-C_1)}{L} T + C_1\right]\left[P(G) - K(O)\right]; \text{ falls } 0 \leq T \leq B$$

Zur besseren Übersicht werden in der anschließenden Tabelle 7.1 die verwendeten Variablenabkürzungen zusammengestellt und erläutert.

Tabelle 7.1: Zusammenstellung der in der Gleichung (Gl. 9) verwendeten Abkürzungen.

A(T) = Angst vor der Prüfung zum Zeitpunkt T,
C_1 = Individuelle Konstante für die "psychische Nähe" der Prüfung bei Beginn der Vorbereitungsphase,
B = Zeitpunkt des Beginns der Vorbereitung,
L = Länge der Vorbereitungsphase,
w_2 = Individuelles Lerntempo zwischen dem Zeitpunkt B und der Prüfung,
P(G) = Subjektive Einschätzung der Kompetenz, die zum Erreichen der angestrebten Note G erforderlich ist,
K(O) = Subjektive Einschätzung der Kompetenz zum Zeitpunkt T = O, d.h. zu Beginn der Vorbereitungsphase.

Die Gleichung (Gl. 9) beschreibt keine lineare, sondern eine *quadratische* Beziehung zwischen T und A(T). Es hängt folglich von der jeweiligen Parameterkombination und dem Beobachtungszeitraum ab, ob umgekehrt U-förmige, ansteigende oder abfallende Kurvenverläufe zu erwarten sind. Zur Veranschaulichung sei auf die Abbildung 7.6 verwiesen.

Aus der Gleichung (Gl. 9) können einige Ableitungen vorgenommen werden. Als erstes wird in der Abbildung 7.7 der Einfluß unterschiedlicher *"Ausgangskompetenzdefizite" D(O)* ("Kompetenzdefizite" zu Beginn der Vorbereitungsphase) auf den Verlauf der Prüfungsangstkurven untersucht. (Dabei werden L = 6 Wochen; B = O Wochen und w_2 = 5 Kompetenzeinheiten pro Woche gesetzt.)

Man erkennt, daß mit zunehmendem "Ausgangskompetenzdefizit" eine Reihe wichtiger Veränderungen auftritt:

- Beträchtliche Zunahme des über die Zeitpunkte gemittelten Angstniveaus ("Profilhöhe"),
- Zeitliches Näherrücken des Zeitpunktes maximaler Angst an den Prüfungstermin,
- Übergang von umgekehrt U-förmigen Kurven in monoton wachsende Kurven.

Geht man von der (plausiblen) Annahme aus, daß sich Studenten in ihren "Ausgangskompetenzdefiziten" unterscheiden, so folgt aus der Abbildung 7.7:

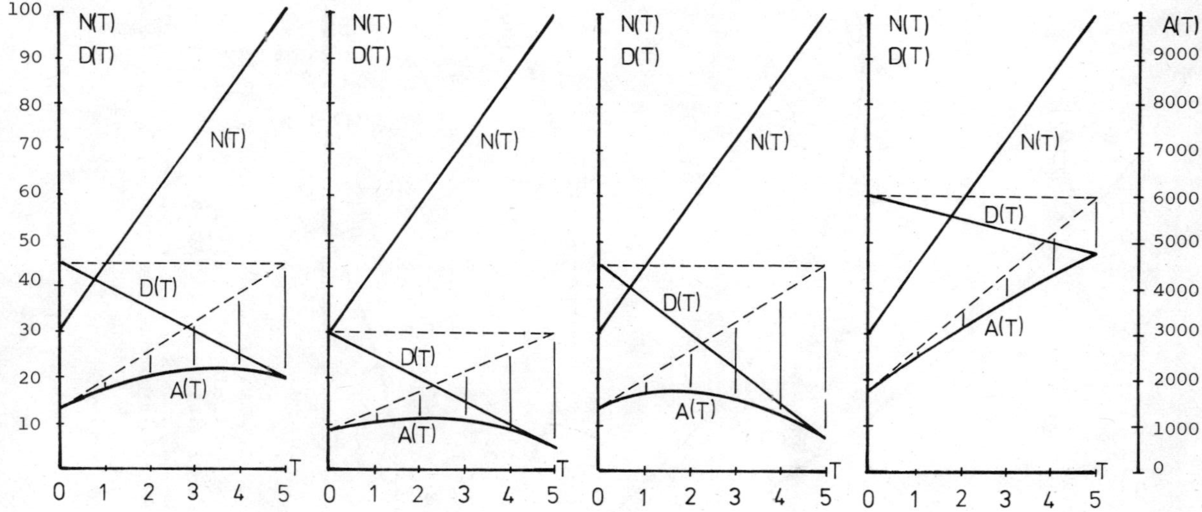

Abbildung 7.6: Veranschaulichung der Grundbeziehung A(T) = N(T) · D(T) anhand von vier Beispielen. A(T) = Angst zum Zeitpunkt T. N(T) = "Psychische Nähe" zum Zeitpunkt T. D(T) = Kompetenzdefizit zum Zeitpunkt T. Der Maßstab zur Messung von N(T) sowie D(T) ist links, der Maßstab von A(T) rechts abgetragen. Die gestrichelten Linien sind Hilfslinien. Die innerhalb jeder der 4 Teilabbildungen senkrecht verlaufenden Linien sind ein Ausdruck für die Senkung von A(T) aufgrund der Verringerung von D(T).

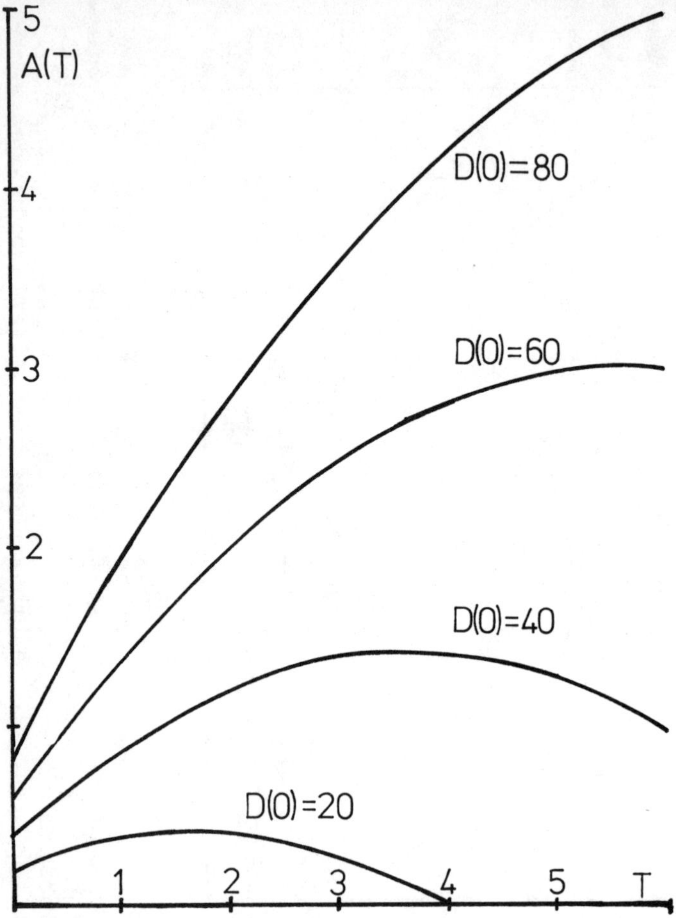

Abbildung 7.7: Der erwartete Zusammenhang zwischen der Stärke der Prüfungsangst A(T) und der Zeit T in Abhängigkeit von der Größe des "Ausgangs-Kompetenzdefizits" D(O). Die Zahlen 1, 2, 3, 4, 5 auf der Abszisse bedeuten das Verstreichen von 1, 2, 3, 4 oder 5 Zeiteinheiten (z.B. Wochen) seit dem möglichen Beginn der Prüfungsvorbereitung.

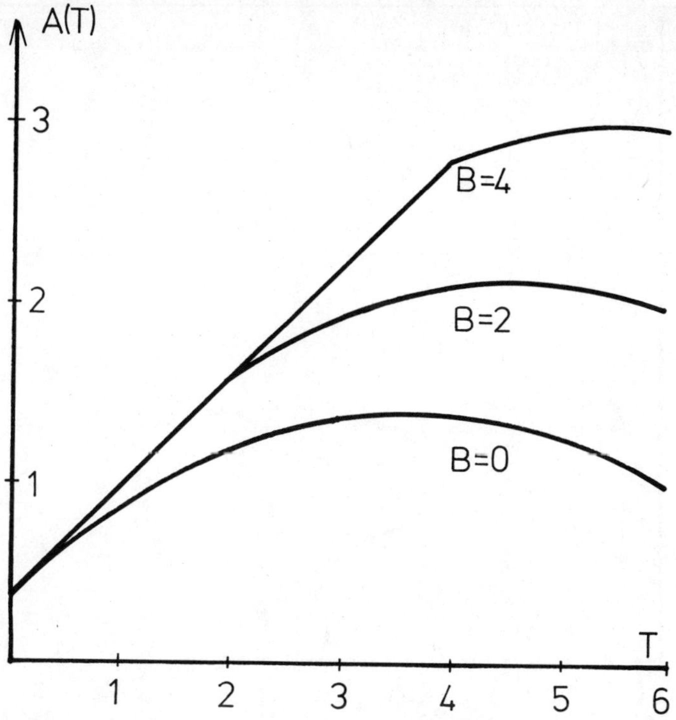

Abbildung 7.8: Der erwartete Zusammenhang zwischen der Stärke der Prüfungsangst A(T) und der Zeit T in Abhängigkeit vom Zeitpunkt des tatsächlichen Beginns der Vorbereitung B. B = 2 bedeutet, daß die tatsächliche Vorbereitung mit einer Verzögerung von 2 Zeiteinheiten (z.B. Wochen) erfolgt.

- In größerer zeitlicher Distanz von der Prüfung (d.h. zu Beginn der Vorbereitungsphase) sollten Prüflinge - weitgehend unabhängig von ihrem individuellen "Ausgangskompetenzdefizit" - relativ wenig Angst vor der Prüfung haben.
- Bei Annäherung an die Prüfung sollten sich die interindividuellen Differenzen in den Angstwerten vergrößern, da bei einigen Studenten die Angst stark ansteigt, bei anderen abfällt.

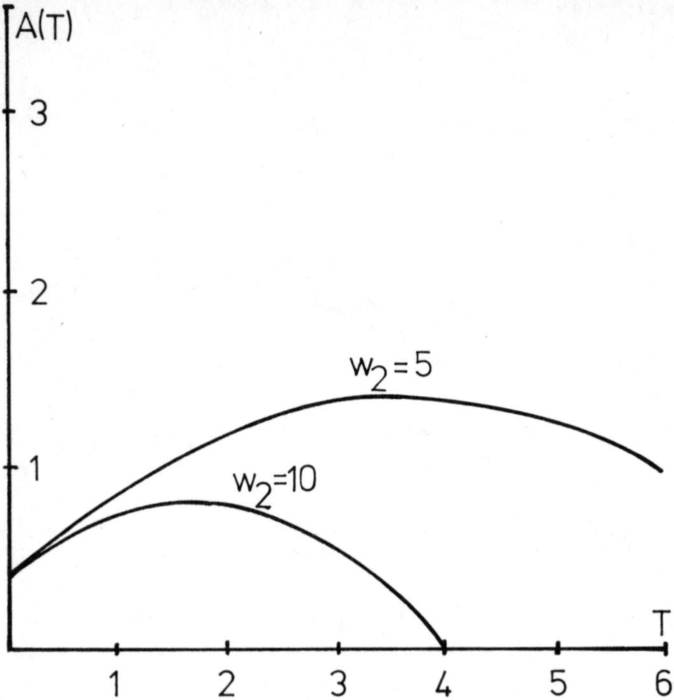

Abbildung 7.9: Der erwartete Zusammenhang zwischen der Stärke der Prüfungsangst A(T) und der Zeit T in Abhängigkeit von der Größe des Lerntempos w_2. (Zur Erläuterung von w_2 siehe Abbildung 7.4.)

- Zu Beginn der Vorbereitungsphase - d.h. in relativ großer zeitlicher Distanz zur Prüfung - sollte bei der überwiegenden Mehrzahl der Studenten ein Angstanstieg zu beobachten sein. Gegen Ende der Vorbereitungsphase - also in relativer Nähe der Prüfung - sollten neben ansteigenden auch zahlreiche abfallende Angstkurven vorliegen.

Die Abbildung 7.7 zeigt auch, daß einige Studenten Angstwerte von Null erreichen können. (Rein rechnerisch sind nach der Gleichung (Gl. 9) bzw. (Gl. 2) sogar negative Angstwerte möglich, wenn nämlich negative Kompetenzdefizite auftreten. Da negative Angst-

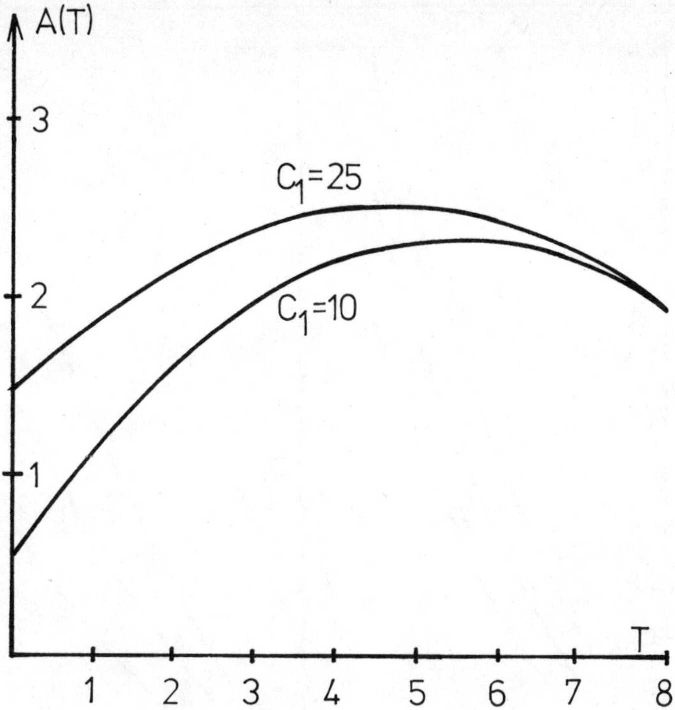

Abbildung 7.10: Der erwartete Zusammenhang zwischen der Stärke der Prüfungsangst A(T) und der Zeit T in Abhängigkeit von dem individuellen Parameter C_1, d.h. der "psychischen Nähe" der Prüfung bei Beginn der Vorbereitungsphase. (Zur Erläuterung von C_1 siehe auch Abbildung 7.5.)

werte inhaltliche Probleme aufwerfen, werden sie durch Angstwerte von Null ersetzt.)

In der Abbildung 7.8 wird auf die vom Modell vorhergesagten Auswirkungen eines frühzeitigen oder verspäteten Beginns der Vorbereitung auf die Prüfung (B = 0, 2, 4) eingegangen. Bei ansonsten konstanten Bedingungen macht sich der verspätete Vorbereitungsbeginn zunächst wenig, kurz vor der Prüfung aber deutlich im Angstniveau und im Zeitpunkt maximaler Angst bemerkbar.

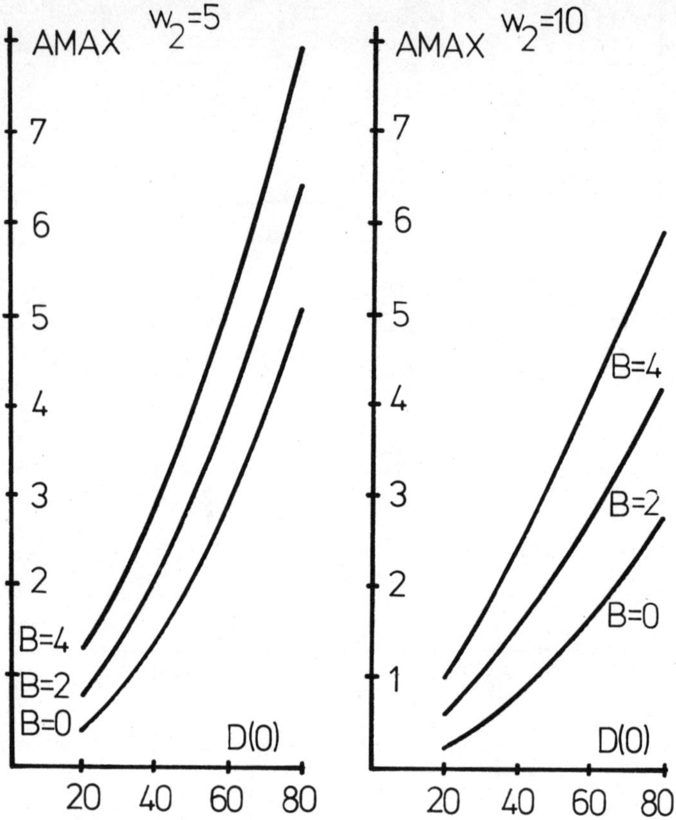

Abbildung 7.11: Die Abhängigkeit der auftretenden maximalen Angst vor der Prüfung AMAX von dem "Ausgangs-Kompetenzdefizit" D(O), dem Beginn der tatsächlichen Vorbereitung B sowie dem Lerntempo w_2.

Die Abbildung 7.9 befaßt sich mit der Frage, ob das Niveau und der Verlauf der Angstkurve auch vom Lerntempo abhängen. Es zeigt sich, daß ein hohes Lerntempo - resultierend z.B. aus intensiver und effizienter Vorbereitung - angstreduzierend wirken sollte.

Aus der Abbildung 7.10 geht hervor, daß es - unter dem Gesichtspunkt der Angstkontrolle - keinesfalls günstig ist, die zeitliche Nähe der Prüfung subjektiv zu überschätzen, indem man "sensitiv" ständig an die Prüfung denkt. Unter diesem Aspekt scheint eine "repressive" Strategie Vorteile zu bieten. Allerdings wäre es zu einfach, wollte man generell eine "repressive" Strategie empfehlen, da diese wahrscheinlich den Nachteil mit sich bringt, daß der betreffende Prüfling seine Kompetenz nicht rechtzeitig und ausreichend erhöht (vgl. JANIS & LEVENTHAL 1968; LEVENTHAL 1970; BECKER & SCHNEIDER 1976; KROHNE 1975; KROHNE & ROGNER 1978).

Abschließend sei auf die Abbildung 7.11 verwiesen, in der die Abhängigkeit der maximalen Angst (AMAX), die während der Vorbereitungsphase auftritt, von den Parametern D(O), B und w_2 dargestellt ist. Diese Angst wächst mit zunehmendem "Ausgangskompetenzdefizit", verspätetem Vorbereitungsbeginn und geringem Lerntempo.

Der Überprüfung der im Modell vorhandenen Grundannahmen sowie der Modellableitungen sollte die im folgenden beschriebene Untersuchung dienen.

7.4 Ziele und Methode der Untersuchung

7.4.1 Ziele

Die zu beschreibende Untersuchung wurde als Weiterführung der in Kapitel 6 dargestellten Studie von BECKER & SCHNEIDER (1976) konzipiert. Sie sollte - ganz allgemein gesprochen - einen Beitrag zur systematischen Erfassung der Veränderungen des Verhaltens und Erlebens von Studenten bei Annäherung an eine wichtige Prüfung leisten. Dabei sollte eine relativ umfassende ("ganzheitliche") Analyse des studentischen Verhaltens erfolgen unter Berücksichtigung verschiedener Aspekte des Leistungsverhaltens, der emotionalen Reaktionen (einschließlich der Strategien zur Emotionskontrolle), des Sozialverhaltens sowie der Freizeitgestaltung.

Innerhalb dieses Bezugsrahmens bestand ein besonderes Interesse an der Deskription, Erklärung und Vorhersage des individuellen zeitlichen Verlaufs der Angst vor einer Prüfung. Zu diesem Zweck sollten verschiedene Verhaltenskorrelate der Prüfungsangst erfaßt werden. In einem ersten Schritt war geplant, das im Abschnitt 7.3 formulierte Modell der Prüfungsangst bezüglich seiner Grundannahmen und Ableitungen zu überprüfen. Falls sich dieses Modell als zu grob und inadäquat herausstellen sollte, bestand die Absicht, erweiterte Alternativmodelle anhand der erhobenen Daten zu testen.

7.4.2 Methode

Die Untersuchung fand in den Monaten Januar und Februar 1976, d.h. am Ende eines Wintersemesters, an der Rechts- und Wirtschaftswissenschaftlichen Fakultät der Universität des Saarlandes statt[1]. Als Vpn wurden Studierende ausgewählt, die bisher noch keine Prüfung an der Universität abgelegt hatten und sich zur Prüfung im Fach "Betriebswirtschaftslehre" angemeldet hatten. Die Wahl fiel deshalb auf diese Fachrichtung und dieses Prüfungsfach, weil eine genügend große Anzahl von Studenten an der entsprechenden Klausur teilnehmen wollte, dieses Fach als erstes geprüft wurde, und weil es in der Vergangenheit aufgrund seiner Durchfallquote von etwa 30 bis 35% geeignet erschien, Prüfungsangst auszulösen.

Die *Auswahl der Vpn* geschah wie folgt: Zunächst wurde am Ende einer Vorlesung in Betriebswirtschaftslehre in groben Zügen über die geplante Untersuchung über "Prüfungsstreß" berichtet und um die freundliche Mitarbeit der Studenten gebeten. Danach wurde ein vom Verfasser entwickelter und erprobter Fragebogen an alle anwesenden Studierenden verteilt, der die Persönlichkeitsmerkmale *"Emotionale Labilität"* gegen *"Emotionale Stabilität"* und *"Kontrolliertheit"* gegen *"Impulsivität"* erfaßt, sowie Fragen zu Geschlecht, Alter, Semesterzahl, Prüfungserfahrung an der Universität und Bereitschaft zur Teilnahme an der Untersuchung enthielt. Diese Befragung erfolgte - wie die gesamte Studie - anonym. Die auszuwählenden Vpn sollten über Kodenummern angesprochen werden. Soweit zu beobachten war, füllten alle anwesenden Studierenden den Frage-

---

1 Für die freundliche Unterstützung dieser Untersuchung dankt der Verfasser Herrn Akad.Oberrat Dr. Klaus Bierle.

bogen aus. Von diesen 222 Studierenden erklärten sich 2O5, d.h. 92,3%, zur Mitarbeit bereit[2].

Aus dieser Gruppe wurden zunächst Studenten eliminiert, die bereits eine Prüfung an der Universität abgelegt hatten. Nach den Ergebnissen der vorliegenden Untersuchungen zur Prüfungsangst mußte damit gerechnet werden, daß die Prüfungserfahrung das Ausmaß der Angst beeinflussen könnte. Um diese Störvariable zu kontrollieren, war das Eliminieren der prüfungserfahrenen Studenten erforderlich. Eine weitere Selektion wurde aufgrund der Persönlichkeitstests vorgenommen. Wie in der Studie von BECKER & SCHNEIDER (1976) sollten vier Extremgruppen gebildet werden (vgl. Abbildung 7.12).

Studenten mit Scores von O-1O in der Skala "Kontrolliertheit" gegen "Impulsivität" galten als "impulsiv", solche mit Werten von 16-21 als "kontrolliert".

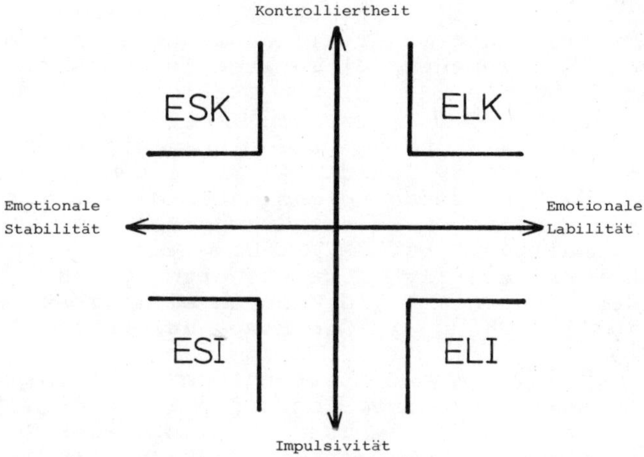

Abbildung 7.12: Erläuterung der Bildung der 4 Extremgruppen von Versuchspersonen aufgrund der Scores in den beiden Persönlichkeitsskalen "Emotionale Labilität" gegen "emotionale Stabilität" und "Kontrolliertheit" gegen "Impulsivität".

---

2 Der Verfasser dankt allen Studierenden, die sich zur Teilnahme bereit erklärten und die Fragebogen beantworteten.

Scores von 0-2 in der Skala "Emotionale Labilität" gegen "Emotionale Stabilität" wurden als Indikator für "Emotionale Stabilität", solche von 8-12 als Indikator für "Emotionale Labilität" gewertet.

Das Heranziehen einer nach zwei Persönlichkeitsmerkmalen stark selegierten und heterogenisierten Personenstichprobe kann sich auf die vorliegende Fragestellung sowohl vorteilhaft als auch nachteilig auswirken. Sollten die beiden Persönlichkeitsmerkmale das Ausmaß der Prüfungsangst mitdeterminieren, so würde dies einerseits die Vorhersagegüte des in Abschnitt 7.3 dargestellten Modells verringern, andererseits zugleich wichtige Hinweise auf die Richtung einer notwendigen Erweiterung des Modells liefern.

Da zu wenige Studentinnen in der Gruppe vorhanden waren, konnten nur männliche Studierende in die Endauswahl gelangen. Es war beabsichtigt, jede der vier Extremgruppen mit je 8 Vpn zu besetzen. Allerdings mußte mit einer vorher schwer abzuschätzenden Ausfallquote gerechnet werden, und aus diesem Grunde wurden schließlich 41 statt 32 Studenten ausgewählt, die das Untersuchungsmaterial ausgehändigt bekamen und zu vorgeschriebenen Zeitpunkten (siehe Abbildung 7.13) ihr Verhalten und Erleben skalieren sollten. Für das Ausfüllen der Fragebogen (Zeitaufwand insgesamt etwa 3 bis 4 Stunden) wurde ihnen ein Entgeld von DM 25,- zugesagt. Von den 41 Studenten lieferten 35 am Ende der Untersuchung das Material ab. Unglücklicherweise verblieben in der Gruppe der "emotional stabilen Impulsiven" nur 7 Vpn. Um gleiche Zellbesetzungen für varianzanalytische Auswertungen zu erhalten, wurden nach Zufall 7 Studenten eliminiert, so daß schließlich 28 Vpn in die Hauptauswertung eingingen.

Das *Untersuchungsmaterial* bestand aus drei Typen von Fragebogen sowie aus einer Postkarte zur Benachrichtigung über die in der Klausur erreichte Punktzahl. Welche Fragebogen zu welchen Zeitpunkten vor und nach der Prüfung zu beantworten waren, geht aus der Abbildung 7.13 hervor. Von einer Vielzahl prüfungsrelevanter Persönlichkeitsmerkmale wurden aus Gründen der Überprüfung der Replizierbarkeit früherer eigener Befunde die beiden oben genannten ausgewählt, die bereits in der Studie von BECKER & SCHNEIDER (1976) zum Einsatz gelangt waren. Die Erfassung weiterer Merkmale wäre sicherlich wünschenswert gewesen, mußte jedoch in dieser Studie unterbleiben, um die Studenten, die sich ja vor einer oder mehreren wichtigen und

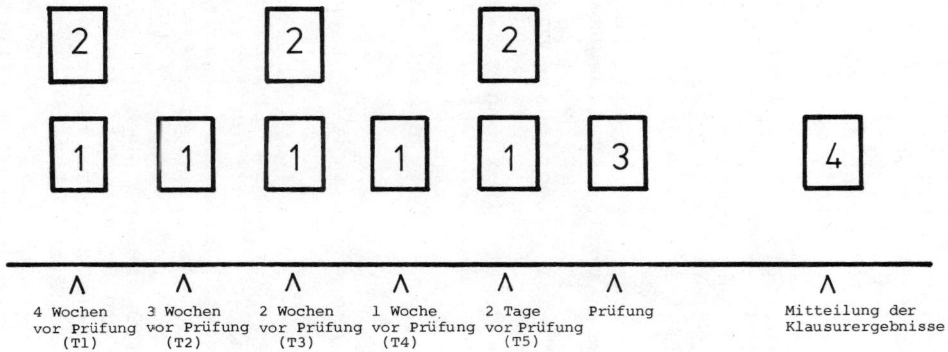

Abbildung 7.13: Überblick über den zeitlichen Ablauf der Untersuchung und die jeweils erhobenen Informationen. 1 = der dünnere Fragebogen, der u.a. die Angst- und Kompetenzeinstufungen umfaßt. 2 = der dickere Fragebogen mit 67 Items. 3 = der Fragebogen für den Prüfungstag. 4 = Postkarte mit Klausurnote.

schweren Prüfungen befanden, nicht zu sehr zu belasten.

Der Einsatz von Fragebogen bringt für das angestrebte Untersuchungsziel neben Vorteilen (wie Standardisierung bezüglich der Befragung, Vergleichbarkeit der Antworten, Objektivität der Auswertung und Ökonomie der Beantwortung) auch eine Reihe von Nachteilen (wie Einengung der individuellen Antwortenvielfalt, Gefahr des Mißverstehens von Fragen, unsorgfältige Beantwortung, Antworttendenzen und die Antworten "verfälschende" Abwehrhaltungen) mit sich. Es wäre sicherlich in zukünftigen Untersuchungen erforderlich, auch andere Informationsquellen (z.B. Interviews, projektive Tests, physiologische Messungen) mitzuverwenden. Der Untersuchungsaufwand würde dabei allerdings erheblich ansteigen, und der Versuchsplan müßte wesentlich komplexer konzipiert werden, da einem Prüfungskandidaten kaum zugemutet werden kann, alle diese Messungen über sich ergehen zu lassen.

Vor der Prüfung wurden im wesentlichen folgende Verhaltens-, Erlebens- und Einstellungsmaße erhoben:

- Selbsteinschätzung der momentanen Kompetenz in Betriebswirtschaftslehre (BWL): die Studenten sollten angeben, wieviele Punkte (auf einer Skala von 0 bis 20) sie zu erhalten glaubten, falls sie zum jetzigen Zeitpunkt die Klausur schrieben,
- Selbsteinschätzung der Angst vor der BWL-Prüfung nach zwei Gesichtspunkten:
  - Angst vor der demnächst stattfindenden Prüfung,
  - Angst beim Gedanken, die Prüfung finde am nächsten Tag statt.

  (Diese Angsteinstufungen erfolgten auf einer graphischen Skala nach Art eines "Angstthermometers", deren Endpunkte mit 0 ("frei von jeder Angst") und 100 ("panische Angst") bezeichnet waren.)
- Selbsteinstufung des "Anspruchsniveaus" (jene Punktzahl zwischen 0 und 20 in der Klausur, die einen echt zufriedenstellen würde),
- Selbsteinstufung von Streßreaktionen (z.B. dysphorische Reaktionen, psychosomatische Beschwerden, Schlafstörungen, Arbeitsstörungen),
- Selbsteinstufung des "Coping-Verhaltens" (z.B. Vorbereitungsintensität, gemeinsame Vorbereitung mit Kommilitonen, Durcharbeiten früherer Prüfungsfragen),
- Selbsteinschätzung "defensiven" Verhaltens (z.B. beruhigende Kognitionen, Ausweichverhalten, Medikamentenbenutzung),

- Urteile über Prüfung und Prüfer (z.B. Kritik an Prüfung und Prüfern, eingestufte Wichtigkeit der Prüfung, psychische Belastung durch die Prüfung, eingeschätzte Durchfallquote),
- Urteile über die eigene Person (z.B. Zufriedenheit über die bisherige Vorbereitung, Selbstkritik, Einschätzung der eigenen Intelligenz, Wunsch nach psychologischer Beratung),
- Selbsteinschätzung des Freizeitverhaltens (z.B. Besuch von Lokalen).

In dieser Studie nicht erfaßt wurde die individuelle "psychische Nähe" der Prüfung zu Beginn der Vorbereitungsphase (C_1) (siehe Abbildung 7.5). Die adäquate Messung dieser subjektiven Größe ist schwierig und hätte umfangreicher Voruntersuchungen bedurft, zu denen der Verfasser zeitlich nicht mehr in der Lage war. Es wurde statt dessen beschlossen, zunächst einmal den Parameter C_1 zu schätzen und für alle Vpn als konstant anzunehmen. Darauf wird weiter unten näher eingegangen.

Unmittelbar nach der Prüfung wurden vor allem folgende Informationen erfragt:

- Urteile über die Prüfung und die Vorbereitung auf die Prüfung,
- Streßreaktionen vor und während der Prüfung,
- geschätzte eigene Punktzahl in der Klausur.

Schließlich sollten alle Vpn nach der Bekanntgabe ihres Abschneidens in der Klausur ihre erreichte Punktzahl mitteilen. Leider trafen nur von 30 der 35 Studenten bzw. von 25 der 28 in die Kerngruppe aufgenommenen Vpn Angaben über ihr Abschneiden ein. Ein Student (aus der Kerngruppe der 28) hatte kurz vor der Prüfung den Eindruck gewonnen, daß er die Klausur nicht bestehen könnte, und war aus diesem Grund zur Prüfung nicht angetreten, so daß von ihm keine Informationen zur Klausur vorliegen.

7.5 Ergebnisse

7.5.1 Ergebnisse, die sich auf das erste Modell beziehen

Zunächst sollte die wichtige Grundannahme des Modells überprüft werden, ob bei zeitlicher Annäherung an die Prüfung während der Phase intensiver Vorbereitung die subjektive Kompetenz der Prüfungskandidaten linear ansteigt. Die Abbildung 7.14 zeigt, daß sich der postulierte Zusammenhang in der Gesamtgruppe - bis auf geringfügige Abweichungen - nachweisen läßt. Wie nicht anders zu erwarten, teilten allerdings einige wenige Studenten durchaus atypische Kompetenzverläufe mit.

Der Anstieg der subjektiven Kompetenz bedeutet zugleich eine Abnahme des subjektiven "Kompetenzdefizits". Aus der Grundgleichung (Gl. 2) [A(T) = N(T) x

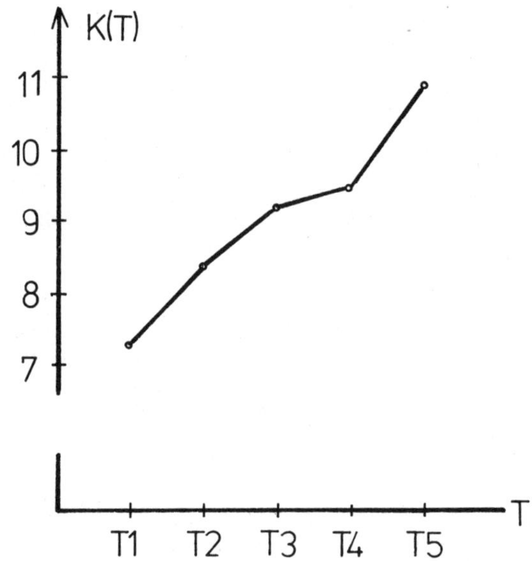

Abbildung 7.14: Der an der Gesamtgruppe (N=28) ermittelte Zusammenhang zwischen dem (subjektiven) Kompetenzgrad K(T) und der Zeit T. T1 = Beginn der Vorbereitung. T5 = 2 Tage vor der Prüfung.

D(T)] folgt, daß sich - bei Konstanz von N(T) - die Angst vor der Prüfung mit abnehmendem "Kompetenzdefizit" linear verringern sollte. Es war daher zu erwarten, daß die Angst bei dem Gedanken, bereits am nächsten Tag die Prüfung ablegen zu müssen, im Verlaufe der Vorbereitungsphase linear abnehmen sollte. Wie die Abbildung 7.15 wiedergibt, trifft diese Voraussage - auf die Gesamtgruppe bezogen - relativ genau zu. Auch hier erbrachte die individuelle Auswertung bei einigen wenigen Studenten Verläufe, die von diesem allgemeinen Trend abweichen.

In einem nächsten Schritt wurden die 28 individuellen Angstverlaufskurven (Angst vor der demnächst stattfindenden Prüfung) nach Verlaufstypen klassifiziert. Dabei waren im Intervall der letzten vier Wochen vor

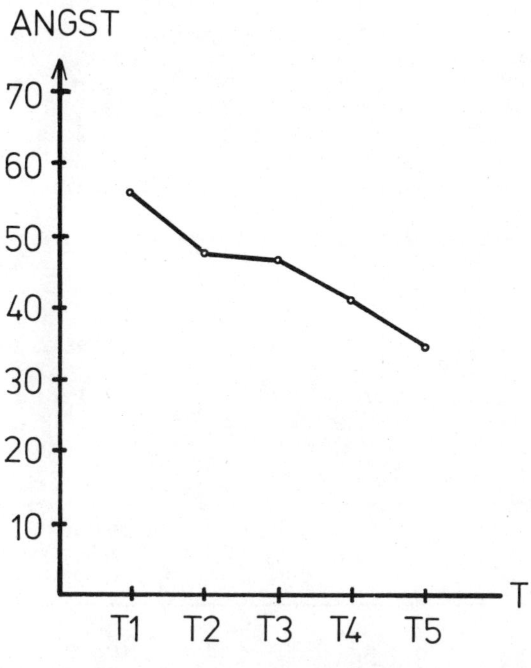

Abbildung 7.15: Der an der Gesamtgruppe (N=28) ermittelte Zusammenhang zwischen der Angst beim Gedanken, die Prüfung finde am nächsten Tag statt, und der Zeit T. T1 = Beginn der Vorbereitungsphase. T5 = 2 Tage vor der Prüfung.

der Prüfung vier verschiedene Kurvenformen zu beobachten. (Bei der Klassifikation wurden geringfügige Unregelmäßigkeiten im Profil, d.h. kleine Abweichungen benachbarter Kurvenpunkte in die "falsche" Richtung, die die Grundgestalt der Kurve nicht veränderten, unberücksichtigt gelassen, um mit einer überschaubaren Anzahl von Kurventypen auszukommen.)

- Kurventyp 1: umgekehrt U-förmiger Verlauf (N = 14),
- Kurventyp 2: ansteigender Verlauf (N = 8),
- Kurventyp 3: U-förmiger Verlauf (N = 4),
- Kurventyp 4: abfallender Verlauf (N = 2).

Das Vorkommen unterschiedlicher Kurventypen und das Vorherrschen umgekehrt U-förmiger und ansteigender Verlaufskurven stehen im Einklang mit den Modellableitungen. Nicht erwartet wurden allerdings die von vier Studenten berichteten U-förmigen Verläufe. Bei einer Unterteilung des vierwöchigen Intervalls vor der Prüfung in eine frühe Phase - von T1 (= 4 Wochen vor der Prüfung) bis T3 (= 2 Wochen vor der Prüfung) - und in eine späte Phase - von T3 bis T5 (= 2 Tage vor der Prüfung) - zeigte sich, daß erwartungsgemäß in der frühen Phase vor allem ansteigende Angstverläufe und in der späten Phase auch zahlreiche abfallende Angstverläufe auftreten (vgl. Tabelle 7.2). Die Verlaufstypen in den beiden Phasen unterscheiden sich signifikant ($p < .05$).

Tabelle 7.2: Auftretenshäufigkeiten ansteigender und abfallender Kurvenverläufe der Angst vor der Prüfung in einer relativ frühen Phase (T1 - T3) und einer späten Phase (T3 - T5) vor der Prüfung. Diese Auftretenshäufigkeiten unterscheiden sich signifikant ($\chi^2 = 4{,}76$; $p < .05$).

Kurvenverlauf	Frühe Phase T1 - T3	Späte Phase T3 - T5	Σ
ansteigend	19	12	31
abfallend	6	14	20
Σ	25	26	51

Es ließ sich weiterhin bestätigen, daß die Standardabweichungen der Angsteinstufungen von T1 nach T5 zunehmen (T1: 11,04; T2: 13,81; T3: 15,93; T4: 18,42; T5: 22,01). Erwartungsgemäß liegen zu T1 die Angstwerte alle relativ niedrig (MW = 20,36; Range: 0-43), während kurz vor der Prüfung zu T5 sowohl sehr niedrige als auch sehr hohe Angstwerte vertreten sind (MW = 30,39; Range: 0-80).

Die bisher geschilderten modellkonformen Ergebnisse bezogen sich auf die Gesamtgruppe der 28 Studenten. In einem nächsten Schritt sollte das Modell für einzelne Subgruppen in Gestalt eines Vergleichs zwischen beobachteten und erwarteten Angstwerten überprüft werden. Die erwarteten Angstwerte wurden wie folgt berechnet: Nach der Grundgleichung (Gl. 2) ist es erforderlich, die "psychische Nähe" der Prüfung zu Beginn der Vorbereitungsphase, d.h. C_1, für jeden Studenten zu bestimmen (vgl. Abbildung 7.5). Da diese individuelle Berechnung aus oben erwähnten Gründen nicht möglich war, wurde sie durch die Schätzung eines für alle Studenten vertretbaren Wertes ersetzt. Diese Schätzung erfolgte auf dem Wege, daß probeweise verschiedene Werte für C_1 zwischen 10 und 50 - dies war der plausible Range - eingesetzt wurden und die jeweils bei 6 unten näher zu beschreibenden Gruppen resultierenden Vorhersagekurven mit den tatsächlichen Angstkurven verglichen wurden. Die beste Übereinstimmung ergab sich, wenn für C_1 ein Wert von 30 gewählt wurde. Diese Art der Parameterschätzung durch Anpassung an vorherzusagende Daten kann es mit sich bringen, daß die Güte der Übereinstimmung zwischen Modell und Realität überschätzt wird. Andererseits beinhaltet diese Schätzmethode den Nachteil für das Modell, daß ein Ersetzen der 28 individuellen C_1-Werte durch den einheitlichen Schätzwert (C_1 = 30) eine Vergröberung darstellt und die potentielle Vorhersagekraft reduziert.

Der in der Gleichung (Gl. 7) auftauchende Parameter L (= Länge der Phase intensiver Vorbereitung) wurde mit der Länge der Untersuchungsphase vor der Prüfung (4 Wochen und 2 Tage) gleichgesetzt. Auch diese Festlegung bedeutet sicherlich eine nicht auf alle Studenten zutreffende Restriktion. Wie aus Interviews mit den Prüflingen hervorging, liegt die Festlegung von L in einer realistischen Größenordnung, d.h. die meisten Studenten begannen tatsächlich etwa 4 Wochen vor der Prüfung mit zunehmend intensiveren Prüfungsvorbereitungen.

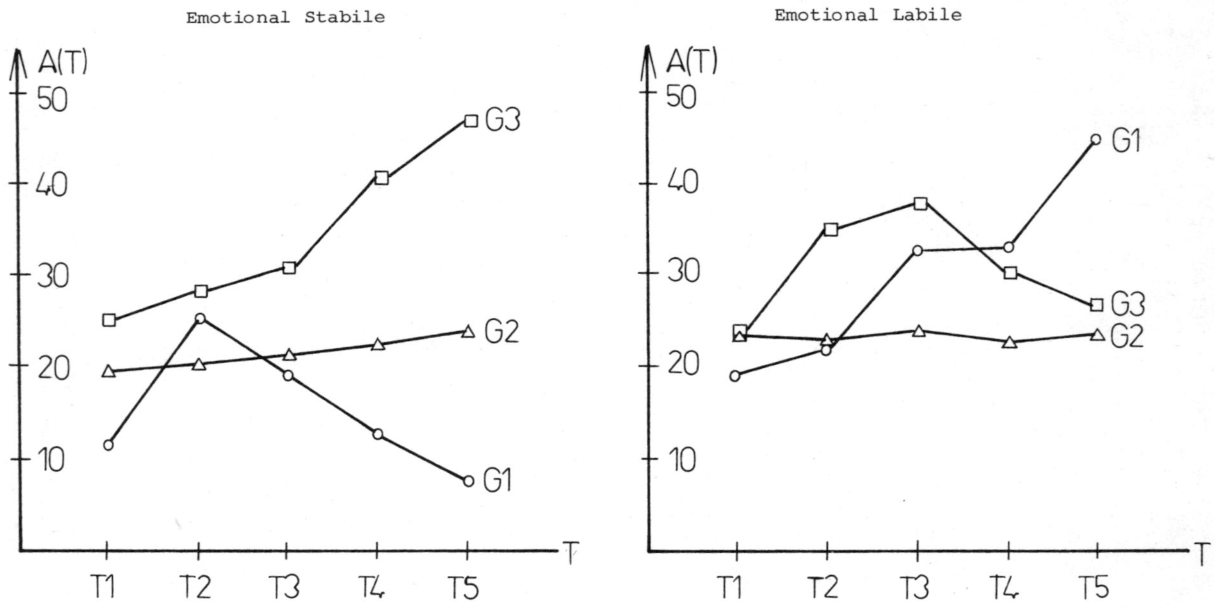

Abbildung 7.16: Die beiden Teilabbildungen zeigen den Zusammenhang zwischen der Prüfungsangst A(T) und der Zeit T bei 6 Gruppen von Studenten. G1 = geringes, G2 = mittleres, G3 = großes "Ausgangs-Kompetenzdefizit".

Die in der Grundgleichung (Gl. 2) weiterhin auftretende Größe D(T) (= "Kompetenzdefizit" zum Zeitpunkt T) wurde durch die Bildung der Differenz zwischen der zu T1 angestrebten Kompetenz P(G) (= Anspruchsniveau) und der zum Zeitpunkt T mitgeteilten subjektiven Kompetenz K(T) berechnet (vgl. Gl. 3). Beide Kompetenzmaße wurden von den Studenten auf derselben Skala, die von 0 bis 20 Punkte reichte, eingestuft.

Wie in der Abbildung 7.7 gezeigt wurde, sollte eine das Niveau und die Verlaufsform der Angstkurven besonders stark determinierende Variable das "Ausgangs-Kompetenzdefizit" [D(O) = P(G)-K(O)] sein. Um diese Modellableitung zu überprüfen, wurden die 28 Vpn anhand von D(O) in drei Gruppen unterteilt, solche mit geringem (D(O) = 0-5) (N = 10), solche mit mittlerem (D(O) = 6-8) (N = 10) und solche mit großem (D(O) = 9-14) (N = 8) "Ausgangs-Kompetenzdefizit". Da nach den Ergebnissen von BECKER & SCHNEIDER (1976) (vgl. Kapitel 6) damit zu rechnen war, daß sich emotional Labile und emotional Stabile in ihrer Angst vor einer Prüfung unterscheiden würden, erfolgte eine zusätzliche Unterteilung der drei Gruppen nach dieser Variablen, so daß insgesamt 6 Gruppen gebildet wurden. Das Modell (vgl. Abbildung 7.7) ließ erwarten, daß mit wachsendem "Ausgangs-Kompetenzdefizit" - bei ansonsten konstanten Bedingungen - das Angstniveau höher liegen und der Kurvenverlauf vom umgekehrt U-förmigen in einen monoton wachsenden Verlauf übergehen sollte.

Die Abbildung 7.16 zeigt die tatsächlichen Angstkurven der 6 Gruppen. Während bei den emotional Stabilen die Kurventypen und die Angstniveaus gut mit den Erwartungen in Einklang zu stehen scheinen, trifft dies für die emotional Labilen nicht zu. Dort ist es die Gruppe G1 mit einem geringen "Ausgangs-Kompetenzdefizit", die einen unerwartet steilen Angstverlauf aufweist.

Der Rangkorrelationskoeffizient zwischen den 30 vorhergesagten und den beobachteten Angstmittelwerten (6 Gruppen, 5 Zeitpunkte vor der Prüfung) beträgt Rho = .52 ($p < .01$). Daß die Beziehung nicht enger ausfällt, liegt offensichtlich primär an dem erwartungswidrigen Angstverlauf der emotional labilen Gruppe G1. Eliminiert man diese Gruppe und berechnet man bei den verbleibenden 5 Gruppen den Zusammenhang, so resultiert ein Rho von .81 ($p < .01$).

Um Hinweise auf mögliche Gründe für das modellwidrige Verhalten der einen Subgruppe zu gewinnen, wurden diese Studenten mit den restlichen fünf Gruppen in einer Reihe von Variablen verglichen, die bedeutsam zu sein schienen (u.a. Kompetenz, Anspruchsniveau, eingestufte Wichtigkeit der Prüfung, Vorbereitungsintensität, eingestufte Wahrscheinlichkeit, die Prüfung nicht zu bestehen). Die varianzanalytische Auswertung erbrachte nur bei zwei Variablen knapp signifikante Ergebnisse ($F = 2{,}05$ bzw. $2{,}07$; $df = 1{,}22$; p knapp oberhalb von .10): mitgeteiltes Anspruchsniveau und eingestufte Wahrscheinlichkeit, die Klausur nicht zu bestehen. Das mitgeteilte *Anspruchsniveau* der Gruppe mit modellwidrig steil ansteigender Angstkurve beträgt 11,77 Punkte (auf einer Notenskala von 0 bis 20) und liegt niedriger als bei allen anderen Gruppen, wobei - mit einer Ausnahme - die Differenz jeweils auf dem .10-Niveau oder darunter signifikant ist. Dies gilt insbesondere auch für die Differenz gegenüber der Gruppe der emotional Stabilen mit niedrigem "Ausgangs-Kompetenzdefizit", die ein mittleres Anspruchsniveau von 14,4 Punkten besitzt.

Das zweite bedeutsame Ergebnis betrifft die eingestufte *Wahrscheinlichkeit, die Klausur nicht zu bestehen.* Hier liegt der Mittelwert der sich modellwidrig verhaltenden Gruppe recht hoch (41,83%) und insbesondere auf dem .05-Niveau signifikant oberhalb des Mittelwerts der vergleichbaren Gruppe emotional Stabiler mit niedrigem "Ausgangs-Kompetenzdefizit" (17,9%).

Aus beiden Ergebnissen wurde die Hypothese abgeleitet, daß es sich bei der emotional labilen Gruppe mit niedrigem "Ausgangs-Kompetenzdefizit" um Studenten mit starker *Mißerfolgsorientierung* handeln könnte, die ihr (mitgeteiltes) Anspruchsniveau defensiv senkten (vgl. HECKHAUSEN 1955).

Zur Überprüfung der Annahme, daß eine Senkung des Anspruchsniveaus mit der Höhe der Prüfungsangst in Verbindung steht, wurden die Summenwerte (über fünf Zeitpunkte) der mitgeteilten Angst vor der Prüfung mit der Differenz zwischen den Anspruchsniveaus zu T1 (Beginn der Untersuchungsphase) und T5 (zwei Tage vor der Prüfung) korreliert. Der Rangkorrelationskoeffizient beträgt .51 ($p < .01$). Wenngleich eine Korrelation keinen eindeutigen Rückschluß auf "Kausalitäten" zuläßt, kann in diesem Fall die Hypothese aufgestellt werden, daß die Korrelation den folgenden psychologischen Prozeß widerspiegelt: je mehr Angst ein Individuum vor der Prüfung hat, desto stärker tendiert es im allgemeinen zu einer Senkung seines (mitgeteilten) Anspruchsniveaus, um dadurch einen weiteren Angstanstieg zu vermeiden oder um Angst zu reduzieren. Diese Hypothese sollte in experimentellen Studien einer Prüfung unterzogen werden.

Um den Einfluß der Variablen "Mißerfolgsorientierung" gegen "Erfolgsorientierung" abzuklären, wurden die 28 Studenten in zwei Gruppen zu 14 Mißerfolgsorientierten und 14 Erfolgsorientierten aufgeteilt. Als Selektionskriterium diente die über die drei Zeitpunkte T1, T3 und T5 gemittelte individuelle Einschätzung der Wahrscheinlichkeit dafür, die Prüfung nicht zu bestehen. Die Gesamtgruppe wurde dabei am Median dieser Wahrscheinlichkeiten halbiert. Dieser Median entspricht einer mittleren Wahrscheinlichkeit von etwa 37 Prozent. Jede der beiden so gebildeten Gruppen wurde zusätzlich nach der Höhe des "Ausgangs-Kompetenzdefizits" unterteilt, so daß abermals 6 Teilgruppen vorlagen. Die Abbildung 7.17 gibt die Kurvenverläufe der Angst dieser 6 Gruppen wieder. Sie zeigt, daß die Prüfungsangst der drei Gruppen erfolgsorientierter Studenten einen anderen Verlauf nimmt als die der drei Gruppen Mißerfolgsorientierter. Bei den drei Gruppen mißerfolgsorientierter Studenten wächst die Angst bei Annäherung an die Prüfung, während bei den Erfolgsorientierten ein Trend zu umgekehrt U-förmigen Kurven besteht. Dieser unterschiedliche Kurvenverlauf trat in einer varianzanalytischen Auswertung als sehr signifikante Wechselwirkung zwischen dem Faktor "Erfolgsorientierung" gegen "Mißerfolgsorientierung" und dem Faktor "Nähe der Prüfung" (bzw. Zeitpunkt) zutage ($p < .001$).

Zur Überprüfung der Vorhersagekraft des Modells wurden die prognostizierten Angstmittelwerte zu den fünf Zeitpunkten mit den beobachteten in Beziehung gesetzt. Bei den drei Gruppen der Erfolgsorientierten besteht eine befriedigende Übereinstimmung, wie der Rang-Korrelationskoeffizient Rho = .71 ($p < .01$) bestätigt. Bei den drei Gruppen Mißerfolgsorientierter versagt das Modell hingegen (Rho = .20; n.s.). Auf die Frage, warum das Modell lediglich zur Vorhersage der Prüfungsangst erfolgsorientierter, nicht jedoch mißerfolgsorientierter Studenten taugt, wird weiter unten eingegangen. In einem nächsten Schritt sollte der Versuch einer Vorhersage der *individuellen* Angstwerte zu den verschiedenen Zeitpunkten vor der Prüfung unternommen werden. In Anbetracht der oben mitgeteilten Ergebnisse und der Vielzahl von Faktoren,

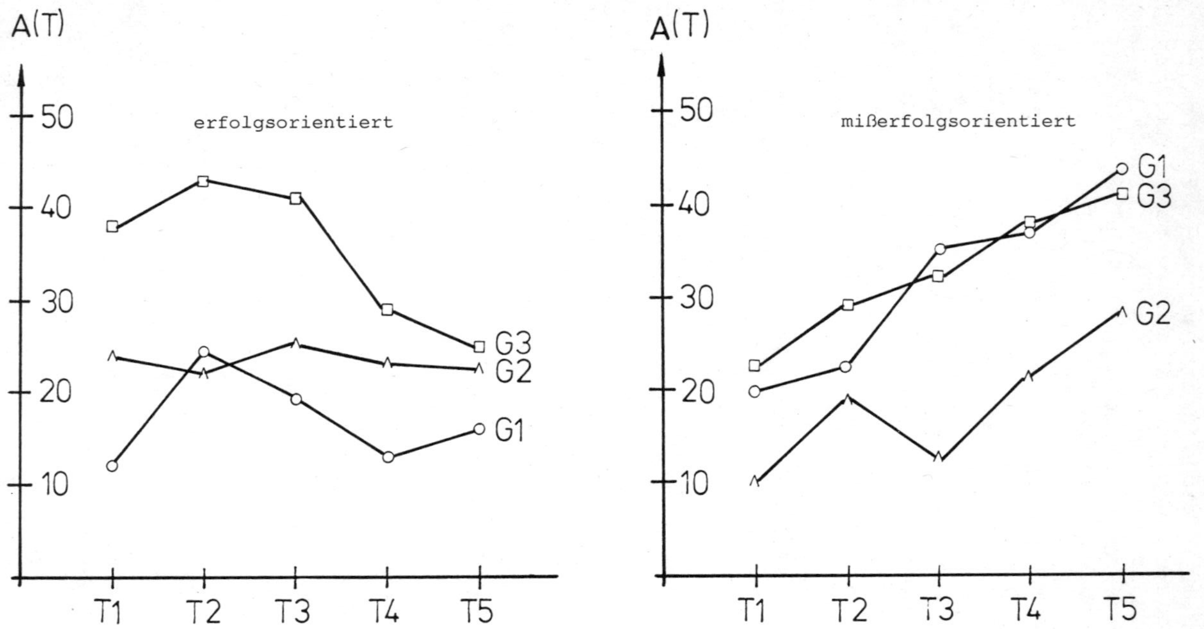

Abbildung 7.17: Die beiden Teilabbildungen zeigen den Zusammenhang zwischen der Stärke der Prüfungsangst A(T) und der Zeit T bei 6 Gruppen von Studenten. G1 = geringes, G2 = mittleres, G3 = großes "Ausgangs-Kompetenzdefizit".

Tabelle 7.3: Rangplatzdifferenzen D zwischen mitgeteilter und vorhergesagter Angst zu den Zeitpunkten T1 bis T5.
ES = Emotional Stabil. EL = Emotional Labil. I = Impulsiv. K = Kontrolliert.

Vp	Gruppe	D(T1)	D(T2)	D(T3)	D(T4)	D(T5)	ΣD^2
01	ESI	- 25	- 8,5	- 3,5	- 29	- 3,5	1563
02	ESI	- 47,5	- 81,5	- 53,5	- 22	7,5	12301
03	ESI	16	- 17	- 10	- 33,5	5	1792
04	ESI	- 45,5	- 66	- 98,5	- 75	82	28448
05	ESI	18	87	57	25	- 0,5	11767
06	ESI	1,5	- 8,5	- 48	- 22	- 3	2872
07	ESI	- 18	- 38,5	- 40	- 52,5	7,5	6219
08	ESK	34	32	49	14,5	39	6312
09	ESK	44,5	8	18,5	- 13,5	0	2569
10	ESK	60,5	101,5	45,5	- 3,5	- 24	16621
11	ESK	- 7	- 34	- 6,5	- 5	- 12	1416
12	ESK	14,5	21	4,5	0,5	19	1033
13	ESK	29	8,5	- 20,5	- 9	51	4016
14	ESK	- 9,5	- 43,5	- 31	- 62,5	- 82	13574
15	ELI	- 13	- 34,5	- 0,5	- 52,5	- 50,5	6666
16	ELI	9	36,5	18,5	12,5	119,5	16192
17	ELI	8	35,5	73,5	91,5	- 8	15163
18	ELI	44,5	- 40	- 47	- 48	- 33	9182
19	ELI	- 7	- 15,5	- 43	3	- 3,5	2160
20	ELI	- 66,5	11,5	- 2	- 3,5	- 23	5100
21	ELI	67	45	113,5	103	130,5	47036
22	ELK	11,5	11,5	- 4	9	- 63,5	4394
23	ELK	- 24	- 33,5	- 48	-103	- 55	17636
24	ELK	6,5	24,5	- 38	11	- 4,5	2228
25	ELK	48,5	16	- 15,5	- 75	- 33	9563
26	ELK	85,5	68,5	74,5	83	38,5	25924
27	ELK	15,5	0	- 18	- 38,5	- 41	3728
28	ELK	29,5	- 44	41	- 1	110	16588
	ΣD^2	36623	51954	60336	65382	77795	292089

die das individuelle Angstniveau determiniert, konnte nur mit sehr beschränkten Prädiktionsmöglichkeiten gerechnet werden. In der Gesamtgruppe der 28 Studenten beträgt die Rangkorrelation über die fünf Zeitpunkte zwischen den erwarteten 140 Angstwerten (28 x 5 = 140) und den tatsächlich mitgeteilten .36 ($p < .001$). Dieser Wert liegt unbefriedigend niedrig. Eine genauere Aufschlüsselung der bei den einzelnen Studenten zu verschiedenen Zeitpunkten vorhandenen Abweichungen zwischen Erwartungs- und Beobachtungswerten enthält die Tabelle 7.3.

Aus dieser Tabelle geht unter anderem folgendes hervor:

- Es bestehen erhebliche Unterschiede zwischen einzelnen Studenten bezüglich der Genauigkeit der Angstvorhersage.
- Bei größerer zeitlicher Nähe der Prüfung (von T1 nach T5) nehmen die Abweichungen zwischen erwarteter und mitgeteilter Angst zu bzw. werden die Voraussagen immer ungenauer.

Dieser zuletzt genannte Aspekt wurde durch die getrennte Berechnung von Korrelationskoeffizienten zwischen Erwartungs- und Beobachtungswerten für jeden der fünf Zeitpunkte näher untersucht. Die entsprechenden Koeffizienten betragen:

- (zu T1): $r = .37$ ($p < .05$)
- (zu T2): $r = .29$ (n.s.)
- (zu T3): $r = .18$ (n.s.)
- (zu T4): $r = .29$ (n.s.)
- (zu T5): $r = .05$ (n.s.)

Es besteht kein Zweifel darüber, daß diese niedrigen Korrelationen eine individuelle Vorhersage der Angst vor einer Prüfung ausschließen.

Im folgenden sollte der Versuch unternommen werden, durch die hypothesengeleitete Hinzunahme weiterer Prädiktoren die individuellen Prognosemöglichkeiten zu verbessern und Gründe für das offensichtliche Scheitern der Vorhersage der Angst Mißerfolgsorientierter aufzudecken.

7.5.2 Ein erweitertes Modell der Angst vor einer Prüfung[3]

Wie die im vorangegangenen Abschnitt mitgeteilten Befunde belegen, läßt sich die Ausgangshypothese nicht aufrechterhalten, daß die Angst vor einer Prüfung bei allen Studenten eng mit einer erlebten Diskrepanz zwischen einem (hohen) Anspruchsniveau und einer (niedrigen) momentanen subjektiven Kompetenz in dem betreffenden Stoffgebiet zusammenhängt. Das unterschiedliche Verhalten erfolgs- und mißerfolgsorientierter Studenten könnte einen Hinweis auf die Notwendigkeit der Einbeziehung einer weiteren Variablen in das Vorhersagemodell liefern, nämlich der *Erwartung, die Prüfung nicht zu bestehen.* Im Abschnitt 7.1.3 wurde die potentielle Bedeutsamkeit dieser Variablen für die Erklärung von Angstzuständen erörtert. Alle 28 Studenten hatten die Wahrscheinlichkeit, die Prüfung nicht zu bestehen (PF), zu den Zeitpunkten T1, T3 und T5 eingeschätzt. Würden diese Erwartungen mit der simultan erhobenen Angst vor der Prüfung in Beziehung stehen? Die Korrelationen betragen:

- (zu T1): $r = -.32$ (n.s.)
- (zu T3): $r = .18$ (n.s.)
- (zu T5): $r = .44$ ($p < .05$)

Interessanterweise kehrt sich die Richtung der Beziehung im Verlauf der Annäherung an die Prüfung um. Zu T1 (etwa vier Wochen vor dem Prüfungstermin) scheinen diejenigen Studenten Angstreaktionen zu zeigen, die nur eine geringe Mißerfolgserwartung hegen. (Dieser Zusammenhang erreicht nicht ganz das .05-Signifikanzniveau.) Hingegen sind es zu T5 (zwei Tage vor der Prüfung) die Mißerfolgsorientierten (mit einer hohen Erwartung, die Prüfung nicht zu bestehen), die verstärkt zur Angst neigen (vgl. auch Abbildung 7.17). Die Variable "Mißerfolgsorientiertheit" gegen "Erfolgsorientiertheit" korreliert genau zu dem Zeitpunkt (T5) bedeutsam mit der Prüfungsangst, zu dem die Variable "Kompetenzdefizit", D(T), ihre Vorhersagekraft einbüßt. Es ist zu erwarten, daß die gleichzeitige Berücksichtigung beider Prädiktoren die Vorhersage der Angst vor einer Prüfung zu den Zeitpunk-

3 In einer kürzlich erschienenen Arbeit entwickelte und erprobte JACOBS (1980) ein ähnliches Modell zur Erklärung der Angst während einer Prüfung.

ten T1, T3 und T5 verbessern sollte. Die folgenden multiplen Korrelationen bestätigen diese Annahme:

- (zu T1): $R = .53$ ($p < .05$)
- (zu T3): $R = .21$ (n.s.)
- (zu T5): $R = .46$ ($p < .05$)

Inhaltlich verbergen sich hinter diesen multiplen Korrelationen folgende Beobachtungen:

- Etwa vier Wochen vor der Prüfung stufen diejenigen Studenten ihre Angst (relativ, nicht absolut) hoch ein, die eine Diskrepanz zwischen ihrem (hohen) Anspruchsniveau und ihrer zu diesem Zeitpunkt noch relativ niedrigen subjektiven Kompetenz erleben. Diese Art von Angst scheint jedoch nicht als Furcht davor, in der Prüfung durchzufallen, charakterisierbar zu sein.
- Zwei Tage vor der Prüfung verliert die erlebte Diskrepanz zwischen Anspruchsniveau und Kompetenz ihre Bedeutung für das Auftreten von Angst. Statt dessen rückt die Erwartung oder Befürchtung, die Prüfung nicht zu bestehen, in den Vordergrund. Diese Art von Prüfungsangst scheint der "Furcht vor einem Mißerfolg" zu ähneln oder zu entsprechen.

Im einleitenden Abschnitt 7.1.4, der sich mit einem weiteren möglichen Korrelat der Angst befaßte, wurde auf die Variable *"persönliche Wichtigkeit"* näher eingegangen. Aufgrund der dort vorgebrachten Argumente und im Einklang mit Befunden und Hypothesen von ATKINSON (1964), RAYNOR (1974) und HALISCH (1976) schien die Annahme überprüfenswert, daß die "persönliche Wichtigkeit" (PI) eines Erfolges oder Mißerfolges in der Prüfung das Ausmaß der erlebten Angst vor einer Prüfung mitbestimmt. Ein Student, der es für sehr wichtig erachtet, in der Prüfung nicht durchzufallen, sollte ein hohes Maß an Ich-Beteiligung und Emotionalität zeigen, vor allem dann, wenn er Zweifel hegt, ob er das gesteckte Ziel wird erreichen können.

Als Indikator für PI wurde das Item 56 gewählt: "Die bevorstehende BWL-Prüfung nicht zu bestehen, wäre für mich ein ... sehr großer ... seelischer Schock". Diese Variable korreliert wie folgt mit der jeweiligen Angst vor der Prüfung:

- (zu T1): $r = .54$ ($p < .01$)
- (zu T3): $r = .29$ (n.s.)
- (zu T5): $r = .28$ (n.s.)

Erwartungsgemäß bestehen positive Korrelationen, die zu T1 einen relativ hohen Wert von .54 erreichen. In einem nächsten Schritt sollte überprüft werden, ob die Einbeziehung dieser Variablen PI neben den Variablen PF (Wahrscheinlichkeit, die Prüfung nicht zu bestehen) und D(T) (Kompetenzdefizit) die Vorhersage der Prüfungsangst verbessern würde. Wie die anschließenden multiplen Korrelationen zeigen, kann diese Frage klar mit ja beantwortet werden.

- (zu T1): R = .68 ($p < .01$)
- (zu T3): R = .48 (n.s.)
- (zu T5): R = .76 ($p < .01$)

Oben wurde bereits die Hypothese formuliert, daß die Angst, die in relativ großer zeitlicher Distanz zur Prüfung (etwa vier Wochen vor dem Prüfungstermin) auftritt, einen *qualitativ* anderen Charakter besitzt als die Angst zwei Tage vor der Klausur. Diese Hypothese läßt sich nur indirekt überprüfen. Wie die Tabelle 7.4 wiedergibt, weist die Prüfungsangst zu den Zeitpunkten T1, T3 und T5 recht unterschiedliche Beziehungen zu den drei Prädiktoren auf.

Tabelle 7.4: Zusammenstellung der Korrelationen zwischen den drei Prädiktoren D(T) (= Kompetenzdefizit), PF (= Wahrscheinlichkeit, die Prüfung nicht zu bestehen) und PI (= Persönliche Wichtigkeit des Bestehens der Prüfung) und dem Kriterium A(T) (= Angst vor der Prüfung) zu den 3 Zeitpunkten T1, T3, T5.

	4 Wochen vor Prüfung T1	2 Wochen vor Prüfung T3	2 Tage vor Prüfung T5
D(T)	37*	18	05
PF	-32	18	44*
PI	54**	29	28

* : $p < .05$; ** : $p < .01$

Zu T1 erleben diejenigen Studenten am meisten Angst, für die das Nichtbestehen der Prüfung einen schweren seelischen Schock bedeuten würde, die ein tatsächliches Durchfallen allerdings kaum in Betracht ziehen und die eine relativ große Diskrepanz zwischen ihrem (hohen) Anspruchsniveau und ihrer momentanen subjektiven Kompetenz registrieren. Diese Art von frühzeitig auftretender Prüfungsangst könnte als *"Erfolgsunsicherheit"* bezeichnet werden.

Zwei Tage vor der Prüfung (zu T5) korreliert die Angst vor allem mit der Erwartung, die Prüfung nicht zu bestehen. Zusätzlich trägt noch die persönliche Wichtigkeit des Bestehens der Prüfung zur Angst bei. Diese kurz vor der Prüfung dominierende Angst kann als *"Angst vor Mißerfolg"* aufgefaßt werden. Diese Interpretation steht mit der Beobachtung im Einklang, daß kurz vor der Prüfung vor allem Mißerfolgsorientierte, die stark mit einem Mißerfolg rechnen, hohe Angsteinstufungen vornahmen (vgl. Tabelle 7.5).

In der Gruppe der Mißerfolgsorientierten erreicht die Angst zu T5 bei sieben Studenten hohe Werte (im Bereich von 50-80). Innerhalb dieser Gruppe können zwei Subgruppen identifiziert werden: Vier Studenten schrieben sich eine geringe Kompetenz zu und mußten von daher realistischerweise mit der Möglichkeit des Nichtbestehens der Prüfung rechnen. Ihre Angst läßt

Tabelle 7.5: Der Zusammenhang zwischen der Höhe der Prüfungsangst zu T5 und der Mißerfolgsorientiertheit bzw. Erfolgsorientiertheit.
Kullbacks $2\hat{I}$-Test: $2\hat{I} = 6{,}89$ ($p < .01$).

	Mißerfolgs-orientiertheit	Erfolgs-orientiertheit	Σ
Hohe Angst A(T) $\geqslant$ 50	7	1	8
Niedrige Angst A(T) < 50	7	13	20
Σ	14	14	28

sich unmittelbar nachvollziehen. Die restlichen drei Studenten charakterisierten ihre Kompetenz als ausreichend für das Bestehen. Sie waren jedoch emotional labil und hielten es für sehr wichtig, die Klausur erfolgreich zu absolvieren. Die hohe "Angst vor Mißerfolg" dieser drei Studenten könnte als "irrational" oder "neurotisch" bezeichnet werden.

Die Hypothese von der Existenz zweier Arten von Angst vor einer Prüfung, die unterschiedliche Studenten und unterschiedliche Phasen vor der Prüfung charakterisieren, sollte auf einem weiteren indirekten Weg in Anlehnung an ein in der Faktorenanalyse übliches Vorgehen abgeklärt werden:

Wenn eine Variable j, die zu mehreren Zeitpunkten gemessen wird, bedeutungsinvariant bleibt, so sollte sie mit einer Reihe anderer Variablen zu jedem der in Betracht gezogenen Zeitpunkte ein etwa gleiches Korrelationsmuster aufweisen, sofern diese Zusatzvariablen ihrerseits bedeutungsinvariant bleiben. In der vorliegenden Untersuchung liegt der Fall der Mehrfachmessung einer Fülle von Variablen vor. Es läßt sich mithin zu T1, T3 und T5 für jede der Variablen ein Korrelationsmuster zu allen anderen Variablen berechnen. Zwei derartige Korrelationsmuster, die jeweils einer Spalte einer Faktorladungsmatrix entsprechen, können auf Kongruenz überprüft werden. Hierzu ist der (Faktor-)Kongruenzkoeffizient von BURT (vgl. PAWLIK 1968, S. 260) heranzuziehen. Hohe Kongruenzkoeffizienten zwischen dem Korrelationsmuster einer Variablen j zu T1 und dem Korrelationsmuster von j zu T5 sprechen für eine Bedeutungsinvarianz der Variablen j; sehr niedrige Koeffizienten lassen hingegen Zweifel an der Bedeutungsinvarianz aufkommen und belegen statt dessen einen Bedeutungswandel.

Aus der Gesamtheit aller erhobenen Variablen wurde eine Auswahl von 20 inhaltlich heterogenen und für das Verständnis des Verhaltens von Studenten besonders aufschlußreichen Variablen getroffen, deren Interkorrelationen sowohl zu T1 als auch zu T5 berechnet wurden. Anschließend wurden für jede der 20 Variablen Kongruenzkoeffizienten nach BURT bestimmt. Die Ergebnisse sind in der Tabelle 7.6 dargestellt. Die Kongruenzkoeffizienten liegen mit einer Ausnahme befriedigend hoch und unterstreichen die relative Bedeutungsinvarianz der verwendeten Meßvariablen. Die erwähnte Ausnahme betrifft die eingestufte Angst vor der Prüfung. Der sehr niedrige Kongruenzkoeffizient von .261 zeigt recht eindrucksvoll, daß sich die Be-

Tabelle 7.6: (Faktor-) Kongruenzkoeffizienten nach BURT, die sich auf 20 ausgelesene Variablen beziehen, deren Interkorrelationsmuster getrennt zu T1 und T5 bestimmt wurden.

Inhalt der Variablen	Kongruenz-koeffizient T1 - T5
01 Momentane eingeschätzte Kompetenz	.928
02 Angst vor der Prüfung	.261
03 Bestehen der Klausur ist wichtig	.749
04 Täglich .. Stunden gearbeitet	.833
05 Punktzahl, die man zu erreichen glaubt	.886
06 Punktzahl, die wirklich zufriedenstellt	.664
07 Prüfungsnote ist unzureichendes Maß	.901
08 Eigene Wissen geringer als das anderer	.873
09 Mutlosigkeit	.836
10 Gegen Modifikation der Prüfung	.895
11 Klausur ungern schreiben	.911
12 Glück, Tagesform entscheiden wenig	.735
13 Nicht regelmäßig gearbeitet	.804
14 Häufige Magen-/Darmbeschwerden	.826
15 Note ist wichtig	.829
16 Nie so gesund gefühlt	.785
17 Keine unangenehmen Träume	.793
18 Wahrscheinlichkeit durchzufallen	.877
19 Nichtbestehen = seelischer Schock	.907
20 Zweifel, ob man bestehen wird	.920

deutung dessen, was mit dieser Variablen gemessen wird, im Zeitraum von T1 bis T5 verändert hat. Zu T1 scheint die eingestufte Angst vor allem die Unsicherheit von Studenten darüber widerzuspiegeln, ob es ihnen gelingen wird, das (relativ hoch gesteckte) Ziel in der Prüfung angesichts ihrer momentanen (relativ niedrigen) Kompetenz zu erreichen. Die Angst davor, in der Prüfung durchzufallen, spielt zu diesem Zeitpunkt offenbar noch eine untergeordnete Rolle. Die Prüfung befindet sich noch in so weiter Ferne, daß diese Möglichkeit des Scheiterns meist nicht sehr ernsthaft erwogen wird.

Die Situation ändert sich jedoch grundlegend, sobald der Prüfungstermin in die Nähe rückt. Zu T5 (2 Tage vor der Prüfung) scheinen Studenten mit ihrer Angsteinstufung in erster Linie das Ausmaß ihrer "Angst vor einem Mißerfolg" (im Sinne des Nichtbestehens) zum Ausdruck zu bringen. So kurz vor der Prüfung erzeugt der subjektive Eindruck, die Prüfung möglicherweise oder sogar wahrscheinlich nicht bestehen zu können, erhebliche Angst, insbesondere bei denjenigen, die es für sehr wichtig erachten, die Klausur erfolgreich zu absolvieren.

Fassen wir die wichtigsten Ergebnisse, die sich auf das erweiterte Modell der Prüfungsangst beziehen, zusammen:

(1) Klammert man eine Vielzahl anderer Angstdeterminanten aus, so stufen Studenten ihre Angst umso höher ein, (a) je persönlich wichtiger es für sie ist, die Prüfung zu bestehen, (b) je höher sie ihr Anspruchsniveau gesetzt haben, (c) je niedriger sie ihre Kompetenz in dem prüfungsrelevanten Stoffgebiet beurteilen, (d) je höher sie die Wahrscheinlichkeit einschätzen, die Prüfung nicht zu bestehen, und (d) je näher der Prüfungstermin liegt.

(2) Die genannten Angstprädiktoren sind nicht unabhängig voneinander, sondern bilden Korrelationsmuster, die sich zu verschiedenen Zeitpunkten vor der Prüfung verändern. Aus diesem Grund erscheint es sehr schwer oder unmöglich, eine Formel anzugeben, die eine optimale individuelle Angstprognose zu verschiedenen Zeitpunkten gestattet.

(3) Das globale Konzept der Angst vor einer Prüfung bedarf der Untergliederung in zwei Formen von Prüfungsangst: *"Erfolgsunsicherheit"* und *"Angst vor Mißerfolg"*.

(4) Diese beiden Formen der Prüfungsangst dominieren zu unterschiedlichen Zeitpunkten vor der Prüfung.

7.6 Eine umfassendere Analyse des Verhaltens von Studenten vor einer Prüfung

Neben der Messung und Erklärung der Angst vor einer Prüfung bestand ein wesentliches Ziel der vorliegenden Untersuchung in der Erfassung des Verhaltens und Erlebens von Studenten zu verschiedenen Zeitpunkten vor einer Prüfung. Zu diesem Zweck wurden verhältnismäßig viele Verhaltensaspekte gleichzeitig erhoben (siehe Abschnitt 7.4.2). Diese Verhaltensdaten sollten ausgewertet und miteinander in Beziehung gesetzt werden. Zur Aufdeckung der Struktur dieses Beziehungsnetzes und zur Bestimmung der wichtigsten Dimensionen des Verhaltens und Erlebens bot sich die Faktorenanalyse an.

7.6.1 Eine Faktorenanalyse von 71 Items

Aus der Gesamtheit von 80 Items, die zu den Zeitpunkten T1, T3 und T5 von den Studenten eingestuft worden waren, wurden 71 Items ausgewählt, deren Interkorrelationen interessierten. Es bestanden mehrere Möglichkeiten zur Berechnung dieser Korrelationen.

Möglichkeit 1: Die 71 Items werden zu jedem der drei Zeitpunkte getrennt über 28 Vpn interkorreliert. Diese Methode hat zwei Nachteile: Zum einen ist die Vpn-Anzahl in Relation zur Variablenanzahl zu klein, um unabhängige Meßwerte erhalten zu können. Zum anderen ergeben sich zu drei verschiedenen Zeitpunkten möglicherweise jeweils unterschiedliche Korrelationsmuster, die einen Überblick erschweren.
Möglichkeit 2: Es wird ein Summenwert über die drei Einstufungen eines jeden Items gebildet, und diese 71 Summen werden über 28 Vpn interkorreliert. Auch hierbei bleibt das Mißverhältnis zwischen Variablen- und Versuchspersonenanzahl erhalten.
Möglichkeit 3: Es wird so getan, als handele es sich bei jeder der drei von einer Vp im Abstand von jeweils etwa 14 Tagen abgegebenen Beurteilungen des Verhaltens und Erlebens um unabhängige Daten. Damit basieren Korrelationen auf jeweils 3 x 28 = 84 Beobachtungspaaren, und das Ungleichgewicht zwischen Variablen- und Versuchspersonenanzahl ist beseitigt. Weiterhin spiegeln die so ermittelten Korrelationen die Beziehungen zwischen Variablen wider, die auf

drei Zeitpunkten basieren und mithin den gesamten Beobachtungszeitraum abdecken. Als einziger Nachteil dieses Vorgehens bleibt festzuhalten, daß keine strenge Unabhängigkeit der 84 "Versuchspersonen" besteht. Nach Abwägen aller Vor- und Nachteile erschien die Möglichkeit 3 am vorteilhaftesten.

Tabelle 7.7: Die Faktorladungen der Markieritems des Faktors 1 *"Mißerfolgsorientierung" gegen "Erfolgsorientierung"*. Dieser Faktor klärt 12,3% der Gesamtvarianz auf. Die Items sind so formuliert, daß sie den Pol "Mißerfolgsorientierung" kennzeichnen.

Nr.	Iteminhalt	Ladung
01	Klausur sehr ungern mitschreiben	.80
02	Eindruck, daß eigene Wissen geringer ist als das der anderen Prüfungsteilnehmer	.71
03	Häufige Zweifel, ob man die Klausur bestehen wird	.71
04	Teilnahme an der Klausur kostet viel Überwindung	.66
05	Hohe Erwartung (Wahrscheinlichkeit), die Klausur nicht zu bestehen	.64
06	Mit der 'Abschaffung von Zwischenprüfungen' nicht einverstanden sein	.64
07	Mit bisherigen Prüfungsvorbereitungen unzufrieden sein	.63
08	Häufig gedacht, die Klausur lieber nicht mitzuschreiben	.62
09	Die noch zur Verfügung stehende Vorbereitungszeit erscheint ziemlich kurz	.60
10	Häufige eigene Vorwürfe,daß man nicht genug für die Prüfung arbeitet	.59
11	Der Gedanke an die Klausur ist jetzt unangenehmer als vor einer Woche	.57
12	Über eigenen Wissensstand sehr unsicher sein	.54
13	Häufig sehr früh morgens wach werden und nicht mehr richtig einschlafen können	.45
14	In den vergangenen Tagen häufig Verständnisschwierigkeiten gehabt	.41

Ausgehend von der Interkorrelationsmatrix der 71 Items wurde eine Hauptkomponentenanalyse gerechnet (Programm PAFA; Autor: Schnell). Die Bestimmung der Anzahl der zu extrahierenden Faktoren war an den von FÜRNTRATT (1969) vorgeschlagenen Prinzipien orientiert. Es wurden zwischen 3 und 8 Faktoren extrahiert und VARIMAX-rotiert. Schließlich wurde eine 6-Faktoren-Lösung ausgewählt, die in formaler und inhaltlicher Hinsicht Vorteile bot. Diese 6 Faktoren klären etwa 52% der Gesamtvarianz auf. Dieser etwas ungewöhnlich hohe Wert könnte aus dem oben skizzierten speziellen Vorgehen bei der Berechnung der Interkorrelationen resultieren. Im folgenden werden die 6 Faktoren interpretiert und anhand ihrer Markieritems charakterisiert. Als Markieritems für einen Faktor wurden solche Variablen verwendet, die zwei Bedingungen genügten:

(1) $a_j^2 / h^2 > .50$

Es sollten mehr als 50% der durch die 6 Faktoren aufgeklärten Varianz auf den betreffenden Faktor zurückgehen.

(2) $a_j > .30$

Die Ladung auf dem betreffenden Faktor sollte wenigstens .30 betragen.

Faktor 1, der 12,3% der Gesamtvarianz aufklärt, wurde als *"Mißerfolgsorientierung" gegen "Erfolgsorientierung"* interpretiert. Das Verhaltensmuster der "Mißerfolgsorientierung" ist unter anderem durch eine Niedrigeinschätzung der eigenen Kompetenz, durch eine relativ hohe Erwartung, die Prüfung nicht zu bestehen, und durch Unlust und Abneigung gegenüber der Prüfung gekennzeichnet (vgl. Tabelle 7.7). Die Begriffe "Mißerfolg" und "Mißerfolgsorientierung" beziehen sich dabei auf das Nichtbestehen der Prüfung und nicht auf das Verfehlen eines individuellen Anspruchsniveaus. Einer Umkehrung der Schlüsselrichtung der Markiervariablen entspricht das Verhaltensmuster der "Erfolgsorientierung".

Faktor 2 klärt 12,1% der Gesamtvarianz auf. Er erfaßt *"Psychische und psychosomatische Streßreaktionen"*. Beispielitems für psychische Streßreaktionen sind: häufiges Gefühl der Mutlosigkeit und Niedergeschlagenheit, starke innere Unruhe, die die Vorbereitung beeinträchtigt, und ein Gefühl starker seelischer Bela-

Tabelle 7.8: Die Faktorladungen der Markieritems des Faktors 2 *"Psychische und psychosomatische Streßreaktionen"*. Der Faktor klärt 12,1% der Gesamtvarianz auf.

Nr.	Iteminhalt	Ladung
o1	In vergangenen Tagen häufig unangenehme Träume gehabt	.75
02	In vergangenen Tagen häufig Gefühl der Mutlosigkeit und Niedergeschlagenheit gehabt	.74
03	Beschwerden im Magen-/Darmbereich	.74
04	In vergangenen Tagen selten genau so gesund gefühlt wie sonst	.73
05	Häufig nachts unruhig geschlafen	.69
06	Häufig aus innerer Unruhe nichts für die Klausur arbeiten gekonnt	.65
07	Morgens nach dem Aufwachen häufig unausgeschlafen und 'zerschlagen' gefühlt	.60
08	An mehreren Tagen über Appetitlosigkeit zu klagen gehabt	.59
09	Bevorstehende Prüfung ist stark seelisch belastend	.58
10	In den vergangenen Tagen selten guter Laune gewesen	.58
11	Die Angst vor der Klausur wirkt eher bremsend und lähmend	.57
12	Häufiger Eindruck, als sei das eigene Gehirn nicht mehr voll leistungsfähig	.54
13	An mehreren Tagen Schwierigkeiten gehabt, abends einzuschlafen	.53
14	An mehreren Tagen länger als eine Stunde ferngesehen	.42

stung. Psychosomatische Streßreaktionen äußern sich unter anderem als Beschwerden im Magen-/Darmbereich und als Schlafstörungen (vgl. Tabelle 7.8).

Die Interpretation des Faktors 3 lautet *"Schlechte Vorbereitung auf die Prüfung"*. Dieser Faktor klärt 10,6% der Gesamtvarianz auf. Schlechte Vorbereitung auf die Prüfung findet ihren Niederschlag in unregelmäßigem Lernen, geringem Arbeitsaufwand für die Prüfung und Beschäftigung mit prüfungsirrelevanten Dingen (vgl. Tabelle 7.9).

Tabelle 7.9: Die Faktorladungen der Markieritems des Faktors 3 *"Schlechte Vorbereitung auf die Prüfung"*. Der Faktor klärt 10,6% der Gesamtvarianz auf.

Nr.	Iteminhalt	Ladung
01	In den vergangenen Tagen kaum regelmäßig für die Klausur gearbeitet	.87
02	In den vergangenen 8 Tagen durchschnittlich wenige Stunden für die Klausur gearbeitet	.85
03	Schlechte Ausdauer bei der Vorbereitung	.77
04	In den vergangenen 2 Tagen durchschnittlich wenige Stunden für die Klausur gearbeitet	.70
05	Sich selten mit Prüfungsfragen aus früheren Semestern beschäftigt	.68
06	Durch äußere Störfaktoren stark bei den Prüfungsvorbereitungen abgelenkt worden	.66
07	In den vergangenen Tagen mehrmals 'gesellige Veranstaltungen' besucht	.63
08	Leicht gefallen 'abzuschalten' und für einige Stunden die Prüfung zu vergessen	.63
09	Mit den Lernfortschritten in den vergangenen 8 Tagen unzufrieden	.54
10	Häufig in Arbeit gestürzt, die für die Prüfungsvorbereitung nichts nützt	.49

Faktor 4, der 7,0% der Gesamtvarianz aufklärt, wurde als *"Hohe Leistungsorientierung" gegen "Niedrige Leistungsorientierung"* interpretiert. Hohe Leistungsorientierung äußert sich vor allem in zwei Aspekten: einem hohen Anspruchsniveau und einer hohen persönlichen Wichtigkeit des Bestehens der Klausur bzw. des Erreichens einer guten Note (vgl. Tabelle 7.10). Eine Umkehrung der Schlüsselrichtung aller Markieritems erzeugt das Bild der geringen Leistungsorientierung.

Faktor 5 klärt 5,3% der Gesamtvarianz auf und wurde *"Kritik an Prüfung und Prüfern"* benannt. Dieses Verhaltensmuster charakterisiert Studenten, die eine eher externale Kausalattribuierung und eine extrapunitive Frustrationsverarbeitung wählen. Die Prüfung wird als

Tabelle 7.10: Die Faktorladungen der Markieritems des Faktors 4 *"Hohe Leistungsorientierung" gegen "Niedrige Leistungsorientierung"*. Der Faktor klärt 7,0% der Gesamtvarianz auf. Die Items sind so formuliert, daß sie den Pol "Hohe Leistungsorientierung" kennzeichnen.

Nr.	Iteminhalt	Ladung
ol	Hohe Punktzahl in der Klausur, die einen echt zufriedenstellen würde	.74
02	Mit dem Satz: "Welche Note man in der BWL-Klausur erzielt, spielt keine Rolle. Wichtig ist bloß, daß man sie besteht." nicht einverstanden sein	.72
03	Die Klausur nicht zu bestehen, wäre ein sehr großer seelischer Schock	.70
04	Hohe Punktzahl, die man in der Klausur zu erreichen glaubt	.67
05	Das Bestehen der Klausur erscheint sehr wichtig	.59
06	Mit einer Verschiebung aller Prüfungstermine um eine Woche nach hinten nicht einverstanden sein	.46

Tabelle 7.11: Die Faktorladungen der Markieritems des Faktors 5 *"Kritik an Prüfung und Prüfern"*. Der Faktor klärt 5,3% der Gesamtvarianz auf.

Nr.	Iteminhalt	Ladung
01	Mit dem Satz "Es erscheint notwendig, die Prüfungen in ihrer bisher bestehenden Form so schnell wie möglich zu modifizieren" überwiegend einverstanden sein.	.68
02	Die Prüfungsnote ist ein unzureichendes Maß für den augenblicklichen Leistungsstand des Kandidaten	.63
03	Etwas Glück und die 'persönliche Form', in der man sich am Prüfungstag befindet, entscheiden stark über das Abschneiden in der Prüfung	.61
04	Prüfer bemühen sich selten um Objektivität und Vorurteilslosigkeit gegenüber dem Kandidaten	.54
05	In den vergangenen Tagen eher viel Alkohol getrunken haben	.52
06	Selten den Wunsch gehabt haben, sich zurückzuziehen, um nicht bei den Vorbereitungen auf die Prüfung gestört zu werden	.50

wenig brauchbares Verfahren kritisiert, und es werden Zweifel an der Vorurteilslosigkeit der Prüfer geäußert. Studenten, die zu dieser Kritik an Prüfung und Prüfern neigen, scheinen sich der Prüfungssituation (wehrlos) ausgeliefert zu fühlen und wenig Vertrauen in ihre Fähigkeit zu setzen, Kontrolle über ihr Abschneiden zu erlangen (vgl. Tabelle 7.11).

Faktor 6, der 5,1% der Gesamtvarianz aufklärt, erfaßt offenbar die momentane *"Angst vor der Prüfung"*. Neben den beiden direkten Angstindikatoren ("Angstthermometern") laden auch zwei Angstkorrelate hoch, nämlich das Unvermögen, über die Klausur Witze zu machen, sowie die Zurückhaltung in der Verwendung der "beruhigenden Kognition", die Klausur schon zu schaffen (vgl. Tabelle 7.12). Diese Angstkorrelate spiegeln die von der Prüfung ausgehende Bedrohung wider. Ein weiteres Item hat eine relativ hohe Ladung von .58: "In den vergangenen 8 Tagen habe ich beim Gedanken an die bevorstehende BWL-Klausur ein ... starkes ... Angstgefühl gehabt." Da dieses Item auch auf Faktor 2 mit .54 lädt, erfüllt es nicht die Voraussetzung einer Markiervariablen.

Tabelle 7.12: Die Faktorladungen der Markieritems des Faktors 6 *"Angst vor der Prüfung"*. Dieser Faktor klärt 5,1% der Gesamtvarianz auf.

Nr.	Iteminhalt	Ladung
01	Einstufung der momentanen Angst, wenn man an die demnächst stattfindende Klausur denkt ('Thermometer').	.65
02	Einstufung der momentanen Angst, wenn man sich vorstellt, die Klausur fände morgen früh statt.	.65
03	Sich über die Klausur lustig machen bzw. Witze darüber machen, würde im Augenblick schwer fallen.	.55
04	In den vergangenen Tagen sich selten gesagt haben: "Ich werde die BWL-Klausur schon schaffen."	.44

7.6.2 Diskussion der faktorenanalytischen Befunde

Der varianzstarke *Faktor 1* wurde als "Mißerfolgsorientierung" gegen "Erfolgsorientierung" interpretiert. Er umfaßt im wesentlichen die drei Komponenten "Geringe subjektive Kompetenz", "Mißerfolgserwartung" und "Abneigung gegen die Prüfung" (vgl. Tabelle 7.7 und Abbildung 7.18). Es ist anzunehmen, daß eine mißerfolgsorientierte Haltung von Studenten angesichts der vor ihnen liegenden Prüfung primär durch den Eindruck der geringen eigenen Kompetenz geweckt wird, wobei der Leistungsvergleich mit anderen Prüfungsteilnehmern eine zentrale Rolle zu spielen scheint (vgl. Tabelle 7.7). Eine geringe subjektive Kompetenz bringt die Gefahr (Erwartung) eines Mißerfolges, d.h. in diesem Fall des Nichtbestehens der schweren Klausur, mit sich. Die Vorstellung eines möglichen Mißerfolges bedingt eine Abneigung gegenüber der Prüfung, so daß der Gedanke zurückzutreten aufkommt und die Teilnahme an der Klausur viel Überwindung kostet.

Der Faktor 1 besitzt eine offensichtliche leistungsmotivationale Bedeutung. Vergleicht man ihn mit verschiedenen in der einschlägigen Literatur vertretenen Konzepten, so zeichnet sich eine beträchtliche Übereinstimmung mit einem von SCHMALT (1976) ermittelten Faktor "FM 1" ab, den SCHMALT als "Konzept mangelnder eigener Fähigkeit" interpretierte. Auf dem Faktor "FM 1" von SCHMALT laden folgende Variablen am höchsten:

- Er will lieber gar nichts tun (.74),
- Das gefällt ihm nicht (.65),
- Er denkt, er kann das nicht (.63),
- Er denkt: "Wenn das schwierig ist, mache ich lieber ein anderes Mal weiter" (.59),
- Er ist unzufrieden mit dem, was er kann (.58),
- Er glaubt, daß er das schaffen wird (-.54).

Im *Faktor 2* "Psychische und psychosomatische Streßreaktionen" sind zahlreiche Verhaltens- und Erlebensweisen gebunden, die man als neurotische oder psychosomatische Symptome auffassen kann. Wie bereits in der Studie von BECKER & SCHNEIDER (1976) erweisen sich Schlafstörungen als besonders empfindlicher Streßindikator.

Der *Faktor 3* berücksichtigt in unterschiedlichen Formulierungsvarianten verschiedene Aspekte einer schlechten Vorbereitung auf die Prüfung: unregelmäßiges, wenig ausdauerndes und seltenes Arbeiten für die Prüfung in Verbindung mit einem mehr oder weniger deutlichen Ausweichen in andere Beschäftigungen. Der Faktor beschreibt lediglich dieses leistungsrelevante Verhaltensmuster, ohne jedoch Hinweise auf mögliche Determinanten zu liefern.

Der *Faktor 4* wurde nach längerem Abwägen als "Hohe Leistungsorientierung" gegen "Niedrige Leistungsorientierung" bezeichnet. Er umfaßt vor allem die beiden Komponenten "Hohes Anspruchsniveau" und "Hohe persönliche Wichtigkeit" des Bestehens der Prüfung bzw. des guten Abschneidens in der Prüfung. Als Interpretationsalternative stand "Hohe Leistungsmotivation" gegen "Niedrige Leistungsmotivation" zur Diskussion. Für letztere Wortwahl hätte gesprochen, daß SCHNEIDER (1976, S. 48) hoch leistungsmotivierte Personen in einer Weise charakterisierte, die dem Faktor 4 weitgehend entspricht: "Geht man davon aus, daß hochleistungsmotivierte Personen Leistung mehr hochschätzen oder für bedeutungsvoller halten, dann sollte sich eine solche personabhängige Situationswahrnehmung in ähnlicher Weise wie die vom Vl in den genannten Experimenten nahegelegte Situationsauffassung auswirken. D.h., hoch leistungsmotivierte Personen sollten die Aufgabe für bedeutungsvoller halten und damit ... höhere Ziele wählen."

Gegen die Verwendung der Faktorinterpretation "Hohe Leistungsmotivation" läßt sich das Argument ins Feld führen, daß dieser Begriff in der Literatur in sehr unterschiedlicher Bedeutung verwendet wird (vgl. SCHMALT & MEYER 1976). So versteht beispielsweise HECKHAUSEN (1963, 1965) darunter ein Konzept, das er durch Summation der beiden unabhängigen Komponenten "Hoffnung auf Erfolg" und "Furcht vor Mißerfolg" zu messen trachtet. Der Begriff "Hohe Leistungsorientierung" bringt auch besser zum Ausdruck, daß damit eine anspruchsvolle Grundhaltung gegenüber einer bevorstehenden Leistungssituation gemeint ist.

Faktor 4 besitzt eine deutliche Affinität zu einem von SCHMALT (1976) ermittelten Faktor, den dieser - etwas einseitig - als "Hoffnung auf Erfolg" interpretierte. Die auf diesem Faktor am höchsten ladenden Variablen sind:

- Er will mehr können als alle anderen (.72),
- Er denkt: "Ich bin stolz auf mich, weil ich das kann" (.68),

- Er denkt: "Ich will am liebsten etwas machen, was ein bißchen schwierig ist" (.59),
- Er denkt: "Wenn das sehr schwierig ist, versuche ich das bestimmt länger als andere" (.54),
- Er denkt: "Ich will das einmal können" (.50).

Der *Faktor 5* faßt Verhaltensweisen und Einstellungen zusammen, die auf eine generelle Kritik an Prüfungen und Prüfern hinauslaufen. Studenten mit hohen Werten in diesem Faktor reagieren auf die mit einer Prüfung verbundenen Belastungen und Frustrationen mit einer kritisch-aggressiven Haltung, die am besten durch ihre weitgehende Zustimmung zu folgender These zum Ausdruck kommt: "Es erscheint notwendig, die Prüfungen in ihrer bisherigen Form so schnell wie möglich zu modifizieren."

Der *Faktor 6*, der als "Angst vor der Prüfung" interpretiert wurde, berücksichtigt die mit Leistungssituationen bei den meisten Studenten verbundene Angstkomponente. Auch SCHMALT (1976) fand einen dritten leistungsmotivational relevanten Faktor, den er "Furcht vor Mißerfolg" benannte. Die auf dem Faktor "Furcht vor Mißerfolg" am höchsten ladenden Variablen sind:

- Er denkt: "Ob auch nichts falsch ist?" (.85),
- Er hat Angst, daß er dabei etwas falsch machen könnte (.76),
- Er will nichts verkehrt machen (.61).

Die dimensionsanalytischen Ergebnisse von SCHMALT (1976) sowie die der vorliegenden Untersuchung zeigen in drei Faktoren eine beträchtliche Übereinstimmung. Sie belegen erneut die Komplexität und Mehrdimensionalität des leistungsmotivierten Verhaltens (vgl. auch HECKHAUSEN 1963, 1977).

7.6.3 Beziehungen zwischen verschiedenen Aspekten des Verhaltens vor einer Prüfung

Die im vorangegangenen Abschnitt berichteten faktorenanalytischen Befunde bilden in Verbindung mit den prüfungsrelevanten Variablen des erweiterten Modells der Prüfungsangst (vgl. Abschnitt 7.5.2) die Basis für die folgende Diskussion der Beziehungsstruktur des Verhaltens vor einer Prüfung. Die wichtigsten Zusammenhänge sind in der Abbildung 7.18 bzw. der Ta-

Tabelle 7.13: Interkorrelationen der in Abb. 8.17 verwendeten Variablen. Die Koeffizienten oberhalb (unterhalb) der Diagonalen beziehen sich auf T1 (T5). Interkorrelationen zwischen den Variablen (1) bis (10) sind auf dem 5%-Niveau signifikant bei r = .37; Korrelationen mit der Variablen (11) sind signifikant bei r = .40.

	Mißerfolgsorientierung (1)	Geringe subjektive Kompetenz (2)	Mißerfolgserwartung (3)	Abneigung gegen die Prüfung (4)	Kompetenzdefizit (5)	Angst vor der Prüfung (6)	Hohe Leistungsorientierung (7)	Hohes Anspruchsniveau (8)	Hohe persönliche Wichtigkeit (9)	Schlechte Vorbereitung (10)	Schlechtes Abschneiden (11)
Mißerfolgsorientierung (1)		44	77	80	24	-11	-58	-18	-51	41	46
Geringe subjektive Kompetenz (2)	45		42	29	76	12	-44	-15	-36	22	23
Mißerfolgserwartung (3)	88	75		52	16	-32	-59	-28	-61	08	76
Abneigung gegen die Prüfung (4)	81	48	62		10	-13	-59	-20	-42	23	31
Kompetenzdefizit (5)	47	49	38	32		37	13	53	-08	17	15
Angst vor der Prüfung (6)	45	28	44	26	05		40	41	54	08	-27

Tabelle 7.13 (Fortsetzung)

	Mißerfolgsorientierung (1)	Geringe subjektive Kompetenz (2)	Mißerfolgserwartung (3)	Abneigung gegen die Prüfung (4)	Kompetenzdefizit (5)	Angst vor der Prüfung (6)	Hohe Leistungsorientierung (7)	Hohes Anspruchsniveau (8)	Hohe persönliche Wichtigkeit (9)	Schlechte Vorbereitung (10)	Schlechtes Abschneiden (11)
Hohe Leistungsorientierung (7)	-60	-81	-56	-49	-09	-06		75	70	-11	-45
Hohes Anspruchsniveau (8)	-47	-42	-30	-08	59	-21	67		33	-02	-09
Hohe persönliche Wichtigkeit (9)	-44	-66	-52	-36	-15	28	74	40		-20	-68
Schlechte Vorbereitung (10)	42	44	42	15	27	12	-27	-21	-28		20
Schlechtes Abschneiden (11)	50	53	66	30	33	12	-42	-17	-57	20	

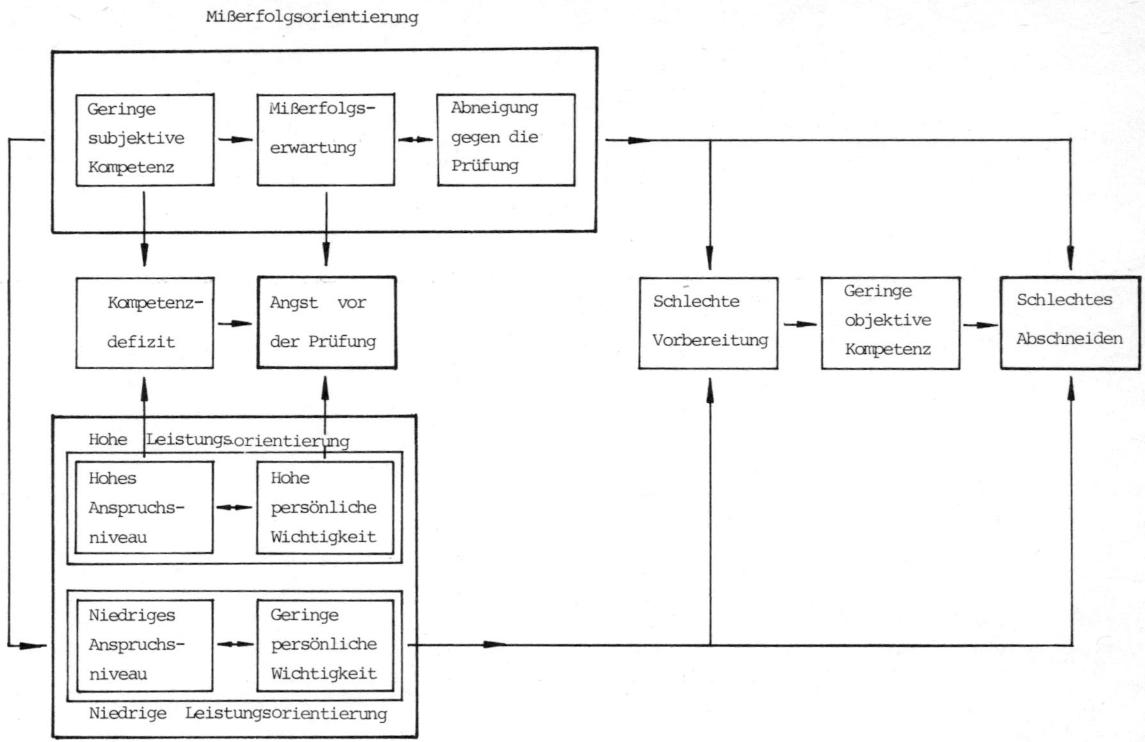

Abbildung 7.18: Veranschaulichung der Beziehungen zwischen verschiedenen prüfungsrelevanten Persönlichkeits- und Verhaltensmerkmalen.

belle 7.13 zusammengefaßt. In der Abbildung 7.18 werden die Interkorrelationen aus der Tabelle 7.13 graphisch veranschaulicht.

Eine Schlüsselstellung für das Verständnis des Verhaltens der Prüflinge nimmt deren *subjektive Kompetenz* ein. In der Abbildung 7.18 wird diese Sonderstellung dadurch deutlich, daß von dieser Variablen - als einziger - drei Pfeile ausgehen, die Einflüsse symbolisieren. Eine geringe subjektive Kompetenz fördert einerseits eine Mißerfolgsorientierung (vgl. Abschnitt 7.6.2). Darüber hinaus begünstigt sie über ein größeres Kompetenzdefizit das Auftreten von Angst vor der Prüfung. Zusätzlich ist von Interesse, daß Studenten mit einer geringen subjektiven Kompetenz eine niedrige Leistungsorientierung besitzen, d.h. ein eher niedriges Anspruchsniveau wählen und die Prüfung als relativ unwichtig erachten.

Die gesamte Leistungsmotivation dieser Examenskandidaten mit geringer subjektiver Kompetenz kann als ungünstig bezeichnet werden. Demgemäß bereiten sie sich - vor allem kurz vor der Prüfung - relativ schlecht vor und schneiden in der Prüfung nicht gut ab. In der Betonung der Bedeutung der Kompetenzvariablen stehen die Ergebnisse der vorliegenden Untersuchung mit der Leistungsmotivationstheorie von MEYER (1976) in Einklang.

Die weiteren Ausführungen beziehen sich auf mögliche Prädiktoren des Abschneidens in der Prüfung. Sowohl aus der Abbildung 7.18 als auch aus der Tabelle 7.13 geht hervor, daß kein signifikanter Zusammenhang zwischen dem Ausmaß der Angst vor der Prüfung und dem Prüfungsergebnis besteht:

Aus der mehr oder weniger stark zum Vorschein kommenden Angst in der Vorbereitungsphase auf diese Prüfung lassen sich keine Rückschlüsse auf gutes oder schlechtes Abschneiden ziehen!

Dieses Ergebnis darf nicht mit der in zahlreichen Untersuchungen festgestellten zwar geringen, aber signifikant positiven Beziehung zwischen (Schul-)Ängstlichkeit und Schulnoten (vgl. JACOBS & STRITTMATTER 1979) oder der Beziehung zwischen einer erhöhten Angst *während* einer Prüfung und schlechten Prüfungsleistungen verwechselt werden. Interessanterweise fand auch MARTIN (1971) keine signifikanten Korrelationen zwischen dem Ausmaß der Zustandsangst und der Angstneigung in der Prüfungsvorbereitungsphase sowie den Examensnoten (vgl. Abschnitt 6.2.3). Wie läßt sich dieser fehlende Zusammenhang erklären?

Bei einem Blick auf die Abbildung 7.18 bzw. die Tabelle 7.13 wird folgendes deutlich: Die Mißerfolgsorientierung sowie die Leistungsorientierung sind wichtige Determinanten bzw. Korrelate sowohl der Angst vor einer Prüfung als auch des Abschneidens in der Prüfung. Eine vorhandene Mißerfolgsorientierung erhöht sowohl die Angst vor der Prüfung als auch die Gefahr des schlechten Abschneidens, so daß die beiden zuletzt genannten Variablen positiv interkorrelieren sollten. Eine hohe Leistungsorientierung hingegen fördert die Angst vor der Prüfung, verringert jedoch das Risiko einer schlechten Note. Folglich sollten die Angst und das schlechte Abschneiden eher negativ korrelieren. Berücksichtigt man beide Determinanten "Mißerfolgsorientierung" und "Leistungsorientierung" simultan, so ist die beobachtete fehlende Beziehung zu erwarten. Es gibt mit anderen Worten mißerfolgsorientierte Prüfungskandidaten mit geringer subjektiver und objektiver Kompetenz, die dennoch wenig Prüfungsangst entwickeln, sofern sie zugleich eine niedrige Leistungsorientierung besitzen. Andererseits können auch erfolgsorientierte Studenten mit recht hoher subjektiver und objektiver Kompetenz Ängste zeigen, wenn sie "sehr ehrgeizig" sind bzw. eine hohe Leistungsorientierung aufweisen.

Welche Variablen eignen sich nun tatsächlich zur *Vorhersage des Abschneidens* in der Prüfung? Die Tabelle 7.13 zeigt, daß zwei gute Prädiktoren vorhanden sind: Die Mißerfolgserwartung (subjektive Wahrscheinlichkeit, die Klausur nicht zu bestehen) korreliert zu T1 (4 Wochen vor der Prüfung) .76 mit der Punktzahl in der Klausur. Die hohe persönliche Wichtigkeit ("Das Nichtbestehen der Prüfung würde einen großen seelischen Schock bedeuten") bildet zu T1 eine Korrelation von .68 mit dem guten Abschneiden in der Prüfung. Besonders große Prüfungserfolge werden mithin von erfolgsorientierten Studenten mit hoher Leistungsorientierung erzielt.

8 Skizzen zu einer psychologischen Theorie der Angst

Mit einem Rückblick auf die Erkenntnisse aus den vorangehenden Kapiteln und als Versuch einer Integration zahlreicher vorliegender Daten und Hypothesen sollen in diesem abschließenden Kapitel die Entstehung und die Funktion von Angstreaktionen in einem möglichst kohärenten theoretischen Bezugsrahmen erörtert werden. Dabei stehen folgende Themen zur Diskussion: Was wird unter einem Angstzustand verstanden? Handelt es sich bei der Angst um ein einheitliches Phänomen, oder müssen verschiedene Arten von Ängsten differenziert werden? Welche Situationen können bei Menschen Angstreaktionen hervorrufen (= allgemeinpsychologische Bedingungsanalyse)? Warum erlebt in einer bestimmten Situation das Individuum A eine stärkere Angst als das Individuum B (= differentiellpsychologische Bedingungsanalyse)? Welche Maßnahmen werden zur Bewältigung angstauslösender Situationen ergriffen? Auf welchem Weg und in welcher Weise determinieren die zurückliegenden Umwelterfahrungen eines Menschen die Art und Intensität seiner Ängste? Haben Ängste eine adaptive Funktion? Am Beispiel der Analyse von Phobien und Angstneurosen soll darüber hinaus die Tragfähigkeit des Ansatzes im klinischen Bereich überprüft werden.

Angesichts der Komplexität der Thematik und der nicht zu überblickenden Vielzahl empirischer Befunde und Theorien zur Angst können die folgenden Ausführungen nicht den Anspruch erheben, daß sie eine befriedigende Angsttheorie darstellen. So finden beispielsweise die physiologischen und neuropsychologischen Aspekte des Problems nur eine periphere Beachtung. An mehreren Stellen werden Lücken in unserem Bestand an gesichertem Wissen deutlich werden, so daß sich die Diskussion häufig nicht über das Niveau der Hypothesenbildung hinausbewegt.

8.1 Die Vielfalt der Angstzustände (im engeren Sinn)

Bevor in dem folgenden Abschnitt eine theoretische Grundvorstellung zur Entstehung und Bewältigung von Angst (im engeren Sinn) und Furcht dargelegt wird, sollen an dieser Stelle einige Erkenntnisse aus dem einleitenden ersten Kapitel rekapituliert und der Begriff der Angst (im engeren Sinn) erläutert werden. Der Begriff "Angst" wird sowohl in der Umgangssprache als auch von Angsttheoretikern in einer von drei Bedeutungen verwendet: (1) als Abgrenzung gegenüber Furcht, (2) als Synonym für Furcht, (3) als Oberbegriff für Angst (im engeren Sinn) und Furcht. Aus Gründen, die unten näher ausgeführt werden, schließen wir uns der Auffassung (3) an: Mit Angst meinen wir einen Oberbegriff, der Furcht und Angst (im engeren Sinn) umfaßt.

Angst (im engeren Sinn) läßt sich aus drei Perspektiven beschreiben, die weitgehend, aber nicht völlig mit CATTELLs Unterscheidung in Q-, L- und T-Daten übereinstimmen: (1) aus der Sicht des Angst erlebenden Individuums, (2) aus dem Blickwinkel des außenstehenden Beobachters, (3) aus der Perspektive eines mit psychophysiologischen und anderen Meßgeräten ausgestatteten Untersuchers. Manche der mit Angst verknüpften Phänomene - wie z.B. ein Fingertremor oder eine erhöhte Schweißsekretion - sind allen drei Erfassungsmethoden zugänglich, andere hingegen können nur auf einem Weg (etwa mittels Introspektion) erfaßt werden. Wir sahen im Kapitel 1, daß keine Reaktionsindikatoren bekannt sind, die bei jedem Individuum und in jeder gefährlichen Situation mit Angst (im engeren Sinn) und ausschließlich mit Angst kovariieren. Aus diesem Grund empfiehlt es sich, neben Reaktionsmaßen auch situative Indikatoren für Angst (im engeren Sinn) zu verwenden. Berücksichtigt man die unter vielen Untersuchungsbedingungen nachgewiesene geringe oder fehlende Synchronie zwischen verschiedenen Angstindikatoren, so werden zwei Sachverhalte deutlich: (1) die diagnostische Schwierigkeit festzustellen, ob sich ein Individuum zu einem bestimmten Zeitpunkt in einem Angstzustand eines bestimmten Intensitätsgrades befindet, und (2) die qualitative und nicht nur quantitative Vielfalt von Angstzuständen.

Zur Erläuterung der *qualitativen* Vielfalt von Angstzuständen wird auf die Tabelle 8.1 verwiesen, die fünf wichtige Angstindikatoren auflistet:

Tabelle 8.1: Eine Auswahl wichtiger Indikatoren für Angst- bzw. Furchtzustände. Diese Indikatoren können vom Individuum selber registriert werden (a) und/oder von anderen Personen wahrgenommen werden (b).

Indikatoren	Vom Individuum registriert (a)	Von anderen Personen registriert (b)
1 Gefährliche Situation	1a	1b
2 Vegetative Reaktionen	2a	2b
3 Mimische Reaktionen	3a	3b
4 Sonstige motorische Reaktionen	4a	4b
5 Hilflosigkeit, Schwäche	5a	5b

(1) Es liegt eine gefährliche Situation vor. Eine solche Gefahr kann vom Individuum mehr oder weniger bewußt und deutlich registriert werden und entsprechende bedrohungsbezogene Kognitionen auslösen (1a), und sie kann von anderen Personen wahrgenommen werden (1b).

(2) Es treten vegetative Reaktionen - insbesondere eine Aktivierung des sympathischen Nervensystems - auf, die vom Individuum (z.B. als Herzklopfen oder Schwitzen) (2a) und/oder von anderen Personen durch direkte Beobachtung oder physiologische Messungen registriert werden (2b).

(3) Die Mimik verändert sich in der unter anderem von EKMAN & FRIESEN (1975) beschriebenen Weise, wobei diese Veränderungen von dem Betreffenden selbst (3a) und/oder von anderen Personen (3b) bemerkt werden.

(4) Es erfolgen die in Abschnitt 1.3.2.4 charakterisierten motorischen Reaktionen - wie z.B. motorische Anspannung, Unruhe, Sprechstörungen -, die das Individuum selbst (4a) und/oder andere Personen feststellen (4b).

(5) Das Individuum gerät in einen Zustand vorübergehender Hilflosigkeit (Desorientierung, Handlungsunfähigkeit, Ungewißheit, starke Unsicherheit). Diese Hilflosigkeit wird vom Individuum selbst als äußerst unangenehmer Gefühlszustand erlebt (5a) und/oder von anderen Personen bemerkt (5b).

Berücksichtigt man, daß bei verschiedenen Individuen und in verschiedenen Situationen unterschiedliche Indikatorkombinationen vorliegen können, so wird die Vielzahl möglicher Angstzustände deutlich. Exemplarisch sei folgende Indikatorkombination erläutert: (1a), (2a, 2b), (3a, 3b), (4b), (5a, 5b). Das ängstliche Individuum, nicht jedoch andere Personen, erleben die Situation als gefährlich und bedrohlich. Von dem Ängstlichen sowie anderen Personen werden verschiedene vegetativ gesteuerte sowie mimische Veränderungen wahrgenommen. Außenstehende, nicht jedoch der Ängstliche selbst registrieren einen Fingertremor und eine motorische Unruhe. Der Ängstliche fühlt sich in der Situation verwirrt, hilflos und inkompetent, und diese Hilflosigkeit wird auch von den Beobachtern bemerkt.

8.2 Die theoretische Grundvorstellung zur Entstehung und Bewältigung von Angst (im engeren Sinn) und Furcht

In diesem zentralen Abschnitt des letzten Kapitels wird die Theorie über die Entstehung und Bewältigung von Angst in ihren Grundzügen skizziert. Sie kann als Versuch einer Integration richtungweisender Beiträge anderer Autoren, unter denen BOESCH, FREUD, HECKHAUSEN, LAZARUS, LEWIN, MISCHEL und ROTTER besonders hervorzuheben sind, aufgefaßt werden. Zunächst wird der interaktionistische und handlungstheoretische Hintergrund unserer Angsttheorie kurz dargelegt, dann wird auf das Problem einer Abgrenzung von Angst (im engeren Sinn) und Furcht sowie auf die Entstehungsbedingungen dieser beiden emotionalen Zustände eingegangen; abschließend erfolgt eine Diskussion über Strategien des Handelns in gefahrvollen Situationen, wobei eine Unterscheidung zwischen Maßnahmen zur Gefahrenkontrolle und solchen zur Angstkontrolle vorgenommen wird.

8.2.1 Der handlungstheoretische Hintergrund

Da Angst (im engeren Sinn) und Furcht als emotionale Zustände eines handelnden Individuums aufgefaßt werden, ist ihre Entstehung und Funktion vor dem Hintergrund einer Theorie des menschlichen Handelns zu erläutern (vgl. auch WERBIK 1978). Als Ausgangspunkt der Analyse dient die Annahme einer *Zielgerichtetheit* menschlichen Handelns. Ein Individuum verfolgt zu einem vorgegebenen Zeitpunkt ein oder mehrere Ziele (Z1, Z2, ...), wobei diese Zielorientierung unterschiedlich bewußt erfolgen kann. Im Zusammenhang mit der Erklärung von Angst (im engeren Sinn) und Furcht bietet es Vorteile, von der Hypothese auszugehen, daß Handeln letztlich darauf abzielt, "Verluste" und Mißerfolge zu vermeiden und nach Möglichkeit "Gewinne" zu erzielen. Weiter unten werden wir Verluste und Mißerfolge mit Angstzuständen in Verbindung bringen.

Verluste beziehen sich auf Werte eines Menschen, auf etwas, das er besitzt, positiv einschätzt und behalten möchte: z.B. Gesundheit, körperliches Wohlbefinden, materielle Güter, persönliche Freiheit, Handlungsfähigkeit, Selbstachtung oder Wertschätzung durch andere Menschen. Als Verlust wäre ein (vorübergehendes oder dauerhaftes) Abhandenkommen derartiger positiv bewerteter Zustände, Eigenschaften, Objekte oder Beziehungen zu bezeichnen. Ein wenig abstrakter formuliert, handelt es sich bei einem Verlust um ein Abweichen (in unerwünschter Richtung) eines Istwerts (z.B. augenblicklicher Schmerz) von einem verbindlichen Sollwert (z.B. Schmerzfreiheit), nachdem zuvor der Istwert mit dem Sollwert übereinstimmte.

Von einem *Mißerfolg* wird gesprochen, wenn ein Mensch sich ein positiv bewertetes Ziel (z.B. eine gute Note in einer Prüfung, das Gewinnen der Zuneigung eines Partners, ein Erfolg im sportlichen Wettkampf) gesetzt hat, einen Versuch der Zielerreichung unternimmt, dabei jedoch einen Fehlschlag erleidet. Auch in diesem Fall handelt es sich um eine Istwert-Sollwert-Diskrepanz; im Gegensatz zu einem Verlust bestand jedoch von Anfang an eine Diskrepanz, deren Überwindung mißlang.

Wir gingen davon aus, daß ein handelnder Mensch bestimmte Ziele verfolgt. Um diese zu erreichen, entwickelt er Pläne bzw. Handlungsentwürfe. Voraussetzung hierfür ist, daß zunächst einmal die (objektive) Umweltsituation (Uo), in der er sich befindet, eindeutig und möglichst realistisch wahrgenommen werden kann (Us). Gelingt in einer persönlich bedeutsamen Situation keine ausreichende Orientierung, so kann dies - wie wir sehen werden - Angst (im engeren Sinn) hervorrufen. Ferner erfolgt eine Einschätzung des eigenen momentanen Zustands (Is). Im Zusammenhang mit der Angst ist dabei vor allem die Einschätzung der eigenen Handlungskompetenz von ausschlaggebender Bedeutung.

Hat sich jemand von der Situation, in der er sich befindet, sowie von seinem eigenen Zustand ein Bild gemacht, so generiert er Handlungsentwürfe (H1, H2, ...), die zunächst prinzipiell zur Zielerreichung geeignet erscheinen. Dabei hegt er Erwartungen (Prognosen) darüber, mit welcher Gewißheit (Wahrscheinlichkeit) eine bestimmte Handlung zu einem bestimmten Ergebnis (Ej) führt, das mit dem angestrebten Ziel oder einer Zielannäherung übereinstimmt. Weitere kognitive Prozesse im Individuum betreffen einerseits Erwartungen (Prognosen) bezüglich der Folgen (F1, F2, ...), die aus einem bestimmten Ergebnis (Ej) resultieren, sowie die individuellen Bewertungen dieser Folgen ($F1_b$, $F2_b$, ...). Zur Veranschaulichung der Beziehungen zwischen den oben eingeführten Konzepten kann die Abbildung 8.1 dienen.

Diese abstrakte Analyse sei an einem Beispiel erläutert. Ein Student hat sich zum Ziel (Z1) gesetzt, in einer am Semesterende stattfindenden Prüfung mit der Note "gut" abzuschneiden. Er orientiert sich über die Umweltsituation (Uo), in der er sich befindet. Hierzu gehören Einschätzungen der Studien- und Prüfungsanforderungen (Us). Darüber hinaus beurteilt er mehr oder weniger realistisch seinen eigenen Kenntnisstand in dem Prüfungsfach (Is). Als Folge dieser Analyse wägt er verschiedene Vorgehensweisen (H1, H2, ...) gegeneinander ab. Dabei berücksichtigt er, ob beispielsweise der Plan (die Handlungssequenz) H1 (in den nächsten Wochen vor der Prüfung täglich wenigstens vier Stunden gründliche Prüfungsvorbereitung) mit hoher Wahrscheinlichkeit zum Ergebnis E1 (Note "gut") führen wird. Dieses Prüfungsergebnis wird zusätzlich bezüglich seiner wahrscheinlichen Folgen (z.B. F1: Förderung der Selbstachtung; F2: Anerkennung durch die Eltern; F3: Verbesserung der Berufschancen) eingeschätzt und bewertet. Diese Bewertungen ($F1_b$, $F2_b$, ...) spiegeln das Wert- und Bedürfnissystem des Individuums wider, z.B. welche Bedeutung es guten Leistungen, beruflichem Erfolg oder der Anerkennung seitens der Eltern beimißt.

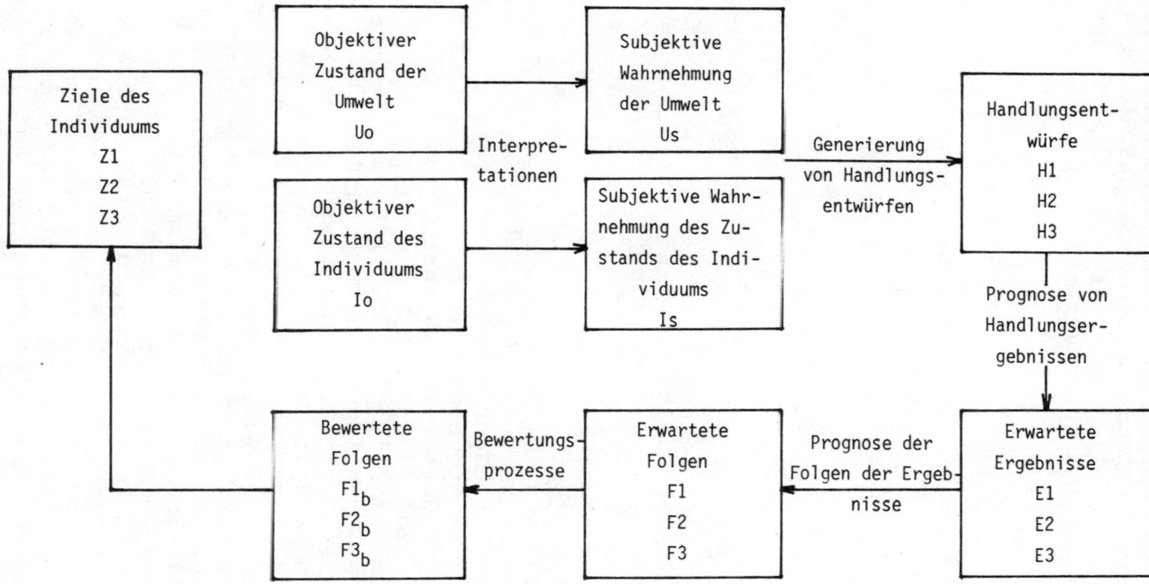

Abbildung 8.1: Schematische (stark vereinfachte) Darstellung einiger kognitiver Prozesse, die an der Planungs- und Entscheidungsphase menschlichen Handelns beteiligt sind.

Als Ergebnis eines solchen Prozesses der Generierung und Prüfung von Handlungsentwürfen und ihren wahrscheinlichen Folgen wird eine Entscheidung für eine Handlungsalternative getroffen, die dem Individuum - unter näher zu spezifizierenden Gesichtspunkten - am günstigsten erscheint.

8.2.2 Die Entstehung von Angst (im engeren Sinn) und Furcht

8.2.2.1 Gemeinsamkeiten von Angst (im engeren Sinn) und Furcht

Wie bereits die Ausführungen des Kapitels 1 zeigten, wird die Frage, ob zwischen Angst- und Furchtzuständen unterschieden werden sollte, seit vielen Jahren kontrovers diskutiert (vgl. HUPPMANN & HELLHAMMER 1978). PONGRATZ (1973) widmete diesem Thema eine ausführliche Erörterung. Ausgehend vom deutschen Sprachgebrauch gelangte er zu folgender Stellungnahme: "Unser deutscher Sprachgebrauch kennt die Differenzierung von Angst und Furcht kaum. Wir können sagen: 'Ich habe Angst vor Dir' und 'Ich fürchte mich so sehr, weiß aber nicht, wovor.' M. Wandruszka kommt von der Sprache ausgehend zu dem Ergebnis: 'Wir sagen im Deutschen, Furcht, sich fürchten und Angst, sich ängstigen, und aus dem Vorhandensein zweier Ausdrücke hat man die verschiedenen philosophischen Konsequenzen ziehen wollen. Aber alle phänomenologischen Intuitionen und existentialistischen Spekulationen über eine wesenhafte Grundverschiedenheit von Furcht und Angst halten einer von der Sprache ausgehenden Überprüfung nicht stand'" (PONGRATZ 1973, S. 81).

Offenbar stimmen Angst (im engeren Sinn) und Furcht in einer Reihe von Gemeinsamkeiten überein. In beiden Fällen handelt es sich um einen unangenehmen emotionalen Zustand, der von bedrohlich erscheinenden Wahrnehmungs- und Vorstellungsinhalten ausgeht. In beiden Fällen erfolgt in der Regel eine zumindest vorübergehende Einengung der Aufmerksamkeit auf die Gefahrenquelle und die Suche nach Auswegen. Sowohl bei Furcht als auch Angst (im engeren Sinn) werden Vermeidungs- und Flucht*tendenzen* ausgelöst, die allerdings nicht in jedem Fall im offenen Verhalten ihren Niederschlag finden müssen. In beiden Fällen treten in der Regel charakteristische physiologische, biochemische und motorische Veränderungen auf (vgl. Kapitel 1). Die Gemeinsamkeiten im Verhalten und Erleben wurden auch in der Studie von DAVITZ (1969) zur umgangssprachlichen Bedeutung der Begriffe "fear" und "anxiety" deutlich, die allerdings auch einige differierende Merkmale erkennen ließ.

Richtet man seine Aufmerksamkeit ausschließlich auf diese Gemeinsamkeiten, so liegt es nahe, auf eine Unterscheidung von Angst (im engeren Sinn) und Furcht ganz zu verzichten. Zu dieser Auffassung gelangte eine Gruppe vor allem lerntheoretisch und psychophysiologisch orientierter Psychologen. Exemplarisch sei die Stellungnahme MOWRERs (1939, S. 553) zitiert: "Psychoanalytisch ausgerichtete Autoren differenzieren manchmal zwischen Angst und Furcht auf der Grundlage, daß die Furcht ein bewußt wahrgenommenes Objekt hat, die Angst jedoch nicht. Obwohl diese Unterscheidung für einige Zwecke nützlich sein mag, werden die beiden Begriffe im vorliegenden Artikel als strenge Synonyme verwendet."

Bei der Skizzierung unserer Angsttheorie wollen wir ebenfalls zunächst von den Gemeinsamkeiten zwischen Angst (im engeren Sinn) und Furcht ausgehen und uns erst weiter unten mit Unterscheidungskriterien befassen. Sowohl Angst (im engeren Sinn) als auch Furcht treten in Gefahrensituationen auf. Was ist das Wesen einer Gefahr bzw. das Wovor der Angst (im engeren Sinn) und der Furcht? Das Wovor der Angst (im engeren Sinn) und der Furcht läßt sich in zwei große Kategorien einteilen: persönlich bedeutsame Verluste und Mißerfolge. Diese beiden Konzepte, deren Gemeinsamkeit im Vorliegen unangenehmer Istwert-Sollwert-Diskrepanzen besteht, wurden bereits im vorangehenden Abschnitt eingeführt. Unsere These lautet:

Angst (im engeren Sinn) und Furcht sind emotionale Reaktionen auf die Antizipation persönlich bedeutsamer Verluste oder Mißerfolge.

Unter "Antizipation" ist dabei zu verstehen, daß eine Person ihre Aufmerksamkeit in die Zukunft richtet und mit der Möglichkeit des Eintretens eines bestimmten Ereignisses rechnet. Durch diese Formulierung soll die *Ungewißheit* des Individuums über den endgültigen Ausgang hervorgehoben werden. Woran erkennt nun ein Mensch, daß er sich in Gefahr befindet? Vor der Beantwortung dieser Frage ist es erforderlich, sich vor Augen zu führen, daß es darauf ankommt, ob jemand *glaubt*, in Gefahr zu schweben. Die tatsächlichen Gegebenheiten sind demgegenüber belanglos. Hierfür ein Beispiel: Wenn jemand eine Pistole auf sich gerichtet sieht, so hängt seine emotionale Reaktion entscheidend davon ab, ob er glaubt, es handele sich um eine geladene, intakte Pistole oder ob er der Ansicht ist, die Pistole sei nicht geladen oder es sei gar nur eine Attrappe.

Der Eindruck eines drohenden Verlustes oder Mißerfolges resultiert also aus der Interpretation interner oder externer Reize im Sinne von Gefahrensignalen. Solche Gefahrensignale spiegeln zum einen die unmittelbare Lerngeschichte des Individuums wider. So können bestimmte Reize aufgrund von Konditionierungsprozessen zu Gefahrensignalen werden. Zum anderen bestehen auch die Möglichkeiten eines stellvertretenden Lernens am Modell sowie der Übernahme überlieferter Erfahrungsregeln der Art: wenn A, dann Gefahr von B. Die bisher besprochenen Fälle lassen sich ganz allgemein als Varianten des Erlernens von Verhaltensregelmäßigkeiten auffassen.

Da - wie bereits FREUD erkannte - der Eindruck der Gefahr sich einstellt, wenn jemand seine eigenen Kräfte im Verhältnis zu den Anforderungen einer (persönlich bedeutsamen) Situation für zu gering erachtet, können sowohl ein körperlicher Schwächezustand als auch eine Einschränkung der Orientierungsfähigkeit (etwa bei Dunkelheit oder fehlenden Informationen) oder eine Einschränkung der Handlungsfähigkeit (etwa im Zustand des Gefesseltseins oder der Ratlosigkeit oder des Entscheidungskonfliktes zwischen zwei Alternativen) zu Gefahrensignalen werden. In anderen Fällen wird die Gefahr unmittelbar aus dem sich schrittweise einstellenden Verlust oder Mißerfolg ableitbar. Hierfür ein Beispiel: Die Gefahr, in einer mündlichen Prüfung einen bedeutsamen Mißerfolg zu erleben, drängt sich in aller Deutlichkeit auf, wenn man bereits eine Reihe von Prüfungsfragen nicht befriedigend beantwortet hat.

Es soll an dieser Stelle noch kurz auf ein Problem einer differentiellen Emotionstheorie eingegangen werden. Verluste und Mißerfolge stehen nicht nur mit Angstzuständen, sondern auch mit anderen Emotionen wie Ärger, Traurigkeit oder Niedergeschlagenheit in einem engen Zusammenhang (vgl. LINDEMANN 1944; BOWLBY 1969; BECK 1971). Wann ist nun mit Angst und wann mit einem dieser anderen emotionalen Zustände zu rechnen? Zur Beantwortung dieser wichtigen Frage kann zunächst einmal die zeitliche Relation herangezogen werden. Angst (im engeren Sinn) und Furcht sind mit antizipierten, d.h. in der Zukunft gelegenen Verlusten oder Mißerfolgen verknüpft. Traten ein Verlust oder ein Mißerfolg bereits in der Vergangenheit ein und erscheinen sie unwiderruflich, so reagiert man in Abhängigkeit von weiteren, hier nicht näher aufzuschlüsselnden Bedingungen entweder mit Traurigkeit, depressiver Niedergeschlagenheit oder Ärger. Allerdings dürften auch unter diesen Umständen nicht selten Angstanstiege zu beobachten sein, falls nämlich mit dem bereits eingetretenen Verlust oder Mißerfolg in die Zukunft gerichtete Befürchtungen zusätzlicher Verluste oder Mißerfolge verknüpft sind. So könnte beispielsweise das Nichtbestehen einer Prüfung zugleich eine depressive Verstimmung wie auch Zukunftsängste auslösen. Aber auch im Fall eines drohenden persönlich bedeutsamen Verlustes oder Mißerfolges können Ängste durch andere Emotionen überlagert oder ersetzt werden. Man denke etwa an die Lage eines Menschen, der mit absoluter Sicherheit einen Verlust oder Mißerfolg erwartet, mithin alle Hoffnung aufgegeben hat und auf jeglichen Versuch der Gefahrenabwehr verzichtet. Unter diesen - wohl selten anzutreffenden - Umständen fehlt das von vielen Theoretikern für wesentlich erachtete Angstcharakteristikum der Ungewißheit.

Diese kurzen und spekulativen Andeutungen befriedigen keineswegs. Sie verweisen vielmehr auf ein interessantes Untersuchungsfeld, dem Emotionsforscher künftig ihre Aufmerksamkeit verstärkt widmen sollten.

Wir sahen bislang, daß Angst (im engeren Sinn) und Furcht Reaktionen auf Gefahrensignale sind, wobei sich die Gefahr auf drohende persönlich bedeutsame Verluste oder Mißerfolge bezieht. Unter welchen Umständen erlebt nun jemand Angst (im engeren Sinn), und wann wird man eher von Furcht sprechen?

8.2.2.2 Die Entstehung von Angst (im engeren Sinn)

Wir wollen als Ausgangspunkt für die Analyse angstauslösender Bedingungen die Schilderung zweier Fälle wählen, an denen die spezifischen Charakteristika des Angsterlebens hervortreten. Die Angst (im engeren Sinn) wird also aus der Perspektive des sich Ängstigenden beschrieben.

Fall 1
Stellen wir uns einen Studenten (Herrn B) vor, der eine schwierige mündliche Prüfung ablegen soll, die

über seine Note im Diplomzeugnis entscheidet. Herr B betritt das Prüfungszimmer und nimmt gegenüber dem Prüfer Platz. Bevor die erste Frage an ihn gerichtet wird, verspürt er deutliche Angst: Herr B hat den Eindruck, keinen klaren Gedanken fassen zu können. Er zweifelt an seinem Wissen. Er glaubt, alles, was er gelernt hat, wieder vergessen zu haben *(Eindruck des Kompetenzmangels)*. Es überkommen ihn starke Zweifel, ob er sein Ziel erreichen wird *(Ungewißheit bezüglich der Zielerreichung)*. Der Prüfer erscheint ihm als bedrohliche Autoritätsperson und als Gefahrenquelle, der er sich weitgehend hilflos ausgesetzt fühlt *(Eindruck der Hilflosigkeit)*. Er möchte am liebsten die Flucht ergreifen *(Fluchttendenz)*. Diese Möglichkeit ist jedoch zu diesem Zeitpunkt praktisch ausgeschlossen oder mit zu großen Nachteilen verbunden *(keine Vermeidungs- oder Fluchtmöglichkeit)*.

Nehmen wir an, daß Herr B trotz seiner Anfangsangst die ersten Fragen des Prüfers befriedigend beantwortet. Seine Angst verringert sich deutlich. Seine Aufmerksamkeit ist mittlerweile auf die Lösung der gestellten Aufgabe gerichtet. Etwa 10 Minuten nach Prüfungsbeginn stellt der Prüfer eine schwierige Frage, die Herr B nicht ganz versteht und vor allem nicht beantworten kann. Herr B gerät erneut in einen Angstzustand. Während Herr B vor Beginn der Prüfung lediglich subjektiv den Eindruck der Inkompetenz und Hilflosigkeit hatte, ist er nun tatsächlich in eine solche Lage geraten. Da er die Frage nicht versteht, fühlt er sich *desorientiert* und *verwirrt*. Er findet keinen Ansatzpunkt zur Lösung der gestellten Aufgabe und erlebt sich *inkompetent* und *hilflos*. Vielleicht kreisen seine Gedanken darum, daß er sein angestrebtes Ziel (die Note "gut) verfehlen könnte. Er ist sich *ungewiß* darüber, wie der Prüfer sein vorübergehendes Versagen bewertet.

Fall 2
Die folgende Szene spielt in einem Supermarkt. Ein kleines Kind hat sich von der Hand seiner Mutter gelöst und diese aus den Augen verloren. Als es den Verlust seiner Mutter bemerkt, gerät es in einen panischen Angstzustand. Das Kind wird ganz plötzlich und *unvermittelt* mit einer Situation konfrontiert, in der es sich allein und hilflos fühlt und einen (vorübergehenden) persönlich bedeutsamen *Verlust* (seiner Mutter) erlebt.

Zu den spezifischen Kennzeichen des Angsterlebens (im engeren Sinn) gehört das Vorliegen einer von zwei verwandten und häufig gleichzeitig vorhandenen Bedingungen: (1) der Eindruck einer *stark eingeschränkten Handlungsfähigkeit* bzw. einer erheblichen Ungewißheit über die Folgen eigenen Handelns (= "Hilflosigkeit"), (2) der Eindruck der *Unmittelbarkeit* einer Gefahr oder das Überraschtwerden von einer Gefahr. Auch hierzu einige Beispiele:

(1) Beispiele für eine geringe Kontrolle bzw. *stark eingeschränkte Handlungsfähigkeit:*
- Als Passagier in einem von Luftpiraten gekaperten Flugzeug gefangen sein.
- Sich in einer von einem Erdbeben heimgesuchten Stadt befinden.
- Als Beifahrer in einem Auto sitzen, dessen Fahrer sehr unsicher und leichtsinnig fährt.
- Sich den schweren Fragen eines Prüfers ausgeliefert fühlen, wenn man nicht gut vorbereitet ist.
- In einer Drahtseilbahn über einem Abgrund schweben.
- Eine schwerwiegende, verantwortungsvolle Entscheidung treffen müssen, wenn man die Situation und die Folgen der Handlungsalternativen noch nicht genügend überblickt.

(2) Beispiele für die *Unmittelbarkeit* einer Gefahr:
- Sich in großer Höhe aus einem Fenster lehnen.
- Von einem Einbrecher überrascht werden.
- Als Sprengmeister eine gefährliche Bombe entschärfen.
- Als Pilot einer Militärmaschine von der gegnerischen Luftabwehr beschossen werden.

Angst (im engeren Sinn) kommt also in all jenen Situationen auf, in denen ein Mensch persönlich bedeutsame Verluste oder Mißerfolge antizipiert, und die zusätzlich folgende Charakteristika besitzen: entweder tritt die Gefahr sehr plötzlich ein, oder aber die Situation ist für diesen spezifischen Menschen sehr unübersichtlich, mehrdeutig, unbekannt, konfliktreich, überfordernd oder seiner Einflußnahme weitgehend entzogen.

Vergleicht man die oben skizzierten Gedanken zur Angst (im engeren Sinn) mit den Auffassungen anderer Angsttheoretiker, so stellt man fest, daß das Kriterium der *"Hilflosigkeit"* häufige Beachtung findet, wie die folgenden Zitate belegen: FREUD (1948, S. 199) nahm in seiner Angsttheorie auf die psychologische Bedeutung einer Gefahrensituation Bezug: "Was ist der Kern, die Bedeutung der Gefahrsituation? Offenbar die Einschätzung unserer Stärke im Vergleich zu ihrer Größe, das Zugeständnis unserer Hilflosigkeit gegen sie, der materiellen Hilflosigkeit im Falle der Realgefahr, der psychischen Hilflosigkeit im Falle der Triebgefahr. Unser Urteil wird dabei von wirklich gemachten Erfahrungen geleitet werden; ob es sich in seiner Schätzung irrt, ist für den Erfolg gleichgültig." Noch in einer zweiten Hinsicht stimmt die vom Verfasser skizzierte Angsttheorie mit der Auffassung FREUDs überein. Auch FREUD betonte die Bedeutung drohender Verluste für das Auftreten von Ängsten. Er hielt das Geburtstrauma (die Hilflosigkeit des Neugeborenen nach dem Verlust der schützenden Geborgenheit im Mutterleib), die Gefahren einer Trennung von der Mutter sowie des Verlustes der Liebe der Mutter, des Verlustes des Penis (Kastrationsangst) und des Verlustes der Kontrolle des Ichs über das Es für angstauslösend.

LAZARUS (1966, S. 311) erklärte einen Angstzustand wie folgt: "Angst tritt auf, wenn kein klarer Bewältigungsimpuls an die Stelle der primären Reaktion auf eine Bedrohung getreten ist. Demgemäß ist die Mehrdeutigkeit (Ambiguität) der Bedrohung das Schlüsselkonzept, da sie die Ausarbeitung klarer Handlungstendenzen verhindert, obwohl ein Impuls, zu fliehen oder etwas 'Unbekanntes' zu vermeiden, vorhanden sein kann."

EPSTEIN (1973, S. 217) nannte folgende spezifische Bedingungen für einen Angstzustand: "Die bisherige Analyse berücksichtigend, wollen wir nun die spezifischen Bedingungen untersuchen, die eher zu Angst als zu Furcht führen. Das sollten alle jene Situationen sein, die keine gerichtete Aktivität zur Bewältigung der Bedrohung zulassen. Unbewußte Bedrohung ist offenbar eine solche Situation genau wie Bedingungen, bei denen die Ursache einer Gefahr nicht lokalisiert werden kann ...".

8.2.2.3 Die Entstehung von Furcht und deren Abgrenzung gegenüber Angst (im engeren Sinn)

Zur Erläuterung der Furchtspezifika werden ebenfalls zunächst zwei Fälle geschildert:

Fall 1
Ein fünfjähriger Junge wurde von einem Hund gebissen. Daraufhin entwickelte er Furcht vor Hunden. Wenn er auf der Straße einen an der Leine geführten Hund auf sich zukommen sieht *(Lokalisierbarkeit einer Gefahrenquelle)*, verspürt er Furcht. Er stellt sich vor, daß auch dieser Hund ihm einen schmerzhaften Biß zufügen könnte *(Antizipation eines "Verlustes")*. Er begibt sich so schnell er kann auf die gegenüberliegende Straßenseite, um dem Hund nicht aus der Nähe zu begegnen *(Vermeidungsverhalten)*.

Fall 2
Ein nicht allzu routinierter Skifahrer hat mit einem Lift eine Bergstation erreicht, von der aus er eine Skiabfahrt unternehmen will. Als er den stellenweise etwas steilen Hang unter sich liegen sieht *(Lokalisierbarkeit einer Gefahr)*, befällt ihn Furcht. Er zögert vor der Entscheidung, die Abfahrt zu beginnen. In Gedanken malt er sich aus, daß er eventuell stürzen und sich verletzen könnte *(Antizipation eines Verlustes von Gesundheit)*. Er kontrolliert noch einmal seine Skibindungen und überlegt sich, wie er seinen Kurs so wählen kann, daß er voraussichtlich die Kontrolle über seine Skier behalten wird *(Ergreifen von Vorsichtsmaßnahmen)*.

Die beiden Beispiele verdeutlichen, daß Furcht ebenso wie Angst (im engeren Sinn) eine Reaktion auf Gefahrensignale, die auf die Möglichkeit von Verlusten oder Mißerfolgen hinweisen, ist. Im Gegensatz zur Angst (im engeren Sinn) werden die Handlungsfähigkeit bzw. die Kontrolle über das Geschehen als (weitgehend) intakt und die Gefahr als weniger unmittelbar drohend eingeschätzt. Im Zustand der Furcht glaubt der betreffende Mensch, sich durch gezielte Handlungen wie etwa Vermeidung, Flucht, Verbergen, Herbeiholen von Hilfe oder Vorbereitungsmaßnahmen vor einem Verlust oder Mißerfolg schützen zu können. Die Funktion der Furcht kann darin gesehen werden, einen Menschen zum Ergreifen derartiger Schutzmaßnahmen zu motivieren und physiologisch vorzubereiten. Solche Maßnahmen sollen nicht nur Verluste und Mißerfolge, sondern auch Angstzustände (im engeren Sinn) verhindern helfen. Furcht ist mithin nicht nur Furcht vor Verlust und Mißerfolg, sondern auch Furcht vor der Angst bzw. vor Situationen, in denen man Angst erleben würde.

Zusammenfassend unterscheiden sich furchtauslösende von angstauslösenden Situationen in folgenden Gesichtspunkten:

- die Gefahrenquelle ist von dem betreffenden Menschen relativ gut lokalisierbar,
- die Gefahrensituation tritt weniger unvermittelt und überraschend ein,
- die Situation ist diesem Menschen vertraut,
- die Situation überfordert ihn nicht,
- die Situation läßt genügend Spielraum für Maßnahmen zur Gefahrenabwehr.

Die Gegenüberstellung mit verwandten Auffassungen anderer Angsttheoretiker lassen Gemeinsamkeiten und Unterschiede gegenüber der oben skizzierten Position deutlicher hervortreten. BOESCH (1976, S. 448) grenzte Furcht von Angst wie folgt ab: "Furcht, würden wir sagen, empfinden wir dann, wenn wir mit Bedrohung konfrontiert werden, deren Bedingungen wir glauben kontrollieren zu können. Angst dagegen ist inkonditional: Es gibt keine andere Abwehr als die Flucht oder die panische Verteidigung. Da ich weiß, daß die Schlange nur beißt, wenn sie sich angegriffen fühlt, und da ich weiter weiß, daß dieses Sich-Angegriffen-Fühlen von einer bestimmten Distanz abhängt, empfinde ich keine Angst; wenn mir die Schlange dagegen als ein unberechenbares, uneinsehbares Wesen erscheint, dann taucht die Angst auf. Wer seinen Vorgesetzten fürchtet, weiß, wie er mit ihm umgehen muß; wer aber Angst vor ihm hat, fühlt sich seiner Handlungsmittel beraubt, wenn er vor ihm steht."

EPSTEIN (1973, S. 216) wählte folgendes Beispiel, um seine Auffassung über den Unterschied von Angst und Furcht (sowie Aktivierung) zu verdeutlichen: "Man stelle sich ein Auto auf einer Straße im Dschungel vor. Plötzlich sieht der Fahrer eine Elefantenherde auf sich zukommen. Er wendet das Auto, erhöht die Geschwindigkeit und flüchtet so schnell er kann. Furcht entspricht der Wahrnehmung der Gefahr, die sofort in die Entscheidung zur Flucht konvertiert wird und entspricht weiter der Motivation, durch die Flucht aufrechterhalten wird. Betrachten wir nun die Situation, bei der der Fahrer das Stampfen der Elefanten hört, jedoch nicht ihre Richtung bestimmen kann. Er beschleunigt die Geschwindigkeit, ist jedoch unfähig, sich zu einer Richtungsänderung zu entscheiden. Die Beschleunigung des Motors ohne Richtungsänderung des

Wagens stellt eine Analogie zur Angst dar. Der unentschlossene Fahrer empfindet mit klopfendem Herzen Angst."

KROHNE (1975, S. 11) grenzte Angst und Furcht (sowie Schreck) wie folgt ab: "Angst ist dabei bestimmt durch die drei Merkmale Gefahrenreize, Unsicherheits- bzw. Mehrdeutigkeitserlebnisse und Reaktionsblockierung. ... Furcht und Schreck beziehen sich demgegenüber auf Situationen, in denen die Gefahrenquelle eindeutig und klar auszumachen ist. Die Emotion Furcht ist zudem, im Gegensatz zur Angst, mit der spezifischen Verhaltenskonsequenz der Flucht assoziiert"[1].

Unsere obigen Ausführungen könnten den Anlaß zu einem Mißverständnis bieten, daß nämlich Angst (im engeren Sinn) und Furcht stets klar voneinander abgrenzbar seien. Greift man auf die vorgeschlagenen Abgrenzungskriterien zurück, so tritt zweifelsfrei die Unhaltbarkeit einer solchen Auffassung zutage. Es bestehen vielmehr fließende Übergänge zwischen einem "reinen" Angst- und einem "reinen" Furchtzustand. So wird sich beispielsweise bei zunehmender Handlungskompetenz ein Angstzustand in einen Furchtzustand und schließlich in einen emotionsfreien oder gar emotional positiv getönten Zustand verwandeln. Welche Argumente lassen sich angesichts der offensichtlichen Abgrenzungsprobleme für eine Unterscheidung von Angst (im engeren Sinn) und Furcht anführen?

(1) Die Unterscheidung erlaubt eine präzisere Deskription des Erlebens und Verhaltens sowie eine Differenzierung der jeweils zur Verfügung stehenden Strategien des Umgangs mit Gefahren. Hierauf wird weiter unten näher eingegangen.

(2) Die Unterscheidung verbessert den Zugang zum Verständnis pathologischer Angstformen. So läßt sich eine Phobie als extreme Form der Furcht vor bestimmten - anderen Menschen relativ harmlos erscheinenden - Objekten oder Situationen mit ausgeprägten Vermeidungs- oder Sicherungstendenzen auffassen. Angstneurotiker sind hingegen Menschen, die nicht oder nicht ohne weiteres klare Angstquellen benennen können oder

---

1 Es ist interessant, daß die meisten Autoren Furcht primär oder ausschließlich mit Vermeidungs-, Flucht- oder Vorsichtsmaßnahmen in Verbindung bringen. Zweifellos besteht in manchen Situationen auch die Möglichkeit anzugreifen (vgl. FÜRNTRATT 1974).

über stark generalisierte Ängste, die auch als freiflottierende Ängste auftreten können, klagen.
(3) Die Unterscheidung besitzt eine praktische therapeutische Relevanz. Für Menschen mit extremer Furcht und Vermeidungstendenz (Phobiker) bieten sich andere Therapiemethoden als für Angstneurotiker an.

8.2.3 Maßnahmen zur Gefahrenkontrolle und zur Angstkontrolle

Wenn sich ein Individuum in einer gefahrvollen Situation befindet, d.h. persönlich bedeutsame Verluste oder Mißerfolge antizipiert und dabei Angst (im engeren Sinn) oder Furcht erlebt, so kann sein Handeln unabhängig voneinander oder gleichzeitig auf zwei Ziele gerichtet sein: (1) Gefahrenkontrolle, (2) Angstkontrolle (bzw. Furchtkontrolle) (vgl. auch MECHANIC 1962; LEVENTHAL 1970; LAUX & VOSSEL 1980).

Maßnahmen zur *Gefahrenkontrolle* zielen darauf ab, die Gefährlichkeit einer bestimmten Situation zu verringern bzw. das Eintreten eines persönlich bedeutsamen Verlustes oder Mißerfolges zu verhindern. Eine systematische psychologische Erforschung und Klassifikation der von Menschen unter verschiedenen Bedingungen gewählten Strategien der Gefahrenkontrolle steht noch aus und sollte baldmöglichst in Angriff genommen werden. Wir wollen uns aus diesem Grund exemplarisch auf eine Gefahrensituation - nämlich eine in der Zukunft liegende Prüfung - beschränken und einige Maßnahmen zur Gefahrenkontrolle aufzählen:

(1) Beschaffung möglichst präziser Informationen über die Art der Gefahr. (Examenskandidaten informieren sich genau über die Prüfungsinhalte und den Fragestil des Prüfers.)
(2) Suche nach Problemlösungen bzw. nach geeigneten Handlungen, um der Gefahr wirksam zu begegnen. (Prüflinge durchdenken verschiedene Strategien der Prüfungsvorbereitung und entwickeln einen optimalen Plan.)
(3) Erhöhung der eigenen Handlungskompetenz. (Prüflinge bereiten sich sorgfältig auf die Prüfung vor, indem sie sich den Prüfungsstoff aneignen.)
(4) Besorgen von personellen oder sachlichen Hilfen. (Prüflinge lassen sich von Kommilitonen bei der Vorbereitung helfen und beschaffen sich geeignete Vorbereitungsliteratur.)

(5) Veränderung des Handlungsziels. (Prüflinge senken ihr Anspruchsniveau und verringern damit das Risiko, das gesteckte Ziel zu verfehlen.)
(6) Vergrößerung der zeitlichen und räumlichen Distanz zur Gefahrensituation. (Prüflinge beantragen die Verschiebung des Prüfungstermins auf einen entfernteren Zeitpunkt oder treten von der Prüfung zurück.)[2]

Solche Maßnahmen zur Gefahrenkontrolle können zugleich - aber indirekt - das Ausmaß der erlebten Angst beeinflussen. Dabei sind sowohl Angstanstiege als auch Angstreduktionen denkbar. Genaue Informationen über die Prüfungsanforderungen können beispielsweise kurzfristig zu Angststeigerungen, jedoch langfristig zu Angstsenkungen beitragen (vgl. Kapitel 6 und 7).

Maßnahmen zur *Angstkontrolle* sollen primär eine Verringerung der momentan erlebten Angst, nicht jedoch eine Verhinderung von Verlusten oder Mißerfolgen bewirken. Exemplarisch seien einige Kontrollstrategien genannt:

(1) Einnahme angstreduzierender Stoffe (z.B. Tranquilizer oder Alkohol).
(2) Abwendung der Aufmerksamkeit von der Gefahrenquelle (z.B. nicht an die bevorstehende Prüfung denken und sich mit anderen Dingen beschäftigen).
(3) Defensive Neuinterpretationen der Situation (z.B. Neueinschätzung der Durchfallquote einer Prüfung oder Neubewertung der persönlichen Bedeutung eines eventuellen Nichtbestehens).
(4) Verwendung körperlicher Entspannungsmethoden (z.B. Muskelrelaxation, autogenes Training).
(5) Aufsuchen von verständnisvollen Personen, die Mut machen oder Beruhigung vermitteln.
(6) Magische oder religiöse Praktiken (z.B. Beten in einer gefährlichen Situation).

---

2 Die aufgezählten Maßnahmen zur Gefahrenkontrolle setzen ausschließlich am Individuum an. Daneben besteht der grundsätzliche umweltorientierte Weg einer Beseitigung der Gefahrensituation als solcher: Man kämpft zum Beispiel für die Abschaffung von Prüfungen. (Vergleiche auch die Unterscheidung von PRAYSTAV 1979 zwischen selbstverändernden und stimulusverändernden Copingformen.)

Auch im Bereich der Maßnahmen zur Angstkontrolle mangelt es bisher an Arbeiten zur systematischen Erfassung der unterschiedlichen Bewältigungsstrategien und der Bedingungen, die über ihren Einsatz entscheiden. Wichtige Vorarbeiten wurden von FREUD und den Neoanalytikern durch ihre Studien von Abwehrmechanismen sowie durch Untersuchungen von Prüfungskandidaten, Fallschirmspringern und chirurgischen Patienten (vgl. DAVIES-OSTERKAMP 1977; SCHMIDT 1978) geleistet.

Alle diese Angstkontrollmaßnahmen eignen sich zunächst einmal zur Reduktion eines erhöhten Angstniveaus, und sie tragen nur indirekt zur Gefahrenkontrolle bei. (Zum Beispiel steigt die Chance, eine Prüfung zu bestehen, nicht, wenn man sich der trügerischen Hoffnung hingibt, die Durchfallquote einer Prüfung, die in der Vergangenheit immer bei 25% lag, sinke dieses Mal bis auf null Prozent.) Der indirekte Beitrag zur Gefahrenkontrolle resultiert daraus, daß ein Individuum in einem Zustand niedriger oder mittlerer Angst zu wirksameren Formen der Auseinandersetzung mit Gefahren in der Lage ist als im Zustand höchster Angst oder Panik.

Die Abbildung 8.2, in der die oben skizzierte Angsttheorie schematisch wiedergegeben ist, zeigt zwei grundsätzliche Möglichkeiten der Gefahren- sowie Angstkontrolle. Ein Weg führt über gedankliches Handeln, der andere über offenes Handeln. Im ersten Fall verändert das Individuum gewissermaßen sich selbst, indem es sich und seine Situation unter einem neuen Blickwinkel betrachtet. Im zweiten Fall wirkt das Individuum durch konkretes Handeln unmittelbar auf seine Umwelt ein und versucht dadurch, seine Situation zu verbessern. Häufig werden beide Möglichkeiten miteinander verknüpft, wenn z.B. im Anschluß an eine gedankliche Neuorientierung und Handlungsplanung offenes Handeln erfolgt, oder wenn offenes Handeln zu einer neuen Problemsicht beiträgt.

8.3 Situative Angstdeterminanten

In diesem Abschnitt wird die Frage nach Zusammenhängen zwischen situativen Merkmalen und Angstreaktionen gestellt. Lösen bestimmte Reize mit erhöhter Wahrscheinlichkeit Angst aus?

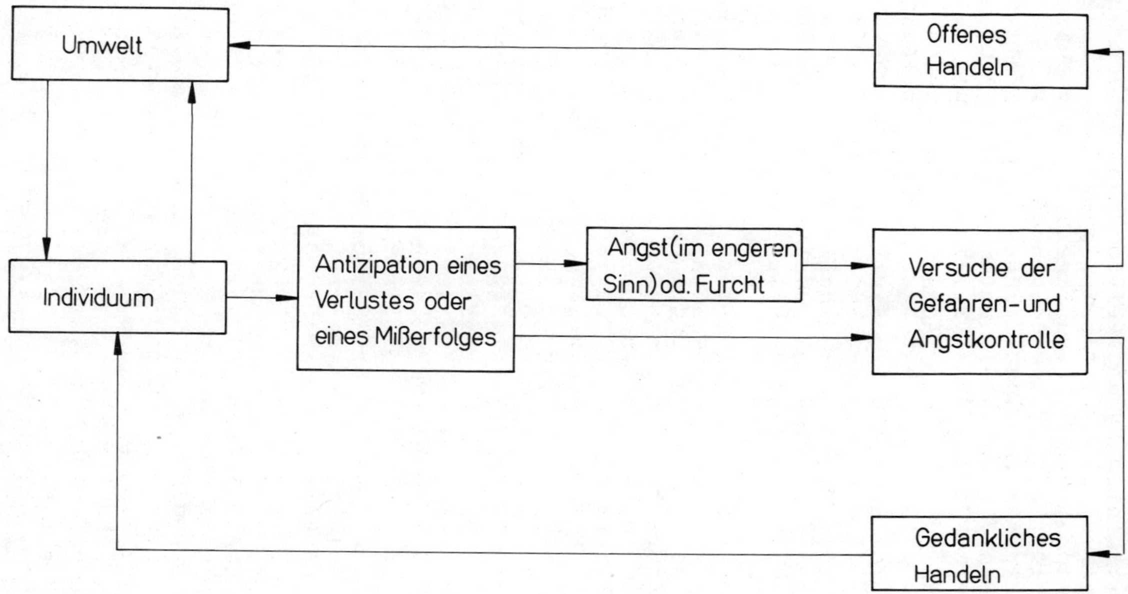

Abbildung 8.2: Ein Prozeßmodell der Entstehung von Angst (im engeren Sinn) oder Furcht sowie der "Angstbewältigung" (Gefahrenkontrolle und Angstkontrolle). Nähere Erläuterungen im Text.

Ein Reiz läßt sich auf wenigstens drei Weisen beschreiben: (1) in physikalischen Termini, (2) mittels Merkmalen, die ihm aufgrund von Gruppenurteilen zugeschrieben werden, (3) mittels Merkmalen, die ein einzelnes Individuum dem Reiz zuordnet. Bei dem Reiz handele es sich beispielsweise um das auf eine Leinwand projizierte Foto einer Spinne. In physikalischen Begriffen könnte dieser Reiz unter anderem durch seine Größe, seine Form, seine räumliche Lage und seine Farb- und Helligkeitsstruktur beschrieben werden. Die psychisch relevante Qualität des Reizes, z.B. seine Bedeutung und seine Valenz, wäre mittels verschiedener Skalierungsverfahren an einer Gruppe von Individuen zu approximieren. Im einfachsten Fall würde das gruppenspezifische Durchschnittsurteil zur Reizcharakterisierung herangezogen. Dieses Urteil braucht nicht für ein bestimmtes Individuum Gültigkeit besitzen. Es besteht mithin als drittes die Möglichkeit, den Reiz durch ein einzelnes Individuum einstufen zu lassen und dessen Maßstäbe zugrunde zu legen. Dabei könnte sich herausstellen, daß der Reiz (das Spinnenfoto) von ihm (einem Spinnenphobiker) - abweichend vom Durchschnittsurteil der Gruppe - extrem bedrohlich eingestuft wird. Lassen sich zweifelsohne auf allen drei Beschreibungsebenen Zusammenhänge zwischen Reizmerkmalen und Angstreaktionen untersuchen, so wollen wir uns im folgenden auf jene Reizmerkmale beschränken, die auf Gruppenurteilen basieren oder als auf Gruppenurteilen basierend gedacht werden können. (Im nächsten Abschnitt kommen dann die individuellen Wahrnehmungs- und Bewertungsprozesse zur Sprache.)

Angstauslösende Reize bzw. Situationen lassen sich theoretisch ableiten, wenn man von der oben vorgestellten Grundhypothese ausgeht, daß Ängste auf der Antizipation persönlich bedeutsamer Verluste und Mißerfolge basieren. Von diesem Ansatz ausgehend, sollte es sich bei den gesuchten Situationen um solche handeln, die wichtige Motive und Werte von Menschen tangieren. Als Grundlage einer Klassifikation von Angstauslösern können mithin Ordnungssysteme menschlicher Motive dienen. Ein derartiges, häufig zitiertes und sich als fruchtbar erweisendes hierarchisches Motivsystem wurde von MASLOW (1970) vorgeschlagen. Die folgende Klassifikation angstauslösender Situationen lehnt sich an den MASLOWschen Systematisierungsvorschlag von Motiven an.

(A) Situationen, die erhebliche Gefahren für das *physische Wohlbefinden* mit sich bringen:
- Situationen, in denen die Befriedigung elementarer physischer Bedürfnisse ernsthaft gefährdet erscheint.
- Situationen, in denen die Gesundheit und das Leben bedroht erscheinen bzw. die eine bedeutsame Erkrankungs- oder Verletzungsgefahr in sich bergen.
- Situationen, die starke Schmerzen hervorrufen.

(B) Situationen, die erhebliche Gefahren für das *psychosoziale Wohlbefinden* in sich bergen:
- Situationen, in denen der Verlust wichtiger materieller Güter droht.
- Situationen, in denen ein Verlust der Orientierungs- und Handlungsfähigkeit droht (z.B. neuartige, unvertraute Situationen; kognitive Inkongruenz erzeugende Informationen).
- Situationen, in denen das bisherige Wert- und Normensystem gefährdet erscheint bzw. erschüttert wird.
- Situationen, in denen das Bild, das man von sich selbst besitzt, in Frage gestellt wird.
- Situationen, in denen der Verlust wichtiger und geliebter Bezugspersonen droht, oder in denen das Wohlbefinden solcher Personen gefährdet erscheint.
- Situationen, in denen der Verlust der Zuwendung geliebter Personen droht.
- Situationen, in denen der Verlust von sozialem Ansehen droht.
- Situationen, in denen ein Verlust an Selbstachtung droht.
- Situationen, die das Erreichen (längerfristiger) Selbstverwirklichungsziele bedrohen.

Die mehr oder weniger vollständige und überschneidungsfreie Auflistung angstauslösender Situationen stellt nur einen allerersten Schritt auf dem Wege zu einer präziseren und quantitativen Analyse der Zusammenhänge zwischen Reizen bzw. Situationen und Angstreaktionen dar (vgl. auch PRAYSTAV 1979; LAUX & VOSSEL 1980). Quantitative Zusammenhänge sind bislang nur in sehr unzureichendem Maße bekannt (vgl. u.a. die Kapitel 6 und 7). Zur Zeit lassen sich einige Hypothesen vertreten, die aber in weiteren Untersuchungen überprüft und verfeinert werden müssen:

Eine Situation löst (bei einer Gruppe von Menschen) um so mehr Angst aus,

- je größer die zu erwartenden Verluste und Mißerfolge (bzw. Istwert-Sollwert-Diskrepanzen) sind,
- je bedeutsamer die auf dem Spiel stehenden Verluste und Mißerfolge sind,
- je wahrscheinlicher die befürchteten Verluste und Mißerfolge eintreten (wobei nicht unbedingt mit linearen Zusammenhängen gerechnet werden kann).

Berücksichtigt man die Wahrscheinlichkeit von "Dekkeneffekten" (Erreichen von Angstmaxima) sowie qualitativer Veränderungen der Angst, so läßt sich die vermutliche Komplexität der quantitativen Beziehungen erahnen. Wir werden im folgenden Abschnitt der Tatsache Rechnung tragen, daß die individuelle Angststärke von der für eine Gruppe durchschnittlichen Angststärke abweicht, wenn sich die individuellen kognitiven Prozesse (z.B. Einschätzungen, Bewertungen) und physiologischen Prozesse von den "gruppentypischen" unterscheiden.

8.4 Individuumsspezifische Angstdeterminanten

Wurde im vorangehenden Abschnitt die Angstentstehung unter allgemeinpsychologischen Gesichtspunkten analysiert, so rücken im folgenden die differentiellpsychologischen bzw. persönlichkeitsspezifischen Aspekte der Angst in den Vordergrund. Die Frage lautet: Warum erlebt Individuum A in einer bestimmten Situation Angst im Ausprägungsgrad X (z.B. starke Angst) und Individuum B in derselben Situation Angst im Ausprägungsgrad Y (z.B. keine Angst)? Unter Bezugnahme auf das in Abbildung 8.2 dargestellte Modell der Entstehung und Bewältigung der Angst läßt sich diese Frage wie folgt aufschlüsseln: (1) Welche Persönlichkeitsmerkmale eines Individuums beeinflussen die Wahrnehmung und Bewertung von Reizen und Situationen dahingehend, daß es in verstärktem Maße persönlich bedeutsame Verluste und Mißerfolge antizipiert? (2) Welche Persönlichkeitsmerkmale eines Individuums stehen mit seinen Strategien zur Gefahren- und Angstkontrolle im Zusammenhang?

Nach Ansicht des Verfassers ist mit einer großen Anzahl derartiger angstrelevanter Persönlichkeitsmerkmale zu rechnen (vgl. Kapitel 1). Aus diesen können hier nur einige herausgegriffen und in aller Kürze bezüglich ihrer potentiellen Bedeutsamkeit diskutiert werden. Wenngleich bereits einige ermutigende erste Ergebnisse in empirischen Studien ermittelt werden konnten (vgl. CATTELL & SCHEIER 1961; LAZARUS 1966), bewegt man sich zur Zeit doch noch auf einem ungenügend erforschten Gebiet.

Zunächst wird auf einige Persönlichkeitsmerkmale, die die *Wahrnehmung und Bewertung* von Reizen und Situationen mitdeterminieren, eingegangen. Da Ängste aus der Wahrnehmung von Gefahr resultieren und sich die Gefahr auf antizipierte Verluste oder Mißerfolge bezieht, sollten die Motiv- und Bewertungssysteme eine vorrangige angstrelevante Bedeutung besitzen. Die individuelle *Motivstärke* beeinflußt die Ich-Beteiligung in der Situation sowie die persönliche Bedeutung eines Verlustes und diese wiederum die Stärke der Angst (vgl. VOGEL et al. 1959). Ein Student A mit einer hohen Leistungsorientierung mißt dem Nichterreichen eines gesetzten Leistungszieles in einer Prüfung (einem Mißerfolg) eine größere Bedeutung bei als ein weniger leistungsorientierter Kommilitone B (vgl. Kapitel 7). Sollten sich die Studenten A und B in weiteren angstrelevanten Merkmalen (wie etwa der wahrgenommenen Kompetenz) nicht unterscheiden, so ist zu erwarten, daß der Student A mehr Angst vor der Prüfung hat als der Student B. Entsprechend wird ein Mensch mit einem starken Bedürfnis nach sozialer Anerkennung auf Anzeichen von Geringschätzung durch andere Personen (einen Verlust an sozialer Anerkennung) im allgemeinen mit Angst reagieren. In diesem Zusammenhang sei darauf verwiesen, daß unter anderem FREUD, CATTELL und LAZARUS hohe Trieb- bzw. Motivstärken für angstfördernd hielten und empirische Daten zur Stützung dieser Hypothese anführten.

Ob eine Situation als gefährlich oder ungefährlich wahrgenommen wird, hängt sicherlich - wenn auch nicht in einfacher Weise - von der *Intelligenz* eines Menschen ab. Unter Intelligenz wird in diesem Zusammenhang ein mehrdimensionales Konstrukt verstanden, das sich auf die Fähigkeit zur adäquaten Bewältigung neuartiger Situationen bezieht. Ein intelligenterer Mensch sollte mithin zur realistischeren und differenzierteren Wahrnehmung einer Situation in der Lage sein. Damit wird er einerseits einige Situationen, die weniger Intelligenten mehrdeutig und verwirrend erscheinen, noch kognitiv strukturieren können und seltener einen Verlust an Orientierungs- und Handlungsfähigkeit erleben. Andererseits dürfte der Intelligentere auch bestimmte Gefahrenmomente in einer Situation entdekken, die weniger Intelligenten entgehen.

LAZARUS (1966) und ELLIS (1962) messen auch den *Ansichten* bzw. *Glaubenssystemen* (belief systems) eines Menschen einen Erklärungswert für Ängste bei. Falls jemand der Ansicht ist, es sei eine Katastrophe, wenn ihn nicht alle Menschen gerne mögen, so wird er besondere Angst vor dem Verlust von Wertschätzung und Liebe entwickeln. Menschen mit der ausgeprägten Überzeugung, der Tod sei nur eine Zwischenstation auf dem Weg in ein jenseitiges, positiveres Leben, werden wahrscheinlich weniger Angst vor dem Sterben haben als Menschen, für die der Tod der endgültigen eigenen Vernichtung gleichkommt.

Die wahrgenommene Gefährlichkeit von Reizen oder Situationen hängt auch in entscheidendem Maße von der wahrgenommenen eigenen *Fähigkeit zur Gefahrenkontrolle* und diese wiederum von der subjektiven Handlungskompetenz ab. Unter *"subjektiver Handlungskompetenz"* wird die eingeschätzte eigene Fähigkeit zur adäquaten Bewältigung einer spezifischen (vertrauten oder unvertrauten) Situation verstanden. Im Falle einer demnächst abzulegenden Prüfung würde sich die subjektive Handlungskompetenz auf die eingeschätzte Fähigkeit, den mit der Prüfung verbundenen Anforderungen zu genügen, beziehen (vgl. Kapitel 7). Wer über eine hohe subjektive Handlungskompetenz verfügt, traut sich zu, die mit einer Situation verbundenen Gefahren zu meistern. Damit verliert für ihn diese Situation in hohem Maße ihre Bedrohlichkeit. Die subjektive, situationsspezifische Handlungskompetenz steht ihrerseits mit weiteren Persönlichkeitsmerkmalen im Zusammenhang, wie unter anderem mit der objektiven situationsspezifischen Handlungskompetenz, Selbstvertrauen und einer optimistischen oder pessimistischen Grundhaltung. Als empirisch zu überprüfende Hypothesen wären demzufolge zu formulieren: Die individuelle Angst vor einer künftigen gefährlichen Situation sollte ansteigen mit:

- abnehmender subjektiver und objektiver (genereller und vor allem situationsspezifischer) Handlungskompetenz,
- abnehmendem Selbstvertrauen und
- pessimistischer und mißtrauischer Grundhaltung.

Unter Bezugnahme auf die oben skizzierte Theorie der Angst wäre als Begründung für diese Hypothesen anzuführen, daß die zuletzt genannten persönlichkeitsspezifischen Merkmale die Erwartung (subjektive Wahrscheinlichkeit) des Eintretens eines Verlustes vergrößern.

Die Ergebnisse der CATTELLschen Angstforschung können zur Stützung dieser Hypothesen herangezogen werden (vgl. CATTELL & SCHEIER 1961; SCHMIDT 1975).

Da sich viele gefährliche Ereignisse, denen sich Menschen gegenübersehen, erst in entfernter Zukunft ereignen werden, hängt das Ausmaß an Angst (im engeren Sinn) oder Furcht auch davon ab, welche konkreten Erfahrungen ein Individuum mit ersten *Versuchen der Gefahrenkontrolle* sammelt. Individuen, die sich bei ihren Schritten zur Gefahrenkontrolle (z.B. Sammeln von Informationen, Herbeiholen von Hilfe, Treffen von Vorbereitungen) als kompetent erweisen, sollten vergleichsweise wenig Furcht vor dem Eintreten des gefährlichen Ereignisses erleben. Unter bestimmten Umständen kann es einem Menschen schwerfallen, geeignete Maßnahmen zu ergreifen, z.B. (1) wenn er sich in einem Zustand körperlicher Schwäche oder Übermüdung befindet, (2) wenn er sich nervös und angespannt fühlt und sich nur schlecht konzentrieren kann, (3) wenn er durch andere Verpflichtungen daran gehindert wird, sich mit der Gefahr in Ruhe auseinanderzusetzen, (4) wenn ihm keine Bezugspersonen zur Verfügung stehen, mit denen er seine Situation durchsprechen und analysieren kann, und (5) wenn die zur Gefahrenkontrolle geeigneten Maßnahmen (z.B. das Aufsuchen anderer Personen) ebenfalls Furcht auslösen.

Wie oben erläutert wurde, unterscheiden sich Menschen in der Art und Weise, wie sie versuchen, Angst zu kontrollieren. Als sechs mögliche Strategien der *Angstkontrolle* wurden genannt: (1) Einnahme angstreduzierender Stoffe, (2) Abwendung der Aufmerksamkeit von der Gefahrenquelle bzw. dem Verlust, (3) Neuinterpretation der Situation, (4) magische und religiöse Praktiken, (5) körperliche Entspannungsübungen, (6) Aufsuchen verständnisvoller Personen. Aus der Kenntnis der von einem Menschen bevorzugten und mehr oder weniger gut beherrschten Strategien der Angstkontrolle sollte sich mithin ebenfalls das Ausmaß an erlebter Angst erklären und vorhersagen lassen. Zu dieser Fragestellung liegen zwar bereits einige interessante Arbeiten vor, die aber noch keine weitreichenden Schlußfolgerungen zulassen (vgl. JANIS & LEVENTHAL 1968; EPSTEIN 1973).

Der Vollständigkeit halber, jedoch ohne nähere Ausführungen, sei darauf verwiesen, daß auch konstitutionelle (biologische) Merkmale eines Menschen in einer umfassenden Angsttheorie Berücksichtigung finden sollten (vgl. etwa EYSENCK 1967, 1977; GRAY 1971). Im Rahmen der vorliegenden handlungstheoretischen Erklärung der Angstentstehung werden diese - zweifellos wichtigen - Aspekte des Problems zurückgestellt.

8.5 Exkurs über Phobien und Angstneurosen

Die in den vorangehenden Abschnitten entwickelten Vorstellungen wurden als Skizzen zu einer allgemeinen psychologischen Theorie der Angst konzipiert. Sollte sich dieser Ansatz als fruchtbar erweisen, so müßte er auch einen Beitrag zum Verständnis neurotischer Ängste leisten können. Dieser Frage soll am Beispiel der Phobien und Angstneurosen nachgegangen werden.

8.5.1 Phobien

Bestehen auch gewisse Abgrenzungs- und Definitionsprobleme, so läßt sich eine Phobie doch im allgemeinen durch folgende Merkmale kennzeichnen (vgl. SCHMIDT & BECKER 1977):

- Es treten intensive Angst- oder Furchtreaktionen auf, wenn der Phobiker mit bestimmten Reizen konfrontiert wird.
- Diese Reize oder Situationen werden von der überwiegenden Mehrzahl der Menschen als (relativ) ungefährlich betrachtet, so daß die emotionalen Reaktionen des Phobikers irrational erscheinen.
- Der Phobiker versucht, wenn immer möglich, die gefürchteten Reize zu vermeiden, oder er begibt sich nur unter besonderen Sicherheitsvorkehrungen - etwa in Begleitung einer Person - in die entsprechende Situation.

Eine besonders wichtige und häufig anzutreffende Form der Phobie ist die *Agoraphobie*. Sie zeichnet sich durch eine Reihe von Furchtinhalten aus: Furcht, alleine die Wohnung zu verlassen, auf die Straßen zu gehen, Geschäfte oder belebte Plätze aufzusuchen oder zu verreisen. Die folgenden Ausführungen beschränken sich auf eine Analyse der Agoraphobie. Sie lassen sich ohne Schwierigkeiten auf andere Phobien übertragen. Wie ist das Verhalten eines Agoraphobikers unter Rückgriff auf die skizzierte Angsttheorie zu erklären?

Die Verhaltensbesonderheiten eines Agoraphobikers sollten in zwei Bereichen zutage treten:

(1) in der Art der Antizipation und Bewertung von Verlusten und Mißerfolgen;
(2) in den spezifischen Strategien der Gefahren- und der Angstkontrolle.

Zunächst wird auf die *Wahrnehmungs- und Bewertungsprozesse* eingegangen. Agoraphobiker erleben bestimmte Situationen - in der Realität oder in der Vorstellung - als gefährlich, die von anderen Personen normalerweise als harmlos betrachtet werden. Wie BECK & RUSH (1975) feststellten, unterscheiden sich Phobiker von "Normalen" in wenigstens zwei Aspekten: (a) Sie überschätzen in unrealistischer Weise die Wahrscheinlichkeit des Auftretens bestimmter unangenehmer Ereignisse. So würde ein Agoraphobiker mit hoher Sicherheit damit rechnen, daß er beispielsweise auf offener Straße oder in einem belebten Geschäft ohnmächtig würde, oder er einen Angstanfall erlitte oder daß ihn aggressive Menschen tätlich angriffen. Solche Fehlerwartungen könnten unter anderem daher rühren, daß der betreffende Agoraphobiker bereits ein ähnliches Ereignis miterlebte (= traumatische Konditionierung). Eine derartige Genese wurde von FREUD (1948, S. 158) beobachtet: "Die Phobie stellt sich in der Regel her, nachdem unter gewissen Umständen - auf der Straße, in der Eisenbahn, im Alleinsein - ein erster Angstanfall erlebt worden ist." In einem solchen Fall resultiert die Einschätzung einer erhöhten Wahrscheinlichkeit für einen Angstanfall aus einem früheren unter vergleichbaren Umständen aufgetretenen Angsterlebnis. Untersuchungen zum Lernen am Modell sowie zur stellvertretenden emotionalen Konditionierung legen die Möglichkeit nahe, daß auch durch die Beobachtung traumatischer Erlebnisse anderer Menschen Furcht über veränderte Risikobeurteilungen erworben werden kann. (b) Phobiker überbewerten die negativen Konsequenzen eines unangenehmen Ereignisses (eines Verlustes oder Mißerfolges), das sie treffen könnte. So wird ein Agoraphobiker z.B. die Folgen einer Ohnmacht oder eines Schwächezustandes drastisch überschätzen. Nach den Beobachtungen von ELLIS (1962) an Neurotikern sind in diesem Zusammenhang die irrationalen Glaubenssysteme der Patienten zu berücksichtigen, die auch von BECK und seinen Mitarbeitern bestätigt wurden (vgl. Kapitel 4).

Das Ausmaß der in einer bestimmten Situation wahrgenommenen Gefahr hängt auch von der subjektiven (situationsspezifischen) Handlungskompetenz ab. Agoraphobiker sollten sich angesichts einer der vorgestellten "gefährlichen" Situationen besonders hilflos und inkompetent fühlen. So sollten etwa die eigene Fähigkeit, im Falle eines tatsächlich erfolgenden Angriffs sich effektiv zur Wehr zu setzen, oder die Bereitschaft, Hilfe herbeizuholen, als gering eingeschätzt werden. Hierzu sind dem Verfasser keine Untersuchungsergebnisse bekannt. Jedoch lassen klinische Beobachtungen diese Hypothese als plausibel erscheinen. Ferner deuten auch die im Kapitel 5 sowie die von SCHMIDT & BECKER (1977) zusammengestellten Befunde zur überbehütenden Erziehung von Phobikern durch ihre (eher ängstlichen) Eltern in diese Richtung.

HORNEY (1937) schloß aus ihren therapeutischen Erfahrungen mit Neurotikern, daß viele von ihnen - darunter auch Phobiker - ein "idealisiertes Selbst" mit überhöhten Motivzielen und Ansprüchen besitzen. Sollte diese auch von anderen Therapeuten vertretene Hypothese zutreffen, so müßten sich aus den überstarken Motiven als besonders bedeutsam erlebte Verluste und Mißerfolge ableiten. Ein Agoraphobiker mit einem extremen Sicherheitsbedürfnis z.B. wird eine Situation beinahe zwangsläufig als sehr bedrohlich erleben müssen, in der er auf sich alleine gestellt einen entfernten Ort aufsuchen soll.

Die Verhaltensbesonderheiten von Phobikern umfassen auch die von ihnen bevorzugten *Strategien der Gefahren- und Angstkontrolle*. So wurde unter anderem von BECK und seinen Mitarbeitern eine extreme Form der "Vigilanz" bei Phobikern festgestellt. Agoraphobiker sammeln z.B. in einseitiger Weise aus Nachrichten alle Berichte über Unfälle, Überfälle oder sonstige besondere Ereignisse auf Straßen, belebten Plätzen oder Geschäften. Damit übersensibilisieren sie sich für potentielle Gefahren, oder sie malen sich in Gedanken mögliche gefährliche Begebenheiten aus. Der Vorteil einer solchen gefahrenaufspürenden Strategie besteht darin, daß der Betreffende gewissermaßen auf alles nur erdenkliche Unangenehme vorbereitet ist und potentielle Gefahren in sein Kalkül einbezieht. Der entscheidende Nachteil ergibt sich aus dem selbst geschaffenen Eindruck, von Gefahren umgeben zu sein, die Furcht erzeugen und besondere Schutzmaßnahmen erforderlich machen[3].

Unter den weiteren zur Verfügung stehenden Strategien zur Gefahrenkontrolle beschränken sich Agoraphobiker hauptsächlich auf die folgenden: entweder das Nichtaufsuchen der "gefährlichen" Orte oder die Einbeziehung einer Begleitperson, die als Helfer stets zur Stelle ist. Diese beiden Strategien sind eher für kleine Kinder und Schwerkranke oder alte, behinderte Menschen charakteristisch, und sie resultieren bei einem Teil der Agoraphobiker möglicherweise aus einer spezifischen Art der ängstlich-überbehütenden Erziehung ihrer Eltern (vgl. Kapitel 5). Demgegenüber werden die Methoden der Weiterentwicklung der eigenen Handlungskompetenz (z.B. der sozialen Kompetenz) oder der Angstkontrolle durch körperliche Entspannungsmethoden von Agoraphobikern nicht genügend genutzt.

8.5.2 Angstneurosen

Angstneurosen werden im "Diagnosenschlüssel und Glossar psychiatrischer Krankheiten" wie folgt definiert: "Verschiedene Kombinationen körperlicher und psychischer Angstsymptome, die keiner realen Gefahr zuzuschreiben sind und entweder als Angstanfälle oder als Dauerzustand auftreten. Die Angst ist meistens diffus und kann sich bis zur Panik steigern. Andere neurotische Züge wie Zwangsphänomene oder hysterische Symptome können vorhanden sein, aber beherrschen nicht das klinische Erscheinungsbild" (DEGKWITZ et al. 1971, S. 37). Im Unterschied zu den Phobien sollen bei Angstneurosen keine klar erkennbaren Abhängigkeiten der Symptome von bestimmten auslösenden Reizen oder Situationen bestehen, weshalb die Ängste häufig als "frei-flottierend" interpretiert wurden. BECK et al. (1974) und BECK & RUSH (1975) konnten jedoch durch sorgfältige Interviewmethoden bei Angstneurotikern deutliche Zusammenhänge zwischen gefahrbezogenen Gedanken oder bildlichen Vorstellungen einerseits und Angstanfällen andererseits nachweisen. Die Gedanken und Bilder wurden häufig durch bestimmte Reize oder

---

3 Vergleiche in diesem Zusammenhang die Ausführungen im Kapitel 1 zum "Repression-sensitization"-Konstrukt sowie KROHNE & ROGNER (1978).

Situationen (z.B. nachts alleine in der Wohnung sein oder bestimmte Körpersensationen verspüren) hervorgerufen.

Wie lassen sich nun im Rahmen der skizzierten Angsttheorie diese Angstneurosen erklären, und worin bestehen die Unterschiede gegenüber Phobien?

Zunächst einmal sei die Bemerkung vorangestellt, daß es sich bei Phobien und Angstneurosen nicht um zwei völlig getrennte Klassen neurotischer Störungen handelt. Es gibt vielmehr zahlreiche Grenz- und Übergangsfälle (vgl. BECK & RUSH 1975; SCHMIDT & BECKER 1977, sowie Kapitel 4). Damit treffen einige der bei der Darstellung der Phobien verwendeten Gesichtspunkte und Argumente auch auf Angstneurosen zu. Dies gilt vor allem für die Besonderheiten in der Wahrnehmung von Reizen und Situationen, aber auch teilweise für die Strategien der Gefahren- und Angstkontrolle (etwa die Hypervigilanz gegenüber "gefährlichen" Reizen).

BECK et al. (1974, S. 324) gelangten aufgrund ihrer Fallstudien an Angstneurotikern zu folgender Erkenntnis: "Der zur Angst neigende bzw. ängstliche Patient unterscheidet sich von Normalen dadurch, daß sein Urteil über eine Gefahr im allgemeinen unrealistisch ist; er mißdeutet systematisch harmlose Situationen als gefährlich; er übertreibt die Wahrscheinlichkeit eines Schadens in spezifischen Situationen; und er hält an Gedanken oder visuellen Bildern fest, in denen er physisch oder psychisch verletzt wird. ... Unsere klinischen Beobachtungen besagen, daß die Stärke der Angst proportional ist zum Plausibilitätsgrad der hypothetischen Gefahr (für den Patienten), zu der Auffassung des Patienten über die Schwere des Schadens sowie zu seiner Einschätzung der Wahrscheinlichkeit für das Eintreten des gefürchteten Ereignisses."

Worin bestehen nun die Unterschiede zur Phobie? Bei Angstneurotikern werden die angstauslösenden Gedanken und Bilder entweder durch Körpersensationen oder durch häufig anzutreffende externe Reize und Situationen hervorgerufen. Damit entfällt die für viele Phobiker charakteristische Form der Gefahrenkontrolle mittels Vermeidung. Wer als Angstneurotiker beispielsweise einen Herzanfall befürchtet, wird bei bestimmten unangenehmen Sensationen in der Brust mit einem heftigen Angstanfall reagieren. Solche angstauslösenden Körpersensationen können in den unterschiedlichsten Situationen auftreten, so daß sich das klinische Bild einer ("frei-flottierenden") Angstneurose ergibt.

Ein weiterer Unterschied könnte die subjektive Handlungskompetenz betreffen. Sollten sich (einige) Angstneurotiker durch stark generalisierte, d.h. situationsübergreifende, subjektive Handlungsschwächen bzw. Selbstunsicherheiten auszeichnen, so wäre zu erwarten, daß eine Vielzahl von Reizen und Situationen ihnen gefährlich erschiene und Ängste weckte. Diese in ähnlicher Weise auch von FREUD und von BOESCH (1976) vertretene Hypothese sollte genaueren empirischen Überprüfungen unterzogen werden.

Bezog sich die bisherige Analyse der Angstneurose auf Besonderheiten der Gefahrenreize, der Wahrnehmung von Situationen sowie der Handlungskompetenz, so müssen im folgenden auch die spezifischen Strategien der Gefahren- und Angstkontrolle von Angstneurotikern berücksichtigt werden. Die phobische Strategie der Vermeidung von Gefahrenstimuli entfällt aus oben genannten Gründen. Wurde in der Vergangenheit - aus welchen Gründen auch immer - ein erster (eventuell nicht allzu heftiger) Angstanfall erlebt, so können die den Anfall einleitenden Körpersensationen und Vorstellungen in Zukunft zu Signalen für einen drohenden erneuten Angstzustand werden. Eine angstneurotische Strategie der Gefahrenkontrolle besteht dann darin, hypervigilant und ängstlich auf solche Ankündigungssignale zu achten (vgl. Angst vor der Angst). Auf diesem Weg kann es leicht zu einem positiven Rückkoppelungsprozeß kommen, in dessen Verlauf die Angst sich bis zu einem erneuten Anfall steigert.

Die Angst kann auch dann neurotische Ausmaße erreichen, wenn ein Individuum eine bestimmte Situation als bedrohlich wahrnimmt, die zur Abwehr der Gefahr geeignet erscheinenden Maßnahmen jedoch gleichfalls fürchtet. Damit befindet sich der Betreffende in einer subjektiv unlösbaren Situation vom Typ eines Vermeidungs-Vermeidungs-Konfliktes und reagiert mit Panik.

Ferner wird ein Angstprozeß natürlich auch dann relativ leicht außer Kontrolle geraten, wenn das ängstliche Individuum keine der im Abschnitt 8.2.1 beschriebenen Methoden der Angstkontrolle ausreichend beherrscht.

Eine weitere Besonderheit einiger Angstneurotiker besteht darin, daß sie sich - ohne hinreichende Stützung auf empirische Beweise - vorstellen, ein persönlich bedeutsamer Verlust oder Mißerfolg sei bereits eingetreten. So interpretiert ein Angstneurotiker beispielsweise einen vorbeifahrenden Krankenwagen als Hinweis darauf ("Beweis" dafür), daß ein Angehöriger soeben schwer erkrankt ist und eiligst ins Krankenhaus transportiert werden muß. An diesem Beispiel wird deutlich, daß Menschen jederzeit schwere Angstzustände auslösen können, wenn sie sich in Gedanken persönlich bedeutsame Verluste und Mißerfolge oder Situationen der eigenen Hilflosigkeit ausmalen (vgl. Kapitel 1).

8.6 Der Einfluß vergangener Umwelterfahrung

Unsere bisherige Darstellung klammerte die Frage weitgehend aus, welchen Einfluß die vergangenen Umwelterfahrungen eines Menschen auf sein augenblickliches Angstverhalten ausüben. Zurückliegende Erlebnisse können dadurch angstrelevant werden, daß sie die individuelle Wahrnehmung und Bewertung von Situationen und der eigenen Person sowie die Strategien der Gefahren- und Angstkontrolle mitbestimmen. Die folgenden Ausführungen knüpfen daher unmittelbar an den Abschnitt 8.4 an. Sie bewegen sich infolge des ungenügenden Bestandes an gesicherten Erkenntnissen auf einer teilweise recht spekulativen und schmalen Basis und sind dann vor allem als Hypothesen zu verstehen. Auf die ausführliche Darstellung einschlägiger Untersuchungsergebnisse wird verzichtet, um dieses abschließende Kapitel nicht zu sehr auszuweiten (vgl. auch Kapitel 5).

Welche persönlichen Erfahrungen können zu einer Überschätzung der Wahrscheinlichkeit für das Eintreten eines bedeutsamen Verlustes oder Mißerfolges beitragen? Man wird an erster Stelle eigene *"traumatische" Erlebnisse* in ähnlichen Situationen berücksichtigen müssen. So kann zum Beispiel bereits ein einmaliger schmerzhafter Biß eines Hundes zu einer deutlichen Erhöhung der Erwartung weiterer Angriffe von Hunden und anderen Säugetieren beitragen. Daneben ist mit der Möglichkeit eines *stellvertretenden Lernens* zu rechnen. Wenn jemand beispielsweise in der Realität oder im Film miterlebt, wie ein Skifahrer sich bei einem Sturz schwer verletzt und mit einer Krankenbahre abtransportiert wird, kann diese Erfahrung seine Einschätzung der Verletzungsgefahr beim Skifahren verändern. JANIS & LEVENTHAL (1968) hielten alle jene Erfahrungen eines Menschen, die den Glauben an die eigene Unverletzlichkeit ("illusion of personal invulnerability") erschüttern, für bedeutsame Angstdeterminanten.

Das Gefahrenrisiko in einer bestimmten Situation wird auch aufgrund von *Fehlinformationen* überschätzt. So kam es in der Vergangenheit offenbar häufiger vor, daß von ihren Eltern falsch "aufgeklärte" Mädchen damit rechneten, schwanger zu werden, falls sie von einem jungen Mann geküßt würden. Die daraus resultierenden Ängste können leicht als "irrational" abgetan werden, sie leiten sich jedoch verständlich aus dem Informationsstand der betreffenden Mädchen ab. Derartige unbegründete Warnungen vor angeblichen Gefahren werden von ängstlichen Eltern auch auf nonverbalem Wege an ihre Kinder weitergegeben (vgl. RICHTER 1970).

Liegt keine Fehlinformierung vor, so kann auch Unkenntnis bzw. *Unerfahrenheit* zu einer unrealistischen Einschätzung (Über- und Unterschätzung) von Risiken führen. Wenn zum Beispiel Kinder aufgrund einer überbehütenden, ängstlichen Erziehung daran gehindert wurden, eigenständige Erfahrungen in bestimmten Situationen zu sammeln, so werden sie sich die unbekannten Situationen eventuell wesentlich gefährlicher vorstellen als Kinder, die sich auf unmittelbare eigene Erfahrungen stützen können (vgl. Kapitel 5). Auch Erwachsene deuten nicht selten in unbekannte Situationen unrealistische Gefahren hinein und erleben entsprechende starke Ängste.

Für das Verständnis von Angstreaktionen sollten ferner jene Erfahrungen eines Menschen Berücksichtigung finden, die zu einer *Erhöhung der Motivstärke* beitragen (vgl. Abschnitt 8.4). Welches sind nun motivational bedeutsame Erfahrungen? Zur Beantwortung dieser Frage muß man sich auf ein schwieriges und insgesamt wenig erforschtes Gebiet begeben. Die folgenden skizzenartigen Ausführungen beschränken sich auf das Leistungsmotiv, zu dessen Genese Erkenntnisse und Hypothesen vorliegen (vgl. HECKHAUSEN 1965; HERRMANN 1969; SCHMALT & MEYER 1976). Eine besondere Beachtung verdienen das Modellverhalten und die Bekräftigungspläne der Eltern sowie die elterliche Erziehung zur Unabhängigkeit und Selbständigkeit. Eltern können auf diesen Wegen unter anderem das Anspruchsniveau und die Gütemaßstäbe für Leistungen sowie die Erfolgs- oder Mißerfolgsorientierungen ihrer Kinder entscheidend mitbestimmen. Weiterhin hängt es von der bisherigen Lerngeschichte eines Menschen ab, in welchem

Maß er das Erreichen hoher Leistungsziele als Mittel zur Befriedigung weiterer Motive betrachtet und damit für Leistungseinbußen sensibilisiert ist (vgl. SCHMALT & MEYER 1976).

Eine angstrelevante Bedeutung erlangen auch jene persönlichen Erfahrungen, die die Herausbildung *"irrationaler" Auffassungen* und Glaubenssysteme fördern. In diesem Zusammenhang wären ebenfalls das Modellverhalten der Eltern sowie anderer wichtiger Bezugspersonen (deren "irrationale" Ansichten) sowie Fehlinformationen über mögliche nachteilige Folgen eines bestimmten Verhaltens zu berücksichtigen. Nicht zu vergessen sind alle jene zurückliegenden prägenden Umwelteinflüsse, die zur *Geringschätzung der eigenen Handlungskompetenz* bzw. zu einem schwachen Selbstvertrauen beitragen können: (1) Das Erleben eigener Unzulänglichkeit und Hilflosigkeit in ähnlichen Situationen, (2) Abwertungen durch Eltern, Lehrer, Vorgesetzte oder sonstige Personen sowie häufige Überforderungen in Leistungssituationen, (3) mangelnde Gelegenheiten zur Bewährung in schwierigen oder gefährlichen Situationen. Die Möglichkeit der Transmission elterlicher selbstabwertender, pessimistischer und mißtrauischer Grundhaltungen ist ebenfalls in Betracht zu ziehen.

Der Einfluß wichtiger Bezugspersonen erstreckt sich ferner auf die Wahl der bevorzugten Methoden zur Gefahren- und Angstkontrolle, wie Gefahrenaufspüren, Vermeidung, Erhöhung der Handlungskompetenz, Einnahme angstreduzierender Stoffe, magische Praktiken oder körperliche Entspannung.

Diesen sehr knapp gehaltenen und unvollständigen Hinweisen auf mögliche angstrelevante Umwelterfahrungen sei die Bemerkung angeschlossen, daß jene zurückliegenden Erlebnisse auch dann eine verhaltenssteuernde Wirkung besitzen können, wenn sie dem Individuum in der betreffenden Situation nicht mehr bewußt sind.

8.7 Die Funktionen der Angst (im engeren Sinn) und der Furcht

Furchtzustände und Angstzustände (im engeren Sinn) besitzen - ähnlich wie Schmerzen - eine stark aversive Qualität, und es versteht sich, daß Menschen sie gerne aus ihrem Leben verbannen möchten. Auf der anderen Seite ist ihre prinzipielle adaptive Bedeutung nicht zu bestreiten. Schmerzen signalisieren einem Menschen eine Funktionsstörung oder eine Schädigung des Organismus und bieten den Anlaß zu defensiven oder kurativen Maßnahmen. In ähnlicher Weise kann ein von Hinweisreizen auf eine Gefahrensituation ausgelöster Furchtzustand wie ein Signal oder ein Verstärker wirken und das Individuum zur Gefahrenabwehr motivieren (vgl. FREUDs Theorie von der Signalfunktion der Angst). Ohne Frage bietet es für einen Organismus Vorteile, wenn er eine gefährliche Situation (einen drohenden bedeutsamen Verlust oder Mißerfolg) aufgrund von Signalreizen antizipiert und sich durch besondere Vorsicht, Vermeidung, Flucht oder andere Strategien der Gefahrenkontrolle rechtzeitig mit dem Problem auseinandersetzt.

Sind Furcht- und Angstzustände grundsätzlich adaptiver Natur? Vor der Beantwortung dieser Frage müssen zunächst die Begriffe "adaptiv" und "Adaptation" kurz erläutert werden. *Adaptation* meint einen Prozeß oder Zustand der Anpassung zwischen einem Individuum und seiner Umwelt. Ein Mensch ist dann an seine Umwelt adaptiert, wenn eine Art Gleichgewichtszustand erreicht ist, der es einerseits dem Individuum erlaubt, seine Bedürfnisse zu befriedigen, sich zu entfalten und zu überleben, und andererseits die Umwelt nicht zerstört und sie nicht in einen toxischen Zustand versetzt. Ist ein Mensch-Umwelt-System vorübergehend aus dem Gleichgewicht geraten, so dienen Adaptationsprozesse der Wiederherstellung des alten oder der Schaffung eines neuen Stabilitätszustandes.

Furchtzustände als Reaktionen auf Signale, die eine reale Gefahr ankündigen, erfüllen insofern eine adaptive Funktion, als sie langfristig die Chancen der Bedürfnisbefriedigung, der Entfaltung und des Überlebens des Individuums verbessern. SUOMI & HARLOW (1976) schlossen aus ihren Beobachtungen der Furchtentwicklung bei Affen, daß die Furcht der Affenbabys zu einer Intensivierung der Bindung an ihre Mutter führt. Die Nähe der Mutter hat zwei wünschenswerte Effekte: (1) Sie begünstigt das Erlernen adaptiven Verhaltens aufgrund der Beobachtung der Mutter und aufgrund der häufigen Interaktionen mit ihr. (2) Sie erleichtert den Prozeß der Erkundung der Umwelt, die wegen der schützenden Nähe der Mutter weniger gefährlich erscheint. Furchtzustände fördern nicht nur enge Bindungen zwischen Mutter und Kind, sondern auch den Zusammenschluß und die Zusammenarbeit größerer Menschengruppen. Im Verband mit anderen Menschen lassen sich viele Gefahren wirkungsvoller abwehren als in der Situation der Isolierung. So tragen die Furcht sowie die Angst (im engeren Sinn) ganz erheblich zur Weiterentwicklung der Kultur und Zivilisation bei: "Die Rolle, die die normale Angst so in der Genese von Wissenschaft und Kunst, in den Feinheiten des menschlichen Umgangs und in der alltäglichen Wirklichkeitsbewältigung spielt, ist wahrscheinlich noch kaum genügend gewürdigt worden" (BOESCH 1976, S. 478).

Als zwei weitere adaptive Funktionen der Furcht sowie der Angst (im engeren Sinn) wären die Erhöhung der eigenen Handlungskompetenz sowie die Ausbildung eines Über-Ichs bzw. eines Gewissens zu nennen. Die Antizipation von Verlusten oder Mißerfolgen kann einen Menschen dazu veranlassen, seine Handlungskompetenz zu verbessern, um der Gefahr wirksamer zu begegnen. So wird sich mancher Student nicht zuletzt deshalb gründlich auf seine Prüfung vorbereiten, weil er die negativen Folgen eines schlechten Abschneidens befürchtet. Auch die Gewissensbildung und die Tendenz zur Einhaltung sozialer, moralischer und gesetzlicher Normen werden maßgeblich - aber sicher nicht ausschließlich - durch Furchtreaktionen gefördert.

In der bisherigen Erörterung war in erster Linie von Furcht die Rede. Wie steht es nun um *Angstzustände* im engeren Sinn? Kann man auch ihnen eine adaptive Bedeutung zusprechen? Angstzustände (im engeren Sinn) treten - wie in Abschnitt 8.1 dargestellt wurde - auf, wenn Menschen angesichts drohender persönlich bedeutsamer Verluste und Mißerfolge in einen Zustand der Hilflosigkeit geraten. In einer solchen Situation muß das Individuum versuchen, möglichst rasch wieder Herr der Lage zu werden. Die mit Angst verbundenen Zustände starker Erregung versetzen den Organismus in höchste Aktivität und lassen ihn fieberhaft nach Problemlösungen suchen. Solange das Individuum die Situation nur partiell überblickt, keine angemessenen Handlungsentwürfe zur Verfügung hat oder einen Konflikt zwischen Handlungsalternativen erlebt, befindet es sich in einem Zustand der Ungewißheit, Hilflosigkeit und Verwirrung, der sich bis zur Panik steigern kann. Werden kritische Grenzwerte überschritten und erfolgt eine völlige Desorganisation des Verhaltens, so trägt ein schwerer Angstanfall in der Regel nicht mehr zu einer unmittelbaren verbesserten Adaptation bei. Eine Ausnahme besteht darin, daß ein Mensch, der in Gegenwart anderer Personen von heftiger Angst (im engeren Sinn) befallen wird und seine Hilflosigkeit kommuniziert, normalerweise sofortige Hilfe und Zuwendung erhält und auf diesem Weg seine unmittelbare Lage meist verbessert. (An diesem Beispiel wird die gelegentlich übersehene *kommunikative Funktion der Angst* deutlich.) Aber selbst wenn jemand alleine einen schweren Angstanfall (im engeren Sinn) erlebt, kann diese Erfahrung langfristig adaptiv sein. Dieser Mensch wird nach Wegen suchen, wie er sich ein ähnlich unangenehmes Erlebnis in Zukunft ersparen kann, und er wird dabei Methoden der Gefahren- und Angstkontrolle entwickeln oder verbessern (vgl. Abschnitt 8.2.3).

Sollte die obige Diskussion den hohen adaptiven Wert vieler Furcht- und Angstreaktionen verdeutlichen, so stellt sich als nächstes die Frage nach *inadaptiver Furcht und Angst*. Manche Autoren würden ohne Zögern die Phobien und Angstneurosen als Beispiele inadaptiver Angst anführen. Wenngleich nicht bestritten werden soll, daß diese Interpretation in vielen Fällen zutrifft, so zeigte doch die Diskussion in Abschnitt 8.5 Ausnahmen. Wenn jemand ungewöhnlich starke Ängste erlebt, weil er z.B. überhöhte Motivziele oder unzureichende Handlungskompetenzen besitzt oder häufig Normen überschreitet oder bestimmten für alle Menschen belastenden Situationen ausweicht, so sollten diese Ängste durchaus als adaptiv betrachtet werden (vgl. auch MOWRER 1965). Sie können den Anlaß zu einer Verhaltensänderung des Individuums bieten, die diesem letztlich zugute kommt. Inadaptive Ängste liegen jedoch dann vor, wenn jemand von falschen Grundannahmen und von Fehlwahrnehmungen der Umwelt sowie der eigenen Person ausgeht (vgl. auch Abschnitt 8.6). Sie führen zu überflüssigen Vorsichtsmaßnahmen, Funktionshemmungen, Vermeidungsstrategien und Frustrationen.

Ängste büßen auch dann ihre adaptive Funktion ein, wenn ein Mensch sie nicht zu verstehen versucht und sie nicht auf ihre Quellen zurückführt. Anstatt sich mit diesen Angstquellen auseinanderzusetzen, richtet er sein Augenmerk ausschließlich auf die möglichst rasche Angstkontrolle, etwa durch Einnahme von Psychopharmaka oder den Einsatz von Abwehrmechanismen. Ein solcher Mensch gleicht einer Person, die beim Ertönen einer elektrischen Warnanlage den Strom abschaltet, um auf diese Weise nicht länger in ihrer Ruhe behelligt zu werden.

Faßt man die obige Diskussion über die adaptive Funktion der Furcht und Angst (im engeren Sinn) zusammen, so sind zahlreiche Fälle nicht zu übersehen, in denen "Ängste" kurz-, mittel- oder langfristig zu einer verbesserten Anpassung zwischen Individuum und Umwelt beitragen: Es werden Gefahrenquellen in der Umwelt beseitigt und individuelle Kompetenzen im Sinne der verbesserten Gefahren- und Angstkontrolle entwickelt. Unter diesem Blickwinkel besteht keine Veranlassung, Ängste als etwas grundsätzlich Negatives aus dem Leben der Menschen verbannen zu wollen. Furcht und Angst (im engeren Sinn) können sich als Stimulantien des kulturellen Fortschritts sowie der Persönlichkeitsreifung erweisen.

Überträgt man diesen Gedanken auf das Problem der Angsttherapie, so sind Fälle denkbar, in denen das angemessene Therapieziel nicht in der Reduktion von Angst, sondern in der Erhöhung der Angsttoleranz besteht (vgl. BECKER 1979).

Andererseits wird niemand die negativen Begleiterscheinungen vor allem hoher und chronischer Furcht und Angst (im engeren Sinn) übersehen wollen. Sie kann Menschen in gefügige, unterwürfige und undemokratisch denkende und handelnde Individuen verwandeln. Sie hindert viele Menschen daran, innovatorisch tätig zu werden, kreative Ideen zu entwerfen und vorhandene Potentiale zu entfalten. Vor allem chronische Furcht und Angst (im engeren Sinn) begünstigen das Auftreten verschiedener Arten psychischer Störungen. Ein lohnendes Ziel künftiger Forschung wird darin bestehen, die Bedingungen genauer aufzuschlüsseln, unter denen Furcht und Angst (im engeren Sinn) konstruktive oder destruktive Wirkungen zeitigen, und diese Erkenntnisse im Rahmen der Therapie und Prävention zu nutzen (vgl. BECKER 1978c, 1979).

Literaturverzeichnis

ABRAMS, S. 1965. The need system of college students. Journal of Social Psychology 66, 227-239.

ADAMS, E. & SARASON, I.G. 1963. Relation between anxiety in children and their parents. Child Development 34, 237-246.

ADAMS, J. 1971. Change on the fear survey schedule during psychiatric hospitalization. Journal of Clinical Psychology 27, 533-535.

ADAMS, J. & ROTHSTEIN, W. 1971. The relationship between 16 fear factors and psychiatric status. Behaviour Research and Therapy 9, 361-365.

AGRAS, S., SYLVESTER, D. & OLIVEAN, D. 1969. The epidemiology of common fears and phobias. Comparative Psychiatry 10, 151-156.

AMERICAN PSYCHIATRIC ASSOCIATION 1968. Diagnostic and statistical manual of mental disorders. Washington, D.C.: American Psychiatric Association.

ANDREWS, J.D.W. 1966. Psychotherapy of phobias. Psychological Bulletin 66, 455-480.

ATKINSON, J.W. 1964. An introduction to motivation. New York: Van Nostrand.

AVERILL, J.R. 1973. Personal control over aversive stimuli and its relationship to stress. Psychological Bulletin 80, 286-303.

BANDURA, A. 1968. A social learning interpretation of psychological dysfunctions. In: LONDON, P. & ROSENHAN, D. (Eds.). Foundations of abnormal psychology. New York: Holt, Rinehart & Winston. p. 293-344.

BANDURA, A. 1969. Principles of behavior modification. New York: Holt, Rinehart & Winston.

BANDURA, A. 1976. Lernen am Modell. Ansätze zu einer sozial-kognitiven Lerntheorie. Stuttgart: Klett.

BANDURA, A. 1977. Social learning theory. Englewood Cliffs, N.J.: Prentice-Hall.

BANDURA, A. & MENLOVE, F.L. 1968. Factors determining vicarious extinction of avoidance behavior through symbolic modeling. Journal of Personality and Social Psychology 8, 99-108.

BATES, H.D. 1971. Factorial structure and MMPI correlates of a fear survey schedule in a clinical population. Behaviour Research and Therapy 9, 355-360.

BECK, A.T. 1971. Cognition, affect and psychopathology. Archives of General Psychiatry 24, 495-500.

BECK, A.T. 1976. Cognitive therapy and the emotional disorders. New York: International Universities Press.

BECK, A.T., LAUDE, R. & BOHNERT, M. 1974. Ideational components of anxiety neurosis. Archives of General Psychiatry 31, 319-325.

BECK, A.T. & RUSH, A.J. 1975. A cognitive model of anxiety formation and anxiety resolution. In: SARASON, J.D. & SPIELBERGER, C.D. (Eds.) Stress and anxiety. Volume 2. Washington, D.C.: Hemisphere. p. 69-80.

BECKER, P. 1972. Die Faktorenanalyse von MMPI-Skalen als Methode der "Klinischen Persönlichkeitsforschung". Saarbrücken: Psychologisches Institut der Universität des Saarlandes (Inaugural-Dissertation).

BECKER, P. 1973. Verteilungskennwerte, interne Konsistenz und faktorielle Validität von 53 Skalen des MMPI-Saarbrücken. Saarbrücken: Psychologisches Institut der Universität des Saarlandes (Arbeit Nr. 10).

BECKER, P. 1975. Das Angst-Struktur-Inventar (A-S-I). Konstruktion und erste Überprüfungen der Reliabilität und Validität. Saarbrücken: Psychologisches Institut der Universität des Saarlandes (Arbeit Nr. 30).

BECKER, P. 1978(a). Differentialätiologie. In: SCHMIDT, L.R. (Ed.) Lehrbuch der Klinischen Psychologie. Stuttgart: Enke. p. 100-127.

BECKER, P. 1978(b). Prävention psychischer Störungen. In: SCHMIDT, L.R. (Ed.) Lehrbuch der Klinischen Psychologie. Stuttgart: Enke. p. 361-378.

BECKER, P. 1978(c). Prävention von Verhaltensstörungen und Förderung der seelischen Gesundheit. In: WITTLING, W. (Ed.) Handbuch der Klinischen Psychologie. Band 2. Hamburg: Hoffmann & Campe (im Druck).

BECKER, P. 1979. Angsttheorie und Angsttherapie. Trierer Psychologische Berichte, Band 6, Heft 5. Universität Trier.

BECKER, P. 1980. Der Interaktions-Angstfragebogen (I-A-F). Testheft und Manual. Weinheim: Beltz (in Vorbereitung).

BECKER, P. & SCHNEIDER, E. 1976. Persönlichkeitsspezifische Reaktionen auf eine Streßsituation: Studenten vor der Prüfung. Zeitschrift für Experimentelle und Angewandte Psychologie 23, 1-29.

BECKER, P., SCHNEIDER, J. & SCHUMANN, C. 1975. Über die Bereichsspezifität der Angstneigung. Ein Beitrag zur situationsbezogenen Eigenschaftsmessung. Psychologische Beiträge 17, 112-132.

BECKER, W.C. 1964. Consequences of different kinds of parental discipline. In: HOFFMAN, M.L. & HOFFMAN, C.W. (Eds.) Review of child development research. Band 1. New York: Russel Sage. p. 169-208.

BEECH, H.R. (Ed.) 1974. Obsessional states. London: Methuen.

BERGOLD, J.B. 1974. Physiologische Indikatoren zur Therapiekontrolle bei Angststörungen. In: SCHRAML, W.J. & BAUMANN, U. (Ed.) Klinische Psychologie II. Methoden, Ergebnisse und Probleme der Forschung. Stuttgart: Huber. p. 487-504.

BERNSTEIN, D.A. & ALLEN, G.J. 1969. Fear Survey Schedule (II): Normative data and factor analyses based upon a large college sample. Behaviour Research and Therapy 7, 403-407.

BIRBAUMER, N. (Ed.) 1973. Neuropsychologie der Angst. München: Urban & Schwarzenberg.

BIRBAUMER, N. 1977. Angst. In: HERRMANN, T., HOFSTÄTTER, P.R., HUBER, H.P. & WEINERT, F.E. (Eds.) Handbuch psychologischer Grundbegriffe. München: Kösel. p. 27-38.

BIRBAUMER, N. & LUTZENBERGER, W. 1977. Neurophysiologische Grundlagen. In: PONGRATZ, L.J. (Ed.) Handbuch der Psychologie. Band 8: Klinische Psychologie. 1. Halbband. Göttingen: Hogrefe. p. 482-564.

BIXENSTEIN, V.E. 1955. A case study of the use of palmar sweating as a measure of psychological tension. Journal of Abnormal and Social Psychology 50, 138-143.

BLÖSCHL, L. 1966. Kullbacks 2 $\hat{I}$-Test als ökonomische Alternative zur χ^2-Probe. Psychologische Beiträge 9, 379-406.

BLÖSCHL, L. 1977. Zur Verhaltensanalyse und Verhaltenstherapie depressiver Reaktionen. In: TACK, W.H. (Ed.) Bericht über den 30. Kongreß der Deutschen Gesellschaft für Psychologie in Regensburg. Band 2. Göttingen: Hogrefe. p. 179-189.

BLÖSCHL, L. 1978. Psychosoziale Aspekte der Depression. Ein lerntheoretisch-verhaltenstherapeutischer Ansatz. Bern: Huber.

BOESCH, E.E. 1975.: Zwischen Angst und Triumph. Über das Ich und seine Bestätigung. Bern: Huber.

BOESCH, E.E. 1976. Psychopathologie des Alltags. Zur Ökopsychologie des Handelns und seiner Störungen. Bern: Huber.

BOUCSEIN, W. & FRYE, M. 1974. Physiologische und psychische Wirkungen von Mißerfolgsstreß unter Berücksichtigung des Merkmals Repression-Sensitization. Zeitschrift für Experimentelle und Angewandte Psychologie 21, 339-366.

BOWERS, K.S. 1973. Situationism in psychology: an analysis and a critique. Psychological Review 80, 307-336.

BOWLBY, J. 1969. Disruption of affectional bonds and its effects on behavior. Canada's Mental Health Supplement No. 59.

BRÄUTIGAM, W. 1969. Reaktionen, Neurosen, Psychopathien. Ein Grundriß der kleinen Psychiatrie. Stuttgart: Thieme.

BRAUN, P.R. & REYNOLDS, D.J. 1969. A factor analysis of a 100-item fear survey inventory. Behaviour Research and Therapy 7, 399-402.

BRITTNACHER, M. 1978. Zur Differentialätiologie kindlicher Verhaltensstörungen. Saarbrücken: Psychologisches Institut der Universität des Saarlandes (unveröffentlichte Diplomarbeit).
BROWN, C.H. & van GELDER, D. 1938. Emotional reactions before examinations. Journal of Psychology 5, 1-31.
BROWN, F.W. 1942. Heredity in the psychoneuroses. Proceedings of the Royal Society of Medicine 35, 785-790.
BUCHHOLZ, B. 1974. Die akademische Prüfung als institutionelles und persönliches Problem. In: SPERLING, E. & JAHNKE, J. (Ed.) Zwischen Apathie und Protest. Band 2. Bern: Huber. p. 5-76.
BUSS, A.H. 1966. Psychopathology. New York: Wiley.
BUSS, A.H., WIENER, M., DURKEE, A. & BAER, M. 1955. The measurement of anxiety in clinical situations. Journal of Consulting Psychology 19, 125-129.
BUSS, A.R. 1977. The trait-situation controversy and the concept of interaction. Personality and Social Psychology Bulletin 3, 196-201.
BUTOLLO, W.H.L., MEYER-PLATH, S. & WINKLER, B. 1978. Bedingungen der Entwicklung von Verhaltensstörungen. In: PONGRATZ, L.J. (Ed.) Handbuch der Psychologie. Band 8: Klinische Psychologie. 2. Halbband. Göttingen: Hogrefe. p. 3074-3101.

CAMPBELL, B.A. & CHURCH, R.M. (Ed.) 1969. Punishment and aversive behavior. New York: Appleton-Century-Crofts.
CAMPBELL, D., SANDERSON, R.E. & LAVERTY, S.G. 1964. Characteristics of a conditioned response in human subjects during extinction trials following a single traumatic conditional trial. Journal of Abnormal and Social Psychology 68, 627-639.
CATTELL, R.B. 1957. Personality and motivation structure and measurement. Yonkers, New York: World Book.
CATTELL, R.B. 1963. The structuring of change by P-technique and incremental R-technique. In: HARRIS, C.W. (Ed.) Problems in measuring change. Madison: University of Wisconsin Press. p. 167-198.
CATTELL, R.B. 1966. Anxiety and motivation: theory and crucial experiments. In: SPIELBERGER, C.D. (Ed.) Anxiety and behavior. New York: Academic Press. p. 23-62.
CATTELL, R.B., EBER, H.W. & TATSUOKA, M.M. 1970. Handbook for the Sixteen Personality Factor Questionnaire. Champaign, Ill.: Institut for Personality and Ability Testing.
CATTELL, R.B. & SCHEIER, I.H. 1960. Stimuli related to stress, neuroticism, excitation, and anxiety response patterns: illustrating a new multivariate experimental design. Journal of Abnormal and Social Psychology 60, 195-204.
CATTELL, R.B. & SCHEIER, I.H. 1961. The meaning and measurement of neuroticism and anxiety. New York: Ronald Press.
CAUTELA, J.R., KASTENBAUM, R. & WINCZE, J.P. 1972. The use of the fear survey schedule to survey possible reinforcing and

aversive stimuli among juvenile offenders. Journal of Genetic Psychology 121, 255-262.

CHATEL, J.C. & PEELE, R. 1970. A centennial review of neurasthenia. American Journal of Psychiatry 126, 1404-1413.

CHRZANOWSKI, G. 1959. Neurasthenia and hypochondriasis. In: ARIETI, S. (Ed.) American handbook of psychiatry. Band 1. New York: Basic Books. p. 258-271.

COHEN, R. 1971. Zum Begriff der Angst in der differentiellen Psychologie. Konstanz: Universitätsverlag.

COOPERSMITH, S. 1967. The antecedents of self-esteem. San Francisco: Freeman.

DARPE, F. & SCHNEEWIND, K.A. 1978. Elterlicher Erziehungsstil und kindliche Persönlichkeit. In: SCHNEEWIND, K.A. & LUKESCH, H. (Eds.) Familiäre Sozialisation. Stuttgart: Klett. p. 149-163.

DAVIES-OSTERKAMP, S. 1977. Angst und Angstbewältigung bei chirurgischen Patienten. Medizinische Psychologie 3, 169-184.

DAVITZ, J.R. 1958. Contributions of research with children to a theory of maladjustment. Child Development 29, 3-7.

DAVITZ, J.R. 1969. The language of emotion. New York: Academic Press.

DEGKWITZ, R., HELMCHEN, H., MEYER, J.-E. & MOMBOUR, W. 1971[2]. Diagnosenschlüssel und Glossar psychiatrischer Krankheiten. Berlin: Springer.

DeNIKE, L.D. & TIBER, N. 1968. Neurotic behavior. In: LONDON, P. & ROSENHAN, D. (Eds.) Foundations of abnormal psychology. New York: Holt, Rinehart & Winston. p. 345-390.

DIBNER, A.S. 1958. Ambiguity and anxiety. Journal of Abnormal and Social Psychology 56, 165-174.

DIXON, J.J., DeMONCHAUX, C. & SANDLER, J. 1957. Patterns of anxiety: an analysis of social anxieties. British Journal of Medical Psychology 30, 107-112.

DOLLARD, J. & MILLER, N.E. 1950. Personality and psychotherapy. An analysis in terms of learning, thinking, and culture. New York: McGraw-Hill.

EISENBERG, L. 1958. School phobia: a study in the communication of anxiety. American Journal of Psychiatry 114, 712-718.

EKEHAMMAR, B. 1974. Interactionism in personality from a historical perspective. Psychological Bulletin 81, 1026-1048.

EKEHAMMAR, B., MAGNUSSON, D. & RICKLANDER, L. 1972. An interactionistic approach to the study of anxiety. Stockholm: Reports from the Psychological Laboratories.

EKEHAMMAR, B., MAGNUSSON, D. & RICKLANDER, L. 1974. An interactionistic approach to the study of anxiety. Scandinavian Journal of Psychology 15, 4-14.

EKMAN, P. & FRIESEN, W.V. 1975. Unmasking the face. A guide to recognizing emotions from facial clues. Englewood Cliffs, N.J.: Prentice-Hall.

ELLIS, A. 1962. Reason and emotion in psychotherapy. New York: Stuart.

ELLIS, A. 1971. Growth through reason. Verbatim cases in rational-emotive therapy. Palo Alto, Calif.: Science and Behavior Books.

ENDLER, N.S. 1975. A person-situation interaction model for anxiety. In: SPIELBERGER, C.D. & SARASON, I.G. (Ed.) Stress and anxiety. Volume 1. Washington, D.C.: Hemisphere. p. 145-164.

ENDLER, N.S., HUNT, J. McV. & ROSENSTEIN, A.J. 1962. An S-R inventory of anxiousness. Psychological Monographs 76, No. 536.

ENDLER, N.S. & OKADA, M. 1975. A multidimensional measure of trait anxiety: the S-R inventory of general trait anxiousness. Journal of Consulting and Clinical Psychology 43, 319-329.

EPSTEIN, S. 1962. The measurement of drive and conflict in humans: theory and experiment. In: JONES, M.R. (Ed.) Nebraska symposium on motivation. Lincoln, Nebr.: University of Nebraska Press. p. 127-209.

EPSTEIN, S. 1972. The nature of anxiety with emphasis upon its relationship to expectancy. In: SPIELBERGER, C.D. (Ed.) Anxiety, Current trends in theory and research. New York: Academic Press. p. 291-337.

EPSTEIN, S. 1973. Versuch einer Theorie der Angst. In: BIRBAUMER, N. (Ed.) Neuropsychologie der Angst. München: Urban & Schwarzenberg. p. 184-241.

EPSTEIN, S. & FENZ, W.D. 1962. Theory and experiment on the measurement of approach-avoidance conflict. Journal of Abnormal and Social Psychology 64, 97-112.

EPSTEIN, S. & FENZ, W.D. 1965. Steepness of approach and avoidance gradients in humans as a function of experience: theory and experiment. Journal of Experimental Psychology 70, 1-12.

EYSENCK, H.J. 1961. Classification and the problem of diagnosis. In: EYSENCK, H.J. (Ed.) Handbook of abnormal psychology. New York: Basic Books. p. 3-33.

EYSENCK, H.J. 1967. The biological basis of personality. Springfield, Ill.: Thomas.

EYSENCK, H.J. 1968. A theory of the incubation of anxiety/fear responses. Behaviour Research and Therapy 6, 309-321.

EYSENCK, H.J. 1977. Neurotizismusforschung. In: PONGRATZ, L.J. (Ed.) Handbuch der Psychologie. Band 8: Klinische Psychologie. 1. Halbband. Göttingen: Hogrefe. p. 565-598.

EYSENCK, H.J. & RACHMAN, S. 1967. Neurosen - Ursachen und Heilmethoden. Berlin: VEB Deutscher Verlag der Wissenschaften.

FAHRENBERG, J. 1967. Psychophysiologische Persönlichkeitsforschung. Göttingen: Hogrefe.
FARLEY, F.H. & MEALIEA, W.L. 1971. Dissimulation and social desirability in the assessment of fears. Behavior Therapy 2, 101-102.
FARLEY, F.H. & WALLACE, L.M. 1972. Personality and fears. Journal of Personality Assessment 36, 451-453.
FAZIO, A.F. 1969. Verbal and overt-behavioral assessment of a specific fear. Journal of Consulting and Clinical Psychology 33, 705-709.
FENICHEL, O. 1946. The psychoanalytic theory of neurosis. London: Routledge & Kegan.
FENZ, W.D. 1971. Eine Querschnitts- und Longituden-Untersuchung über Angst und ihre Beherrschung. Zeitschrift für Experimentelle und Angewandte Psychologie 18, 189-203.
FENZ, W.D. 1973. Stress and its mastery: predicting from laboratory to real life. Canadian Journal of Behavioral Science 5, 332-346.
FENZ, W.D. 1975. Strategies for coping with stress. In: SARASON, I.G. & SPIELBERGER, C.D. (Eds.) Stress and anxiety. Volume 2. New York: Wiley. p. 305-336.
FENZ, W.D. & Jones, B.G. 1972. Individual differences in physiological arousal and performance in sport parachutists. Psychosomatic Medicine 34, 1-8.
FERSTER, C.B. 1973. A functional analysis of depression. American Psychologist 28, 857-870.
FISCH, R. 1970. Konfliktmotivation und Examen. Meisenheim: Hain.
FISCHER, W.F. 1970. Theories of anxiety. New York: Harper & Row.
FLORIN, I. & von ROSENSTIEL, L. 1976. Leistungsstörung und Prüfungsangst. München: Goldmann.
FREUD, S. 1948. Hemmung, Symptom und Angst. In: GESAMMELTE WERKE. Band 14. Frankfurt: Fischer. p. 111-205.
FROMM, E. 1973. Die Furcht vor der Freiheit. Frankfurt: Europäische Verlagsanstalt.
FÜRNTRATT, E. 1969. Zur Bestimmung der Anzahl interpretierbarer gemeinsamer Faktoren in Faktorenanalysen psychologischer Daten. Diagnostica 15, 62-75.
FÜRNTRATT, E. 1974. Angst und instrumentelle Aggression. Weinheim: Beltz.

GÄRTNER-HARNACH, V. 1972. Angst und Leistung. Weinheim: Beltz.
GEBHARDT, F. 1969. NRMP. Prüfung auf Normalität. In: GEBHARDT, F. (Ed.) Statistische Programme des DRZ. Teil B: Einzelbeschreibungen. Darmstadt: Deutsches Rechenzentrum. p. 60-63.
GEER, J.H. 1965. The development of a scale to measure fear. Behaviour Research and Therapy 3, 45-53.
GOLDFRIED, M. & SOBOCINSKI, D. 1975. The effect of irrational

beliefs on emotional arousal. Journal of Consulting and Clinical Psychology 43, 504-510.
GOLDSTEIN, K. 1939. The organism. A holistic approach to biology. New York: American Book.
GRAUMANN, C.F. 1960. Eigenschaften als Problem der Persönlichkeitsforschung. In: LERSCH, P. & THOMAE, H. (Eds.) Persönlichkeitsforschung und Persönlichkeitstheorie. Handbuch der Psychologie. Band 4. Göttingen: Hogrefe. p. 87-148.
GRAY, J. 1971. Angst und Streß. München: Kindler.
GROEBEN, U. 1978. Determinanten der Schulangst. Weinheim: Beltz.
GROFFMANN, K.J. 1977. Vorläufige Ergebnisse einer Untersuchung über Verhaltensmodifikation an prüfungsängstlichen Studenten. Forschungsberichte aus dem Otto-Selz-Institut für Psychologie und Erziehungswissenschaft der Universität Mannheim. Nr. 3.
GRUNWALD, W. 1976. Psychotherapie und experimentelle Konfliktforschung. München: Reinhardt.
GUILFORD, J.P. 1956. Fundamental statistics in psychology and education. New York: McGraw-Hill.

HAGMAN, E. 1932. A study of fears of children of pre-school age. Journal of Experimental Education 1, 110-130.
HALISCH, F. 1976. Die Selbstregulation leistungsbezogenen Verhaltens: Das Leistungsmotiv als Selbstbekräftigungssystem. In: SCHMALT, H.-D. & MEYER, W.-U. (Eds.) Leistungsmotivation und Verhalten. Stuttgart: Klett. p. 137-164.
HAMILTON, M. 1959. The assessment of anxiety states by rating. British Journal of Medical Psychology 32, 50-59.
HECKHAUSEN, H. 1955. Motivationsanalyse der Anspruchsniveausetzung. Psychologische Forschung 25, 118-154.
HECKHAUSEN, H. 1963. Hoffnung und Furcht in der Leistungsmotivation. Meisenheim: Hain.
HECKHAUSEN, H. 1965. Leistungsmotivation. In: THOMAE, H. (Ed.) Handbuch der Psychologie. Band 2: Motivation. Göttingen: Hogrefe. p. 602-702.
HECKHAUSEN, H. 1977. Motivation: Kognitionspsychologische Aufspaltung eines summarischen Konstrukts. Psychologische Rundschau 28, 175-189.
HECKHAUSEN, H. 1980. Task-irrelevant cognitions during an exam: incidence and effects. In: KROHNE, H.W. & LAUX, L. (Eds.) Achievement, stress, and anxiety. Washington, D.C.: Hemisphere (im Druck).
HEINERTH, K. 1972. Prüfungsangst von Studenten. Psychologische Rundschau 23, 79-90.
HENRICH, H. 1967. Die Angst des Kindes. Würzburg: Unveröffentlichte Dissertation.
HERMANS, H.J., TER LAAK, J.J. & MAES, P.C. 1972. Achievement motivation and fear of failure in family and school. Developmental Psychology 6, 520-528.

HERRMANN, T. 1969. Lehrbuch der empirischen Persönlichkeitsforschung. Göttingen: Hogrefe.

HERRNSTEIN, R.J. 1969. Method and theory in the study of avoidance. Psychological Review 76, 49-69.

HERSEN, M. 1971. Fear scale norms for an in-patient population. Journal of Clinical Psychology 27, 375-378.

HETHERINGTON, E.M. & MARTIN, B. 1972. Family interaction and psychopathology in children. In: QUAY, H.C. & WERRY, J.S. (Eds.) Psychopathological disorders of childhood. New York: Wiley. p. 30-82.

HILDESCHMIDT, A., MEISTER, H., SANDER, A. & SCHORR, E. 1979. Unregelmäßiger Schulbesuch. Verbreitung, Bedingungen, Interventionsmöglichkeiten. Weinheim: Beltz.

HODGES, W.F. & FELLING, J.P. 1970. Types of stressful situations and their relation to trait anxiety and sex. Journal of Consulting and Clinical Psychology 34, 333-337.

HODGSON, R. & RACHMAN, S. 1974. Desynchrony in measures of fear. Behaviour Research and Therapy 12, 319-326.

HOFFMANN, N. (Ed.) 1976. Depressives Verhalten. Psychologische Modelle der Ätiologie und der Therapie. Salzburg: Müller.

HORNEY, K. 1937. The neurotic personality of our time. New York: Norton.

HORNEY, K. 1954. Unsere inneren Konflikte. Stuttgart: Kilpper.

HOUSTON, B.K., OLSON, M. & BOTKIN, A. 1972. Trait anxiety and beliefs regarding danger and threat to self-esteem. Journal of Consulting and Clinical Psychology 38, 152.

HUPPMANN, G. & HELLHAMMER, D. 1978. Aspekte der Angst-Furcht-Differenzierung. Zeitschrift für Klinische Psychologie und Psychotherapie 26, 115-127.

HYGGE, S. & ÖHMAN, A. 1978. Modeling processes in the aquisition of fears: vicarious electrodermal conditioning to fear-relevant stimuli. Journal of Personality and Social Psychology 36, 271-279.

INNERHOFER, P. 1974. Ein Regelmodell zur Analyse und Intervention in Familie und Schule. Zeitschrift für Klinische Psychologie 3, 1-29.

IZARD, C.E. 1977. Human emotions. New York: Plenum Press.

JACOBS, B. 1980. Angst in der Prüfung. Ansätze zu einer Theorie der Prüfungsangst auf der Basis der Angsttheorie von Lazarus. Arbeitsberichte aus der Fachrichtung Allgemeine Erziehungswissenschaft. Universität des Saarlandes, Nr. 2.

JACOBS, B. & STRITTMATTER, P. 1979. Der schulängstliche Schüler. Eine empirische Untersuchung über mögliche Ursachen und Konsequenzen der Schulangst. München: Urban & Schwarzenberg.

JANIS, I.L. 1958. Psychological stress. New York: Wiley.

JANIS, I.L. & LEVENTHAL, H. 1968. Human reaction to stress. In: BORGATTA, E.F. & LAMBERT, W.W. (Eds.) Handbook of personality theory and research. Chicago: Rand McNally. p. 1041-1085.

JANISSE, M.P. & PALYS, T.S. 1976. Frequency and intensity of anxiety in university students. Journal of Personality Assessment 40, 502-515.

JENKINS, R.L. 1968. The varieties of children's behavioral problems and family dynamics. American Journal of Psychiatry 124, 1440-1445.

JOHNSTON, J.M. 1972. Punishment of human behavior. American Psychologist 27, 1033-1054.

KENDALL, P.E. 1978. Anxiety: states, traits - situations? Journal of Consulting and Clinical Psychology 46, 280-287.

KESSEN, W. & MANDLER, G. 1961. Anxiety, pain, and the inhibition of distress. Psychological Review 68, 396-404.

KESSLER, B.H. & PFAFF, H. 1978. Rational-emotive Psychotherapie. In: SCHMIDT, L.R. (Ed.) Lehrbuch der Klinischen Psychologie. Stuttgart: Enke. p. 419-429.

KILPATRICK, D.G. & McLEOD, P.G. 1973. Trait anxiety and fearfulness. Social Behavior and Personality 1, 119-122.

KNITTEL, G. 1968. Herzneurose und Depression im testpsychologischen Vergleich. Gießen: Justus Liebig-Universität Gießen (Inaugural-Dissertation).

KOHR, H.-U. 1972. DATANA. Ein Programm zur Daten- und Itemanalyse nach dem Konzept der klassischen Testtheorie. Gießen: Psychologisches Institut der Justus Liebig-Universität (Bericht Nr. 4).

KRAAK, B. 1976. Handlungs-Entscheidungs-Theorien-Anwendungsmöglichkeiten und Verbesserungsvorschläge. Psychologische Beiträge 18, 505-515.

KRAUSE, M.S. 1961. The measurement of transitory anxiety. Psychological Review 68, 178-189.

KRISTOF, W. 1958. Statistische Prüfverfahren zur Beurteilung von Testprofilen. Zeitschrift für Experimentelle und Angewandte Psychologie 5, 520-533.

KROHNE, H.W. 1975. Angst und Angstverarbeitung. Stuttgart: Kohlhammer.

KROHNE, H.W. 1976(a). Theorien zur Angst. Stuttgart: Kohlhammer.

KROHNE, H.W. 1976(b). Angst bei Schülern und Studenten: Hamburg: Hoffmann & Campe.

KROHNE, H.W. & ROGNER, J. 1978. Repression-sensitization as a central construct in coping research. In: KROHNE, H.W. & LAUX, L. (Eds.) Achievement, stress, and anxiety. Washington, D.C.: Hemisphere (im Druck).

LACEY, J.I. 1967. Somatic response patterning and stress: Some revisions of activation theory. In: APPLEY, M.H. & TRUMBULL, R. (Eds.) Psychological stress. New York: Appleton-Century-Crofts. p. 14-42.

LADER, M.H. 1967. Palmar conductance measures in anxiety and phobic states. Journal of Psychosomatic Research 11, 271-281.

LADER, M.H. & SARTORIUS, N. 1968. Anxiety in patients with hysterical conversion symptoms. Journal of Neurology, Neurosurgery, and Psychiatry 31, 490-495.

LAMB, D.H. 1976. Usefulness of situation-specific trait and state measures of anxiety. Psychological Reports 38, 188-191.

LANDY, F.J. & GAUPP, L.A. 1971. A factor analysis of the Fear Survey Schedule-III. Behaviour Research and Therapy 9, 84-93.

LANG, P.J. & LAZOVIK, A.D. 1963. Experimental desensitization of a phobia. Journal of Abnormal and Social Psychology 66, 519-525.

LANYON, R.I. & MANOSEVITZ, M. 1966. Validity of self-reported fear. Behaviour Research and Therapy 4, 259-263.

LAUCKEN, U. 1974. Naive Verhaltenstheorie. Stuttgart: Klett.

LAUX, L. & VOSSEL, G. 1980. Theoretical and methodological issues in achievement-related stress and anxiety research. In: KROHNE, H.W. & LAUX, L. (Eds.) Achievement, stress, and anxiety. Washington, D.C.: Hemisphere (im Druck).

LAWLIS, G.F. 1971. Response styles of a patient population on the Fear Survey Schedule. Behaviour Research and Therapy 9, 95-102.

LAZARUS, R.S. 1966. Psychological stress and the coping process. New York: McGraw-Hill.

LAZARUS, R.S. 1968. Emotions and adaptation: conceptual and empirical relations. In: ARNOLD, W. (Ed.) Nebraska symposium on motivation. Lincoln, Nebr.: University of Nebraska Press. p. 175-266.

LAZARUS, R.S. & AVERILL, J.R. 1972. Emotion and cognition: with special reference to anxiety. In: SPIELBERGER, C.D. (Ed.) Anxiety: Current trends in theory and research. Band 2. New York: Academic Press. p. 241-283.

LAZARUS, R.S. & OPTON, E.M. 1966. The study of psychological stress. In: SPIELBERGER, C.D. (Ed.) Anxiety and behavior. New York: Academic Press. p. 225-262.

LAZARUS-MAINKA, G. 1976. Psychologische Aspekte der Angst. Stuttgart: Kohlhammer.

LAZARUS-MAINKA, G. & KOTNIK, A. 1979. Einfluß des Alters auf die Bedeutung von Angstwörtern. Zeitschrift für Entwicklungspsychologie und Pädagogische Psychologie 11, 101-111.

LAZARUS-MAINKA, G., KRAUSE, V. & FEIGE, R. 1979. Eine experimentelle Untersuchung zur Interaktkon von Ängstlichkeit und Situationsangst. Zeitschrift für Klinische Psychologie 8, 135-147.

LEFCOURT, H.M. 1973. The function of the illusions of control and freedom. American Psychologist 28, 417-425.
LESTER, D. 197O. Relation of fear of death in subjects to fear of death in their parents. Psychological Record 2O, 541-543.
LESTER, D. & TEMPLER, D.I. 1972. Resemblance of parent-child death-anxiety as a function of age and sex of child. Psychological Reports 31, 75O.
LEVENTHAL, H. 197O. Findings and theory in the study of fear communications. In: BERKOWITZ, L. (Ed.) Advances in experimental social psychology. Band 5. New York: Academic Press. p. 119-186.
LEVIN, S. 1966. Toward a classification of external factors capable of inducing psychological stress. Journal of Psychoanalysis 47, 546-551.
LEVITT, E.E. 1971. Die Psychologie der Angst. (= Urban-Taschenbücher. Band 138.) Stuttgart: Kohlhammer.
LEVY, D.M. 1966. Maternal overprotection. New York: Norton.
LEWIN, K. 1938. The conceptual representation and the measurement of psychological forces. Durham: Duke University Press.
LEWIN, K. 1963. Feldtheorie in den Sozialwissenschaften. Bern: Huber.
LEWINSOHN, P.M. 1956. Personality correlates of duodenal ulcer and other psychosomatic reactions. Journal of Clinical Psychology 12, 296-298.
LIEBERT, R.M. & MORRIS, L.W. 1967. Cognitive and emotional components of test anxiety: a distinction and some initial data. Psychological Reports 2O, 975-978.
LINDEMANN, E. 1944. Symptomatology and management of acute grief. American Journal of Psychiatry 1O1, 141-148.
LÜCK, H.E. & ORTLIEB, P. 1973. Zur Validierung des Fragebogens zur Messung der Angst in sozialen Situationen (SAP). Diagnostica 19, 3-8.
LUKESCH, H. (Ed.) 1975. Auswirkungen elterlicher Erziehungsstile. Göttingen: Hogrefe.

MAGNUSSON, D. & EKEHAMMAR, B. 1975. Anxiety profiles based on both situational and response factors. Multivariate Behavioral Research 1O, 27-43.
MAHL, G.F. 1959. Measuring the patient's anxiety during interviews from 'expressive' aspects of his speech. Transactions of the New York Academy of Sciences 21, 249-257.
MANDLER, G. 1972. Helplessness: theory and research in anxiety. In: SPIELBERGER, C.D. (Ed.) Anxiety: Current trends in theory and research. Volume 2. New York: Academic Press. p. 359-374.
MANDLER, G. & SARASON, S.B. 1952. A study of anxiety and learning. Journal of Abnormal and Social Psychology 47, 561-565.
MANDLER, G. & WATSON, D.L. 1966. Anxiety and the interruption of behavior. In: SPIELBERGER, C.D. (Ed.) Anxiety and behavior. New York: Academic Press. p. 263-288.

MANOSEVITZ, M. & LANYON, R.I. 1965. Fear survey schedule: A normative study. Psychological Reports 17, 699-703.

MARTIN, B. 1961. The assessment of anxiety by physiological behavioral measures. Psychological Bulletin 58, 234-255.

MARTIN, R.P. 1971. The development of anxiety in persons anticipating a highly stressful event. Dissertation Abstracts International 31(A), 5854.

MASLOW, A. 1970[2]. Motivation and personality. New York: Harper & Row.

MAXPLANE 1967. Programm zur schiefwinkligen Faktorenrotation. Darmstadt: Deutsches Rechenzentrum.

McDONALD, J.E. & SHEPERD, G. 1976. School phobia: an overview. Journal of School Psychology 14, 283-290.

McREYNOLDS, P. 1976. Assimilation and anxiety. In: ZUCKERMAN, M. & SPIELBERGER, C.D. (Eds.) Emotions and anxiety. New concepts, methods, and applications. Hillsdale, N.J.: Lawrence Erlbaum. p. 35-86.

MEARES, R. & HORVATH, T. 1972. "Acute" and "chronic" hysteria. British Journal of Psychiatry 121, 653-657.

MECHANIC, D. 1962. Students under stress. New York: Free Press of Glencoe.

MERZ, F. & STELZL, I. 1977. Einführung in die Erbpsychologie. Stuttgart: Kohlhammer.

MEYER, W.-U. 1976. Leistungsorientiertes Verhalten als Funktion von wahrgenommener eigener Begabung und wahrgenommener Aufgabenschwierigkeit. In: SCHMALT, H.-D. & MEYER, W.-U. (Eds.) Leistungsmotivation und Verhalten. Stuttgart: Klett. p. 101-135.

MILLER, L.C., BARRETT, C.L. & HAMPE, E. 1974. Phobias of childhood in a pre-scientific era. In: DAVIDS, A. (Ed.) Child per-York: Wiley. p. 89-134.

MILLER, L.C., BARRETT, C.L., HAMPE, E. & NOBLE, H. 1972. Factor structure of childhood fears. Journal of Consulting and Clinical Psychology 39, 264-268.

MILLER, N.E. 1951. Comments on theoretical models, illustrated by the development of a theory of conflict behavior. Journal of Personality 20, 82-100.

MISCHEL, W. 1968. Personality and assessment. New York: Wiley.

MISCHEL, W. 1971. Introduction to personality. London: Holt, Rinehart & Winston.

MISCHEL, W. 1972. Direct versus indirect personality assessment: Evidence and implications. Journal of Consulting and Clinical Psychology 38, 319-324.

MISCHEL, W. 1973. Toward a cognitive social learning reconceptualization of personality. Psychological Review 80, 252-283.

MOELLER, M.L. & SCHEER, J.W. 1974. Psychotherapeutische Studentenberatung. Stuttgart: Thieme.

MOWRER, O.H. 1939. A stimulus-response analysis of anxiety and its role as a reinforcing agent. Psychological Review 46, 553-565.

MOWRER, O.H. 1953. Neurosis, psychotherapy, and two-factor learning theory. In: MOWRER, O.H. (Ed.) Psychotherapy, theory and research. New York: Ronald Press. p. 140-149.

MOWRER, O.H. 1965. Learning theory and behavior therapy. In: WOLMAN, B.B. (Ed.) Handbook of clinical psychology. New York: McGraw-Hill. p. 242-276.

MULLAHY, P. 1965. Non-Freudian analytic theories. In: WOLMAN, B.B. (Ed.) Handbook of clinical psychology. New York: McGraw-Hill. p. 341-377.

MURRAY, E.J. & BERKUN, M.M. 1955. Displacement as a function of conflict. Journal of Abnormal and Social Psychology 51, 47-56.

MURRAY, H. 1938. Explorations in personality: a clinical and experimental study of fifty men of college age. New York: Oxford University Press.

NIJHAWAN, H.K. 1972. Anxiety in school children. New York: Halstead.

O'CONNOR, J.P., LORR, M. & STAFFORD, J.W. 1956. Some patterns of manifest anxiety. Journal of Clinical Psychology 12, 160-163.

ÖHMAN, A., ERIXON, G. & LÖFBERG, I. 1975. Phobias and preparedness: phobic versus neutral pictures as conditioned stimuli for human autonomic responses. Journal of Abnormal Psychology 84, 41-45.

OVERBECK, G. 1974. Einige Überlegungen zur Psychodynamik der Ulkuskranken anhand des Giessen-Tests. Psychotherapy and Psychosomatics 24, 1-17.

PAWLIK, K. 1968. Dimensionen des Verhaltens. Bern: Huber.

PERDUE, O.R. & SPIELBERGER, C.D. 1966. Anxiety and the perception of punishment. Mental Hygiene 50, 390-397.

PHARES, E.J. 1966. Delay, anxiety, and expectancy changes. Psychological Reports 18, 679-682.

PHARES, E.J. 1968. Test anxiety, expectancies and expectancy changes. Psychological Reports 22, 259-265.

PHARES, E.J. 1972. A social learning theory approach to psychopathology. In: ROTTER, J.B., CHANCE, J.E. & PHARES, E.J. (Ed.) Applications of a social learning theory of personality. New York: Holt, Rinehart & Winston. p. 436-469.

PONGRATZ, L.J. 1973. Lehrbuch der Klinischen Psychologie. Göttingen: Hogrefe.

PRAHL, H.W. 1977. Prüfungsangst: Symptome, Formen, Ursachen. München: Nymphenburger Verlagshandlung.

PRYSTAV, G. 1979. Die Bedeutung der Vorhersagbarkeit und Kontrollierbarkeit von Stressoren für Klassifikationen von Belastungssituationen. Zeitschrift für Klinische Psychologie 8, 283-301.

RACHMAN, S. 1976. The passing of the two-stage theory of fear and avoidance: fresh possibilities. Behaviour Research and Therapy 14, 125-134.

RACHMAN, S. 1977. The conditioning theory of fear-aquisition: a critical examination. Behaviour Research and Therapy 15, 375-387.

RAYNOR, J.O. 1974. Future orientation in the study of achievement motivation. In: ATKINSON, J.W. & RAYNOR, J.O. (Ed.) Motivation and achievement. New York: Wiley. p. 121-154.

RICHTER, H.E. 1963. Eltern, Kind und Neurose. Stuttgart: Klett.

RICHTER, H.E. 1970. Patient Familie. Hamburg: Rowohlt.

RICHTER, H.E. & BECKMANN, D. 1973. Herzneurose. Stuttgart: Thieme.

ROGERS, C.R. 1972. Die klientzentrierte Gesprächspsychotherapie. München: Kindler.

ROHRBAUGH, M. & RICCIO, D. 1970. Paradoxical enhancement of learned fear. Journal of Abnormal Psychology 75, 210-216.

ROSENBERG, M. 1962. The association between self-esteem and anxiety. Journal of Psychiatric Research 1, 135-151.

ROSENTHAL, M.J., FINKELSTEIN, M., NI, E. & ROBERTSON, R.E. 1959. A study of mother-child relationships in the emotional disorders of children. Genetic Psychology Monographs 60, 65-116.

ROTTER, J.B. 1954. Social learning and clinical psychology. Englewood Cliffs, N.J.: Prentice Hall.

ROTTER, J.B. 1972. An introduction to social learning theory. In: ROTTER, J.B., CHANCE, J.E. & PHARES, E.J. (Ed.) Applications of a social learning theory of personality. New York: Holt, Rinehart & Winston, p. 1-43.

ROTTER, J.B., CHANCE, J.E. & PHARES, E.J. 1972. Applications of a social learning theory of personality. New York: Holt, Rinehart & Winston.

RUBIN, B.M., KATKIN, E.S. & WEISS, B.W. 1968. Factor analysis of a fear survey schedule. Behaviour Research and Therapy 6, 65-75.

RUBIN, S.E., LAWLIS, G.F., TASTO, D.L. & NAMENEK, T. 1969. Factor analysis of the 122-item Fear Survey Schedule. Behaviour Research and Therapy 7, 381-386.

RUSSELL, G.W. 1967. Human fears: A factor analysis study of three age levels. Genetic Psychology Monographs 76, 141-164.

RYCHLAK, J.F. & LERNER, J.J. 1965. An expectancy interpretation of manifest anxiety. Journal of Personality and Social Psychology 2, 677-684.

SANDLER, J., DE MONCHAUX, C. & DIXON, J.J. 1958. Patterns of anxiety: The correlates of social anxieties. British Journal of Medical Psychology 31, 24-31.

SARASON, I.G. 1958. Effects on verbal learning of anxiety, reassurance, and meaningfulness of material. Journal of Experimental Psychology 56, 472-477.

SARASON, I.G. 1972. Experimental approaches to test anxiety: attention and the uses of information. In: SPIELBERGER, C.D. (Ed.) Anxiety. Current trends in theory and research. Volume 2. New York: Academic Press. p. 381-403.

SARNOFF, J., SARASON, S.B., LIGHTHALL, F.F. & DAVIDSON, K.S. 1959. Test anxiety and the "Eleven-Plus" examinations. British Journal of Educational Psychology 29, 9-16.

SCHACHTER, S. 1966. The interaction of cognitive and physiological determinants of emotional state. In: SPIELBERGER, C.D. (Ed.) Anxiety and behavior. New York: Academic Press. p. 193-224.

SCHAEFER, E.S. 1959. A circumplex model for maternal behavior. Journal of Abnormal and Social Psychology 59, 241-246.

SCHAEFER, E.S. 1961. Converging conceptual models for maternal behavior and for child behavior. In: GLIDEWELL, J.C. (Ed.) Parental attitudes and child behavior. Springfield: Thomas. p. 124-146.

SCHEER, J.W. & ZENZ, H. 1973. Studenten in der Prüfung. Eine Untersuchung zur akademischen Initiationskultur. Frankfurt: Aspekte-Verlag.

SCHERER, M.W. & NAKAMURA, C.Y. 1968. A fear survey schedule for children (FSS-FC): A factor-analytic comparison with manifest anxiety (CMAS). Behaviour Research and Therapy 6, 173-182.

SCHMALT, H.-D. 1976. Die Messung des Leistungsmotivs. Göttingen: Hogrefe.

SCHMALT, H.-D. & MEYER, W.-U. 1976. Leistungsmotivation und Verhalten. Stuttgart: Klett.

SCHMIDT, L.R. 1975. Objektive Persönlichkeitsmessung in diagnostischer und klinischer Psychologie. Weinheim: Beltz.

SCHMIDT, L.R. 1978. Psychologie in der Medizin. In: SCHMIDT, L.R. (Ed.) Lehrbuch der Klinischen Psychologie. Stuttgart: Enke. p. 29-45.

SCHMIDT, L.R. & BECKER, P. 1977. Psychogene Störungen. In: PONGRATZ, L.J. (Ed.) Handbuch der Psychologie. Band 8: Klinische Psychologie. 1. Halbband. Göttingen: Hogrefe. p. 330-434.

SCHNEEWIND, K.A. 1975. Elterliche Erziehungsstile: Einige Anmerkungen zum Stand der Forschung. In: TACK, W.H. (Ed.) Bericht über den 29. Kongreß der Deutschen Gesellschaft für Psychologie in Salzburg, 1974. Band 2. Göttingen: Hogrefe. p. 165-176.

SCHNEEWIND, K.A. & LUKESCH, H. (Ed.) 1978. Familiäre Sozialisation. Probleme, Ergebnisse, Perspektiven. Stuttgart: Klett.

SCHNEIDER, E. 1974. Verhaltensänderungen in einer belastenden Lebenssituation in Abhängigkeit von Persönlichkeitsmerkmalen. Saarbrücken: Fachrichtung Psychologie der Universität des Saarlandes (unveröffentlichte Diplomarbeit).

SCHNEIDER, K. 1976. Leistungsmotiviertes Verhalten als Funktion von Motiv, Anreiz und Erwartung. In: SCHMALT, H.-D. & MEYER, W.-U. (Eds.) Leistungsmotivation und Verhalten. Stuttgart: Klett. p. 33-59.

SCHNELL, P. 1969. PAFA: Principal axis factor analysis. In: GEBHARDT, F. (Ed.) Statistische Programme des DRZ. Teil B: Einzelbeschreibungen. Darmstadt. Deutsches Rechenzentrum. p. 64-69.

SCHÖNPFLUG, W. 1976. Einige theoretische Vorstellungen zum Problem des belastenden und belasteten Verhaltens. Bericht über den 30. Kongreß der Deutschen Gesellschaft für Psychologie in Regensburg, 1976 (unveröffentlichtes Manuskript).

SCHÖNPFLUG, W. 1979. Regulation und Fehlregulation im Verhalten. I. Verhaltensstruktur, Effizienz und Belastung - theoretische Grundlagen eines Untersuchungsprogramms. Psychologische Beiträge 21, 174-202.

SCHÖNPFLUG, W. & SCHULZ, P. 1977. Streß und Verhaltensregulation bei Belastung. In: TACK, W.H. (Ed.) Bericht über den 30. Kongreß der Deutschen Gesellschaft für Psychologie in Regensburg, 1976. Band 1. Göttingen: Hogrefe. p. 435-440.

SCHULZ, P. & SCHÖNPFLUG, W. 1980. Regulatory activity during states of stress. In: KROHNE, H.W. & LAUX, L. (Eds.) Achievement, stress, and anxiety. Washington, D.C.: Hemisphere (im Druck).

SCHWARZER, R. 1975. Schulangst und Lernerfolg. Düsseldorf: Schwann.

SEGAL, B. 1973. Sensation seeking and anxiety: assessment of responses to specific stimulus situations. Journal of Consulting and Clinical Psychology 41, 135-138.

SEITZ, W., WEHNER, E.G. & HENKE, M. 1970. Zusammenhänge zwischen elterlichem Erziehungsstil und Persönlichkeitszügen 7- bis 8-jähriger Jungen. Zeitschrift für Entwicklungspsychologie und Pädagogische Psychologie 2, 165-180.

SELIGMAN, M. 1971. Phobias and preparedness. Behaviour Therapy 2, 307-320.

SELIGMAN, M. 1975. Helplessness. On depression, development and death. San Francisco: Freeman.

SELIGMAN, M. & JOHNSTON, J. 1973. A cognitive theory of avoidance learning. In: McGUIGAN, F.J. & LUMSDEN, B. (Eds.) Contemporary approaches to conditioning and learning. New York: Wiley. p. 69-100.

SELLS, S.B., TRITES, D.K. & PARISH, H.S. 1957. Correlates of manifest anxiety in beginning pilot trainees. Journal of Aviation Medicine 28, 583-588.

SEMMER, N. & PFÄFFLIN, M. 1978. Interaktionstraining. Ein handlungstheoretischer Ansatz zum Training sozialer Fertigkeiten. Weinheim: Beltz.

SIDANA, U.R. & SINHA, D. 1973. Child rearing practices and the development of fears in children. Indian Journal of Psychology 48, 34-48.

SKINNER, B.F. 1971. Beyond freedom and dignity. New York: Knopf.

SKINNER, B.F. 1973. Wissenschaft und menschliches Verhalten. München: Kindler.

SMITH, R.C. & LAY, C.D. 1974. State and trait anxiety: annotated bibliography. Psychological Reports 34, 519-594.

SNAITH, R.P. 1968. A clinical investigation of phobias. British Journal of Psychiatry 114, 673-697.

SOLYOM, L., BECK, P., SOLYOM, C. & HUGEL, R. 1974. Some etiological factors in phobic neurosis. Canadian Psychiatric Association Journal 19, 69-78.

SPANDL, O.P. 1979. Die Angst des Schulkindes und ihre Überwindung. Ein praktischer Leitfaden zur Erkenntnis und zum Abbau von Schul-, Leistungs- und Prüfungsangst. Freiburg: Herder.

SPENCE, J.T. & SPENCE, K.W. 1966. The motivational components of manifest anxiety: drive and drive stimuli. In: SPIELBERGER, C.D. (Ed.) Anxiety and behavior. New York: Academic Press. p. 291-326.

SPIEGLER, M.D. & LIEBERT, R.M. 1970. Some correlates of self-reported fear. Psychological Reports 26, 691-695.

SPIEGLER, M.D., MORRIS, L.W. & LIEBERT, R.M. 1968. Cognitive and emotional components of test anxiety: temporal factors. Psychological Reports 22, 451-456.

SPIELBERGER, C.D. (Ed.) 1966. Anxiety and behavior. New York: Academic Press.

SPIELBERGER, C.D. 1972(a). Anxiety as an emotional state. In: SPIELBERGER, C.D. (Ed.) Anxiety. Current trends in theory and research. Band 1. New York: Academic Press. p. 23-49.

SPIELBERGER, C.D. 1972(b). Conceptual and methodological issues in anxiety research. In: SPIELBERGER, C.D. (Ed.) Anxiety. Current trends in theory and research. Band 2. New York: Academic Press. p. 481-493.

SPIELBERGER, C.D., GORSUCH, R.L. & LUSHENE, R.E. 1970. Manual for the State-Trait Anxiety Inventory. Palo Alto, Calif.: Consulting Psychologists Press.

SPIELBERGER, C.D., LUSHENE, R.E. & McADOO, W.G. 1977. Theory and measurement of anxiety states. In: CATTELL, R.B. & DREGER, R.M. (Ed.) Handbook of modern personality theory. Washington, D.C.: Hemisphere. p. 239-253.

SPITZNAGEL, A. 1968. Die Situation als Problem in der Persönlichkeitspsychologie. In: GROFFMANN, K.J. & WEWETZER, K.-H. (Ed.) Person als Prozeß. Stuttgart: Huber. p. 183-212.

SPREEN, O. 1963. MMPI Saarbrücken. Handbuch. Stuttgart: Huber.

STAPF, K.H., HERRMANN, T., STAPF, A. & STÄCKER, K.H. 1972. Psychologie des elterlichen Erziehungsstils. Stuttgart: Klett.
STEINER, J.A. 1972. A questionnaire study of risk-taking in psychiatric patients. British Journal of Medical Psychology 45, 365-374.
SULLIVAN, H.S. 1953. The interpersonal theory of psychiatry. New York: Norton.
SUOMI, S.J. & HARLOW, H.F. 1976. The facts and functions of fear. In: ZUCKERMAN, M. & SPIELBERGER, C.D. (Eds.) Emotions and anxiety. New concepts, methods, and applications. Hillsdale, N.J.: Lawrence Erlbaum. p. 3-34.

TASTO, D.L. & SUINN, R.M. 1972. Fear Survey Schedule changes on total and factor scores due to nontreatment effects. Behavior Therapy 3, 275-278.
TAUSCH, R. & TAUSCH, A.-M. 1977[8]. Erziehungspsychologie. Göttingen: Hogrefe.
TAYLOR, J.A. 1953. A personality scale of manifest anxiety. Journal of Abnormal and Social Psychology 48, 285-290.
TEYFURI, B. 1978. Psychologische Korrelate der Ulcuskrankheit. Saarbrücken: Medizinische Fakultät der Universität des Saarlandes (unveröffentlichte Dissertation).
THURNER, F. & TEWES, U. 1969. Der Kinder-Angst-Test (K-A-T). Ein Fragebogen zur Erfassung des Ängstlichkeitsgrades von Kindern ab 9 Jahren. Göttingen: Hogrefe.
TOCCO, T.S. & BRIDGES, C.M. 1973. The relationship between the self-concepts of mothers and their children. Child Study Journal 3, 161-179.
TRUDEWIND, C. 1975. Häusliche Umwelt und Motiventwicklung. Göttingen: Hogrefe.
TUNNER, W. 1978. Angst, Angstabwehr und ihre therapeutische Veränderung. In: PONGRATZ, J. (Ed.) Handbuch der Psychologie. Band 8: Klinische Psychologie. 2. Halbband. Göttingen: Hogrefe. p. 2231-2268.

ÜBERLA, K. 1968. Faktorenanalyse. Eine systematische Einführung für Psychologen, Mediziner, Wirtschafts- und Sozialwissenschaftler. Berlin: Springer.
ULLMANN, L.P. & KRASNER, L. 1969. A psychological approach to abnormal behavior. Englewood Cliffs, N.J.: Prentice-Hall.

VOGEL, W., RAYMOND, S. & LAZARUS, R.S. 1959. Intrinsic motivation and psychological stress. Journal of Abnormal and Social Psychology 58, 225-233.
VOLLMER, F. 1976. Determinants of expectancy of examination results. Scandinavian Journal of Psychology 17, 238-245.

WALDFOGEL, S., COOLIDGE, J.C. & HAHN, P.B. 1957. The development, meaning, and management of school phobia. American Journal of Orthopsychiatry 27, 754-780.

WALK, R.D. 1956. Self ratings of fear in a fear-invoking situation. Journal of Abnormal and Social Psychology 52, 171-178.

WALTER, H. 1977. Angst bei Schülern. Ursachen, Auswirkungen und Möglichkeiten der erzieherischen Beeinflussung. München: Goldmann.

WALTERS, G.C. & GRUSEC, J.E. 1977. Punishment. San Francisco: Freeman.

WEBSTER, A.S. 1953. The development of phobias in married women. Psychological Monographs 67, No. 367.

WENGER, M.A., CLEMENS, T.L., COLEMAN, D.R., CULLEN, T.D. & ENGEL, B.T. 1961. Autonomic response specifity. Psychosomatic Medicine 23, 185-193.

WERBIK, H. 1978. Handlungstheorien. Stuttgart: Kohlhammer.

WILSON, G.D. & PRIEST, H.F. 1968. The principal aspects of phobic stimuli. Journal of Clinical Psychology 24, 191.

WINDHEUSER, H.J. 1977. Anxious mothers as models for coping with anxiety. Behavioral Analysis and Modification 2, 39-58.

WINER, B.J. 1962. Statistical principles in experimental design. New York: McGraw-Hill.

WOLPE, J. 1971. Neurose. In: ARNOLD, W., EYSENCK, H.J. & MEILI, R. (Eds.) Lexikon der Psychologie. Band 2. Freiburg: Herder. p. 646-654.

WOLPE, J. & LANG, P.J. 1964. A fear survey schedule for use in behavior therapy. Behaviour Research and Therapy 2, 27-30.

ZENZ, H. 1975. Prüfung ohne Angst. Frankfurt: Aspekte-Verlag.

ZIOLKO, H.U. 1969. Psychische Störungen bei Studenten. Stuttgart: Thieme.

Klinische Psychologie

Hack/Angermeyer
Rehabilitation durch Arbeit
Eine qualitativ-empirische Studie zur Arbeitssituation von Patienten einer sozialpsychiatrischen Ambulanz
BELTZ Monographien

Irmgard Hack/
Matthias Angermeyer
Rehabilitation durch Arbeit
Eine qualitativ-empirische Studie zur Arbeitssituation von Patienten einer sozialpsychiatrischen Ambulanz. (Beltz Monographien Psychologie.) 1979. 212 S. br DM 25,– 54547
Unter erfolgreicher Rehabilitation von psychisch Kranken wird immer auch die Wiedererlangung von Arbeitsfähigkeit verstanden. Umgekehrt wird Arbeit in der sozialpsychiatrischen Forschung als wesentlicher Faktor bei der Genese psychischer Erkrankungen angesehen. In beiden Fällen tritt der ganz „gewöhnliche" Arbeitsalltag gegenüber besonderen psychischen und physischen Auswirkungen in den Hintergrund. Die vorliegende Studie berichtet gerade über diese alltäglichen Erfahrungen von Belastung und Entlastung durch Arbeit. Patienten einer sozialpsychiatrischen Ambulanz wurden von den Autoren hierzu befragt. Das Werk bildet so eine wichtige Ergänzung zu üblichen arbeitstherapeutischen Veröffentlichungen.

Jürgen Wendeler
Psychologische Analysen geistiger Behinderung
(Beltz Studienbuch.) 1976. 157 S. br DM 16,– 51100

Franz Petermann (Hrsg.)
Methodische Grundlagen Klinischer Psychologie
(Beltz Studienbuch.) 1977. 298 S. br DM 24,– 51113

Franz Petermann (Hrsg.)
Psychotherapieforschung
Ein Überblick über Ansätze, Forschungsergebnisse und methodische Probleme. (Beltz Studienbuch.) 1977. VIII, 156 S. br DM 16,– 51114

Eva Jaeggi
Kognitive Verhaltenstherapie
Kritik und Neubestimmung eines aktuellen Konzepts
BELTZ Monographien

Eva Jaeggi
Kognitive Verhaltenstherapie
Kritik und Neubestimmung eines aktuellen Konzepts. (Beltz Monographien Psychologie.) 1979. 141 S. br DM 18,– 54545
Herkömmliche Verhaltenstherapie hat die kognitiven, im „Bewußtsein" des Patienten ablaufenden Prozesse systematisch vernachlässigt. Diesen vielfach kritisierten Mangel überwunden zu haben, beanspruchen die „kognitiven Verhaltenstherapeuten". Die Autorin geht diesem Anspruch nach und kommt zu dem Ergebnis, daß die angestrebte Integration bislang nicht befriedigend gelungen ist. Die Hauptursache sieht sie in einer der behavioristischen Tradition folgenden, unzureichenden Differenzierung zwischen Denken und Sprechen.

Edgar Schmitz
Kotherapeuten in der Verhaltenstherapie
Möglichkeiten der Verhaltenstherapie am mehrfachbehinderten Kind unter besonderer Berücksichtigung des Einsatzes der Eltern als Kotherapeuten und der Strategie der Elternführung. (Beltz Monographien Psychologie.) 1976. 177 S. br DM 20,– 54523

Alfons Bense
Erleben in der Gesprächspsychotherapie
Die Experiencing-Theorie Gendlins in der klientenzentrierten Gesprächspsychotherapie. (Beltz Monographien Psychologie.) 1977. 2. Auflage 1977. 128 S. br DM 15,– 54530
Der Band bietet eine auch in der amerikanischen Literatur nicht vorliegende breite Übersicht der Implikationen, Kritiken, Forschungsergebnisse und Weiterentwicklungen der Experiencing-Theorie an.

L. R. Schmidt/B. H. Keßler
Anamnese
Methodische Probleme, Erhebungsstrategien und Schemata. (Beltz Studienbuch.) 1976. 346 S. br DM 28,– 51110

Moyra Williams
Hirnschäden
Eine Einführung in die klinische Neuropsychologie. Aus dem Englischen von Roland Wallasch. (Beltz Studienbuch.) 1978. 151 S. br DM 14,– 51133
Das Buch berichtet über die Auswirkungen von Hirnschädigungen verschiedenster Ursache auf Bewußtsein, Stimmung, Gedächtnis, Wahrnehmung, Intelligenz, Sprache, Persönlichkeit.

Stefan Schmidtchen
Klientenzentrierte Spieltherapie – Beschreibung und Kontrolle ihrer Wirkweise
(Beiträge zur Erziehungsberatung, Band 6. – Beltz Bibliothek.) Neuausgabe 1978 nach der 2. Auflage 1976. 136 S. br DM 8,– 50071

Edith Marmon
Konzepte der Erziehungsberatung
Eine Einführung
BELTZ Studien buch

Edith Marmon
Konzepte der Erziehungsberatung
Einführung in die psychoanalytischen, interaktionistischen und kommunikationstheoretischen Grundlagen und Versuch einer Integration. (Beltz Studienbuch.) 1979. 178 S. br DM 17,– 51137
Das Buch liefert eine gründliche und systematische Einführung in die vorliegenden psychoanalytischen, interaktionistischen und kommunikationstheoretischen Konzepte der Kinder- und Familientherapie. Dabei werden theoretische und methodische Differenzen, aber auch überraschende Gemeinsamkeiten zwischen diesen vielfach konkurrierenden Therapiemodellen deutlich.

Fredrika und Reiner Büch/
Armin Lang
Therapeutische Schülerhilfe
Methodische Jugendhilfe für benachteiligte Kinder und Jugendliche. Ein Praxisberater. (Beltz Bibliothek.) 1979. 265 S. br DM 14,– 50066

Über weitere Bücher dieses Fachgebietes informiert Sie unser Fachbuchverzeichnis. Der Verlag schickt es Ihnen gern kostenlos zu.

BELTZ

Beltz Verlag, Postfach 1120, 6940 Weinheim · Verlag Beltz Basel, Postfach 227, 4002 Basel

Preisänderungen vorbehalten. 133.80